中国缓和医疗发展
蓝皮书
（2019—2020）

北京生前预嘱推广协会　组织编写

陈小鲁　罗峪平　主编

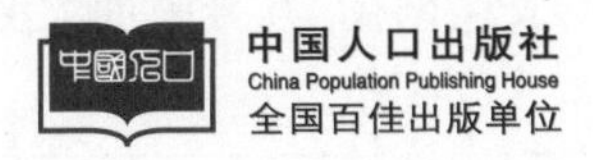

图书在版编目（CIP）数据

中国缓和医疗发展蓝皮书. 2019—2020 / 陈小鲁, 罗峪平主编. -- 北京 : 中国人口出版社, 2021.4
ISBN 978-7-5101-7842-9

Ⅰ. ①中… Ⅱ. ①陈… ②罗… Ⅲ. ①临终关怀-研究报告-中国-2019-2020 Ⅳ. ①R48

中国版本图书馆CIP数据核字(2021)第051366号

中国缓和医疗发展蓝皮书（2019—2020）
ZHONGGUO HUANHE YILIAO FAZHAN LANPISHU（2019—2020）
陈小鲁　罗峪平　主编

责任编辑　刘继娟
装帧设计　夏晓辉
责任印制　林　鑫　王艳如　董　宏
出版发行　中国人口出版社
印　　刷　小森印刷（北京）有限公司
开　　本　710 毫米 ×1000 毫米　1/16
印　　张　18
字　　数　320 千字
版　　次　2021 年 4 月第 1 版
印　　次　2021 年 4 月第 1 次印刷
书　　号　ISBN 978-7-5101-7842-9
定　　价　98.00 元

网　　址　www.rkcbs.com.cn
电子信箱　rkcbs@126.com
总编室电话　（010）83519392
发行部电话　（010）83510481
传　　真　（010）83538190
地　　址　北京市西城区广安门南街 80 号中加大厦
邮政编码　100054

编委会

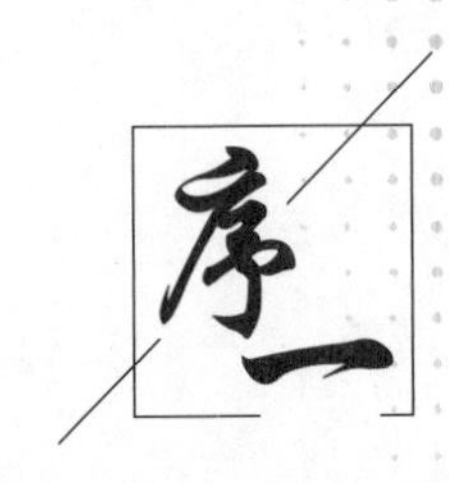

缓和医疗是一种为罹患威胁生命疾病的患者缓解痛苦的手段，覆盖了从确诊到生命终结和亲人居丧的全过程，且并不与其他延长生命的治疗手段相排斥。世界卫生组织认为，安宁疗护是缓和医疗的重要组成部分。2015年，全国政协教科文卫体委员会调研组，就“推进缓和医疗（安宁疗护）发展”专题开展全国调研。2016年，全国政协召开了以“推进安宁疗护工作”为主题的双周座谈会。在这个会上，我们建议根据国家发展水平和现有医疗支付体系，把安宁疗护作为中国发展缓和医疗的切入口。短短数年时间，以安宁疗护为启动点的中国缓和医疗事业得到了政府、业界和社会的普遍支持。

在生命的最后阶段减少痛苦、有尊严地离世，对每个人都是有意义的。在调研过程中，我深切感受到社会大众对安宁疗护存在着巨大的需求，要满足这种需求，还有许多工作要做。安宁疗护试点工作已经取得了很大成绩，但国家和政府在医保支付方面的支持、全社会对生命的深入思考、医务工作者的知识更新都还有很大的提升空间。《中国缓和医疗发展蓝皮书（2019—2020）》对这些问题的提出、梳理以及基于专家立场的路径探索开了一个好头，希望以此为契机，会有更多开创性的研究成果。

安宁疗护到底做得好不好，关系临终的患者能不能最大限度地减少痛苦、有尊严地结束生命。我希望在中国缓和医疗的发展中，每个生命都能得到同等的人道主义的对待。

2019年11月25日

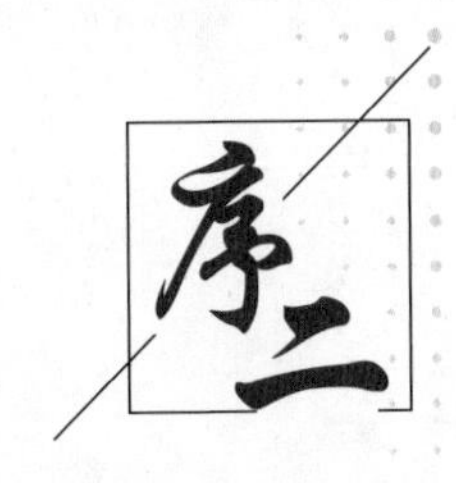

作为一名医药卫生战线的老兵，脑子里想的多半是防病治病、增进健康，而现在要为《中国缓和医疗发展蓝皮书（2019—2020）》写序，显得有些笨手笨脚，难以提笔成章。诚然，我主张，人活着，要活得体面，活得快乐，活得健康，活得有尊严、有价值；人死了，要死得安宁，死得“不太遭罪，不太受折磨”，更不给社会和家庭造成本不该造成的负担和累赘。

医学上常说“救死扶伤”，其实最终的“死”，医学是救不了的。那么，面对死亡，医学该怎么办呢？《中国缓和医疗发展蓝皮书（2019—2020）》给予了回答。该书不仅讲述了相关动态、进展、知识、方法，更重要的是喊出了一个声音，发出了一个强有力的呼吁。不仅对医学界，而且对整个社会、整个人群都有重要的参考价值。但愿随着“健康中国行动”的推进和实施、全面小康社会的到来，中国人将活得更好、更健康，中国人面对死亡的态度将更科学、更理智、更安宁、更坦然。

巴德年

2019年11月14日

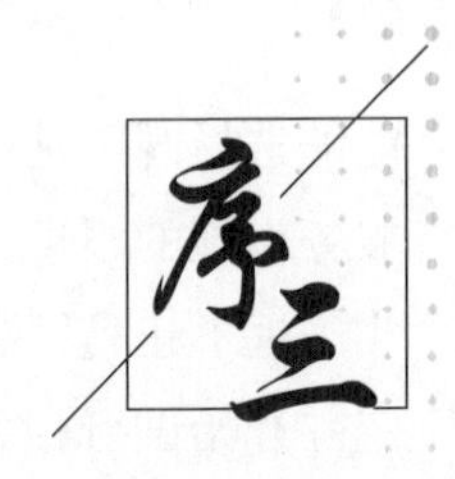

《中国缓和医疗发展蓝皮书（2019—2020）》的出版，使我想起陈小鲁先生。他和一些志同道合的朋友早在2006年就创建了“选择与尊严”公益网站，介绍和推广生前预嘱、缓和医疗，使越来越多的人接受尊严离世的理念。也就是从这件事开始，我认识了他。他们的公益行动感动着我，于是在之后每年的全国两会上，我作为全国政协委员都会提交倡导生前预嘱和缓和医疗的提案。2013年，北京生前预嘱推广协会成立，这是我国第一个致力于推广生前预嘱的协会，它让更多人知道，按照本人意愿，以更加自然和有尊严的方式离世，是对生命珍惜和热爱的表达。陈小鲁先生是首任会长，我则非常荣幸地担任了北京生前预嘱推广协会专家委员会的主席。2015年，我参加了由时任政协主席俞正声主持召开的全国政协双周座谈会，会上我介绍了中国香港地区开展缓和医疗的做法。会后国务院有关部委很快发文，开始了安宁缓和医疗的试点工作，其推进速度是惊人的，从2017年的五省市试点到2019年全国各省市都开展试点。北京生前预嘱推广协会对于中国缓和医疗事业的推动工作得到了世界卫生组织的支持和认可。

我相信《中国缓和医疗发展蓝皮书（2019—2020）》的出版，一定会更好地指导中国缓和医疗的发展。同时我也十分钦佩陈小鲁先生做出撰写这部书的决定，这是对中国健康医疗事业的一大贡献！毕竟在中国开展缓和医疗仍处于起步阶段，还需要更多学习和借鉴发达国家的经验，人们对于缓和医疗的认可还有一个过程。所以对于生前预嘱的宣传和推广还有很多事情要做，地域不同、观念不同、信仰不同，人们对于生死的理解和认识也不相同。要树立正确的生死观，还要从开展生命教育开始，不仅老年人需要，少年儿童、青年人也都应接受生命教育，选择如何有尊严地离世是每个人都应考虑的问题，生前预嘱推广的理念是实施缓和医疗的基础和前提。

如今医疗水平越来越高，但人也不会长生不死，当真正进入生命末期时，能够选择既不延缓死亡，也不加速死亡，还需要有许多专业标准的判定和相应服务设施的跟进，真正做到“尊严死”一定离不开缓和医疗。当然缓和医疗的实施远不止是医院的事，全社会都要对传统的观念和做法进行改变。如今已制定并开始试行相关的行政法规，但要做到国家设立专门的法律规定，还有很长的路要走。我希望也相信会看到那一天，在法律保护下，缓和医疗全面实施，当面对进入生命末期的人时，只要通过个人的社会基本医疗保障就可以显示出人们在生前预嘱中的选择，以此保障人们有尊严地走完生命的全程。

愿缓和医疗成为每个人实现生命最后尊严的有力保障！

胡定旭

2019年10月12日

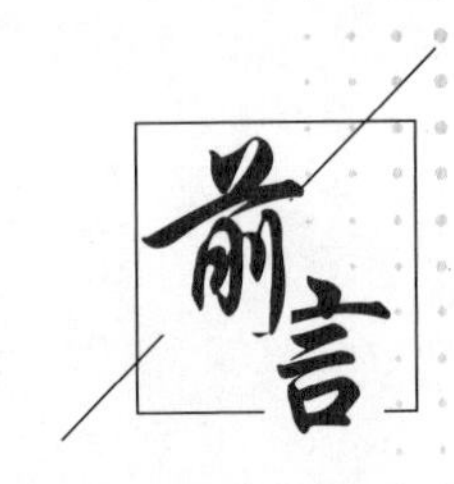

缓和医疗是一个年轻且崭新的医疗模式，自20世纪60年代诞生开始，就以不可阻挡的现代性和影响力，深化着人类对生命的认识。它提供以跨学科团队主导的，充分尊重本人意愿的连续性医疗照顾，以应对世界老龄化背景下的严重、慢性和复杂疾病。自2014年世界卫生大会的有关决议开始，世界卫生组织对缓和医疗的关注日益密切，不仅要求各国政府和地区当局将缓和医疗纳入现有卫生服务体系，而且要求不定期发布缓和医疗供需和发展情况的报告。《中国缓和医疗发展蓝皮书（2019—2020）》即可以看作对这种要求的回应。

本书主报告六个章节力图回答以下问题：①中国处在世界缓和医疗发展版图的什么位置。②从缓和医疗发展的重要指标（人口死亡率、患病率、止痛麻醉药品的使用和可及性、中国人离世的特点和偏好等角度）估算，中国需要缓和医疗的群体和人数。③中国的缓和医疗从滥觞到最近5年的快速发展到底提供了哪些服务。④缓和医疗发展面临什么困境，为什么。⑤在政府参与和卫生系统改革背景下，何种方式是可能而且正确的发展路径。

为能更全面观察和描述中国缓和医疗事业当下水平，本书特邀缓和医疗发展第一线的作者撰写分报告。读者也许会发现这些分报告中对有关术语、名称或名词的使用与主报告中不同。这是因为中国缓和医疗事业是在不同时间、以不同方式发生与发展的。各领域的作者对有关名称和名词的使用长期以来有着自己的习惯和理解。在分报告中不硬性规定而是保存其流变轨迹，也许能更客观地反映中国缓和医疗发展的历史和现实。

感谢所有撰写者和帮助这本书出版的人，能与你们共同工作是我不可多得的幸运和光荣。你们之所以不计报酬付出了艰苦的努力，是因为你们都相信，中国社会已经进入了新的发展阶段，缓和医疗正用文明和人道的光芒，不仅抚慰着我们在充满不确定现实生活中的焦虑，更点亮我们在平凡日常中生活最美好的希望。

罗峪平

2019年12月16日

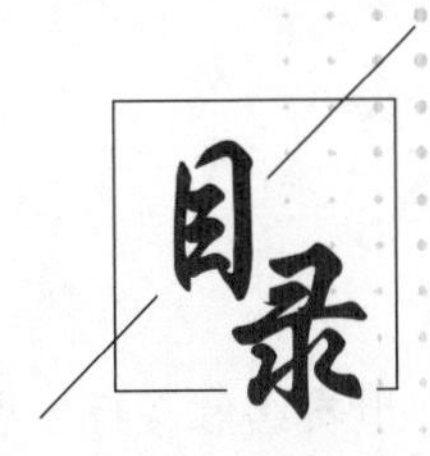

主报告

分报告

附　录

主 报 告

第一章　缓和医疗事业的全球发展

公一兵　罗峪平

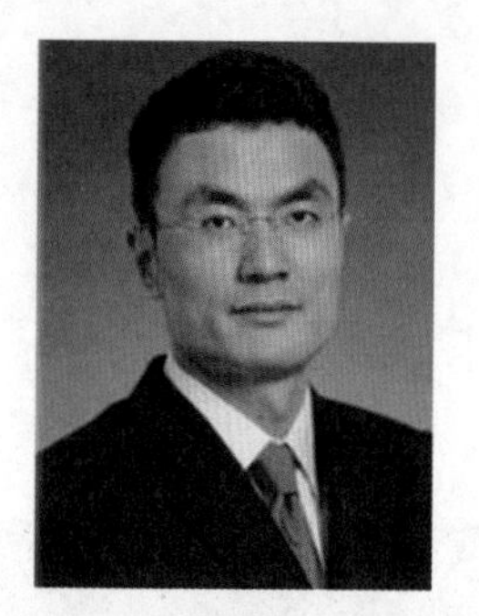
公一兵

北京生前预嘱推广协会资深顾问。北京大学历史系学士、香港中文大学哲学硕士。

北京博润兄弟管理顾问有限公司创始人。

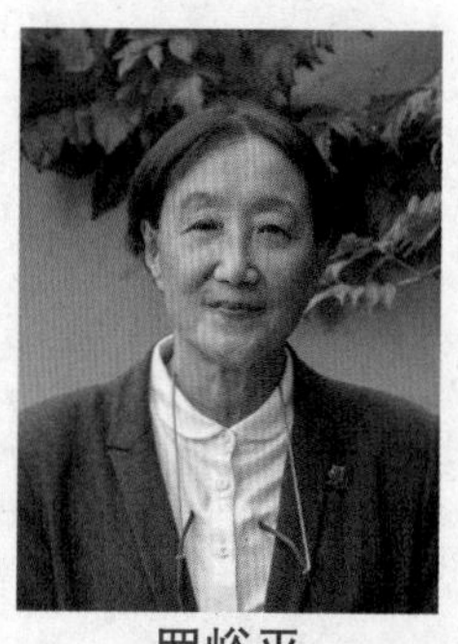
罗峪平

北京生前预嘱推广协会会长。

曾从事医生、医疗机构管理、投资管理公司调研、刊物主编、媒体集团创意总监等多种职业。出版过小说、传记、随笔，为报刊撰写专栏并担任影视编剧、策划等。

2006年参与创建国内首个推广“尊严死”和“生前预嘱”的“选择与尊严”公益网站。2013年，参与创立了北京生前预嘱推广协会。

现代缓和医疗创建于20世纪60年代。短短50年，它在全世界，尤其是欧美发达国家获得了快速的发展，在许多国家和地区已经有了相当成功的经验。在这些地方，缓和医疗纳入了国家和社会医疗保障体系，进入了主流医学的临床实践。在社会文化心理认同度不断提升和法律、保险等系统配套逐渐完善的背景下，日益成为社会文明和现代化的标志以及公民的基本权利。不同国家和地区各有特色的发展模式为后来者提供了多样化的参考蓝本。

了解缓和医疗事业在全球范围内的发展，可以让我们更深刻地了解中国的缓和医疗事业身在何处、走向何方以及如何借鉴才能更顺利地融入社会发展现实。

本章的前三个部分从医疗实践、专科建设和人权事业三方面对缓和医疗事业的全球发展做概述。第四部分则从历史渊源中整理和发掘缓和医疗如何从滥觞、发育，走向成熟和完善。希望从概念界定、原则、伦理基础以及翻译过程等方面，对较全面的认知提供帮助。第五部分对世界缓和医疗事业的综合评价则借助权威机构已经发布的有关报告，以尽量广阔的国际视野和实用观察，对宏观图景做较为细致的总结性描述。

一、作为医疗实践的全球发展

在回顾和观察世界缓和医疗实践时，英国、加拿大和美国是三个重要样本。

众所周知，英国是现代缓和医疗的发源地。1963年，西塞莉·桑德斯女士（Dame Cicely Saunders）首次系统总结出对临终患者提供全面医疗照护的方案。正是她的一次面向医学院学生、护士、社工和牧师的著名演讲开启了现代缓和医疗事业。1967年，桑德斯女士在伦敦郊区创立了全世界第一家现代缓和医疗专业机构圣克里斯托弗临终关怀中心（St. Christopher's Hospice）。[①]

公益慈善组织在推动英国缓和医疗发展过程中起到了至关重要的作用。20世纪七八十年代，在各地公益慈善机构的资助下，每年大约有10家新的缓和医疗机构在英国建立。1971年建立的位于英国谢菲尔德的圣卢克护理之家（St. Luke's Nursing Home）成为第一家位于伦敦之外的缓和医疗机构。该机构的创办者和医学总监埃里克·维尔克斯（Eric Wilkes）构建了早期缓和医疗的服务模型，并成为英国其他缓和医疗机构效仿的范本。[②]

从现代缓和医疗出现至今，英国始终走在世界缓和医疗发展的前沿。国家政策的大力支持以及相关法律的完善，被认为是全世界“死亡质量”最高的国家。英国将缓和医疗广泛纳入了国家医疗服务体系（National Health Service）。绝大多数缓和医疗机构是非营利性的，社会公益捐助为各种缓和医疗机构的运营提供资金支持。根据近期年度统计，在英格兰、威尔士和北爱尔兰共有大约1500家机构提供缓和医疗服务，其中451家提供专业照护服务。[③]英国的缓和医

---

① https://www.nhpco.org/history-hospice-care.

② B.NOBLE & M.WINSLOW：Development of Palliative Medicine in the United Kingdom and Ireland，E.Bruera，et al. eds，*Textbook of Palliative Medicine and Supportive Care*（*2nd ed*），Boca Raton: CRC Press，2016，4-5.

③ NATIIONAL COUNCIL FOR PALLIATIVE CARE：National survey of patient activity data for specialist palliative care services: MDS full report for the year 2012-2013，National Council for Palliative Care，Public Health England，2013. https://www.scie-socialcareonline.org.uk/national-survey-of-patient-activity-data-for-specialist-palliative-care-services-mds-full-report-for-the-year-2012-2013/r/a11G0000004KQjYIAW.

疗服务深入社区。在很多地区，患者可以方便地在家中获得高质量的缓和医疗服务。

加拿大则被认为是定义了当代缓和医疗整体概念的国家。如今，加拿大模式已经成为全球缓和医疗发展的范本。作为缓和医疗事业的先驱，巴尔弗尔·蒙特（Balfour Mount）医生将最初英国关于临终关怀的理念和干预手段与北美大陆的死亡哲学相结合，创造了“缓和医疗”（Palliative Care）这一医学名词。他从一开始就强调要从精神、文化和法律的角度去综合看待死亡问题，并主张将缓和医疗融入主流卫生服务体系之中。1976年，蒙特医生在加拿大蒙特利尔的皇家维多利亚医院（Royal Victoria Hospital）建立了全世界第一个驻院缓和医疗团队。

蒙特医生还提出缓和医疗应在管理和财务上纳入社会卫生医疗体系。他倡导缓和医疗服务应该具有弹性，不局限于特定的专业医疗场所，从而适应不同的卫生医疗体系。

在过去40多年里，加拿大缓和医疗事业成果丰硕，各个省份都发展了各自的创新模式，而并没有采取全国统一的发展路径。加拿大缓和医疗最大的特点是将医院作为缓和医疗实施开展的核心平台，并在此基础上提供门诊、住院、社区和居家照顾服务。同时，加拿大还是全世界最早开展儿童缓和医疗实践的国家。自20世纪90年代中期，格里·弗拉格医生（Dr. Gerri Frager）在新斯科舍的哈里法克斯率先开展儿童缓和医疗，其后，各种儿童缓和医疗中心和家庭支持项目快速覆盖主要的大城市，包括蒙特利尔、温哥华、埃德蒙顿、卡尔加里、温尼伯、渥太华和多伦多等。

美国是世界上最早发展系统化现代缓和医疗的国家之一。它的现代缓和医疗实践从一开始就是快速且多样化的。20世纪70年代初，随着美国社会老龄化的出现，各种报纸、杂志、电视和公共演讲都在讨论死亡问题。在这一背景下，1974年，耶鲁大学护士学院院长佛洛伦斯·瓦尔德（Florence Wald）领导并建立了美国第一个缓和医疗机构——康涅狄格临终关怀中心。同年，在纽约，一个由护士领导的照护团队开始在圣卢克医院（St. Luke’s Hospital）开展缓和医疗实践。同一时期，基层临终关怀活动也在如火如荼地展开。美国出现了一大批各式各样的临终关怀项目。

迅猛却无序的发展让美国缓和医疗界很快意识到统一标准的重要性。于是，康涅狄格临终关怀中心赞助召开了一次面向美国和加拿大缓和医疗实践者的会议，随后于1978年建立了美国国家临终关怀组织，也就是现在的美国国家临终关怀与缓和医疗组织（National Hospice and Palliative Care Organization），制定了相应的临终关怀临床实施标准。随着时代发展，这一标准迄今又进行了四次大修改。

值得注意的是，美国政府和国会从一开始就积极推动缓和医疗事业。1979年，一项由美国政府资助、旨在比较不同类型临终关怀项目实施效果的全国性研究正式启动。在这个研究项目还未结束的时候，美国国会就已经在1982年《税收公平和财政责任法案》（*Tax Equity and Fiscal Responsibility Act of* 1982）中加入了国家医疗保险支付临终关怀费用的条款。1986年，美国国会将国家医疗保险支付临终关怀变为永久性法案，并在各州纳入医疗补助计划。从此，居家临终关怀的费用被纳入美国医保体系。

到2014年，美国有超过6000家机构提供缓和医疗服务，覆盖全部50个州。其中独立的缓和医疗机构占59.1%，附属于医院的占19.6%。估算有160万～170万人接受了相关服务。美国国家医疗保险（Medicare）是缓和医疗支付的最主要来源。根据2014年的统计，全美有超过4100家缓和医疗机构得到Medicare认证，2016年增加到4382家。这一年，143万名医疗保险受益人获得临终关怀护理，主要诊断为癌症的临终关怀医疗保险受益人降至27.2%，而阿尔茨海默病或失智患者上升至18%，高于上年的16.5%。[①]全美300张病床以上的大型医院超过90%提供缓和医疗服务。而少于300张病床的中小型医院中，也有56%的医院提供缓和医疗服务。[②]在所有这些医院中，营利性机构占68%，非营利性机构占28%，政府所有型机构占4%。与英国有很大不同的是，美国的缓和医疗机构并非以癌症患者为服务主体。根据2013年的数据，美国63%接受缓和医疗与临终关怀的患者是非癌症患者。[③]到2016年，这个比例没有大的变化。

---

① NATIONAL HOSPICE AND PALLIATIVE CARE ORGANIZATION：NHPCO's facts and figures: hospice care in America，2015，2017，National Hospice and Palliative Care Organization.

② T.DUMANOVSKY，R.AUGUSTIN，M.ROGER，et al. The growth of palliative care in U.S. hospitals: a status report，*Journal of Palliative Medicine*，2016，19 (1)，8-15. https://www.ncbi.nlm.nih.gov/pubmed/26417923#. Doi: 10.1089/jpm.2015.0351.

③ NATIONAL HOSPICE AND PALLIATIVE CARE ORGANIZATION：New Report on Hospice Care in the U.S. Provides Insight into Access.

在世界其他地区，缓和医疗的实践多种多样。

以全球标准来看，欧洲大陆的缓和医疗事业已经发展到较高水平。但具体到各国，它们之间仍存在很大差距。目前，欧洲绝大多数国家的缓和医疗实践仍聚焦在癌症晚期的临终患者，而对于死亡期无法确定的重病患者的照护却明显不足。相当数量的欧洲国家还没有将缓和医疗纳入国家医保计划。但是，随着老龄化日趋严重，以及政府和民间的共同推动，各国正在快速将更多的资源用来发展缓和医疗。

非洲各国由于受到整体经济发展水平的限制，医疗人员、其他资源（包括麻醉品）相当匮乏。这也是阻碍非洲缓和医疗发展的最主要原因。为数不多的缓和医疗事业，主要是由非政府组织和个人来推动的。进入21世纪后，在非洲缓和医疗协会的推动下，缓和医疗在非洲东部和南部得到了比较系统的发展。与世界其他地区不同，非洲的缓和医疗从一开始就不是只面向癌症患者，而是同时将艾滋病患者作为服务主体。

澳大利亚和新西兰是缓和医疗事业特别发达的地区。对患有不治之症的低收入人群提供照护在这两个国家是长久以来的传统，早在19世纪30年代就开始在社区层面广泛展开。这种独特的社会文化环境为后来当地现代缓和医疗事业的快速发展提供了优越的先天条件。从20世纪90年代开始，两国的中央和地区政府也在政策上给予了强有力的支持。澳大利亚专门为缓和医疗发展制定了一系列创新的国家政策。

作为人口最多的大洲，亚洲的缓和医疗发展水平呈现出两极分化的特点。在经济发达的国家和地区，如日本、新加坡、韩国等地，缓和医疗的服务水平很高，而且被全部或部分纳入了国家（地区）医保。而在更多的亚洲国家，几乎很难获得缓和医疗服务。整体看来，阻碍亚洲缓和医疗发展的主要障碍除了贫困和资源不足之外，社会文化和伦理习惯也给这项事业的推进造成了很大的阻力。

不可否认的是，与传统医疗领域不同，缓和医疗的发展更多地受到当地经济、社会以及文化环境的影响。即便是发展水平较高的国家和地区，其具体模式和发展路径也有很大差异。因此，如何提高公众认知、如何获得政策支持、如何强化临床实践，以及如何推进学科建设是所有国家和地区发展缓和医疗过程中都无法回避的问题。

二、作为医学专科的全球发展

如今，缓和医疗在重病治疗领域，尤其是癌症治疗领域，已经从边缘走向核心。[①]在这一过程中，专业医学学科地位起到了至关重要的作用。因为只有专业化，缓和医疗才能进入主流医疗卫生体系，从而进一步制定临床标准和操作规则。

20世纪80年代，随着大量临床实践和研究所带来的专业知识累积，缓和医疗终于逐渐被认可为一门严格意义上的医学学科。时至今日，世界各地越来越多的医学院将缓和医疗课程纳入本科教育体系。已经有20多个国家和地区正式将缓和医疗设为医学基础学科或附属学科。而很多其他国家也在对其进行学科认证。[②]

英国是全世界第一个承认缓和医疗独立学科地位的国家。其中，组建协会、确立专业和开办杂志发挥了至关重要的作用。1986年，英国缓和医疗协会成立。作为一个代表英国所有缓和医疗从业医生的组织，协会会员在首任主席德雷克·道尔医生（Dr. Derek Doyle）的带领下，成功说服英国皇家内科医师学会（The Royal College of Physicians）在1987年将缓和医疗设为全科医学下的附属学科，并经过7年的见习期之后，在1994年将其确立为独立学科。同样在1987年，全世界第一份缓和医疗专业学术期刊《缓和医学》（*Palliative Medicine*）在英国正式创刊。[③]

在英国之后，缓和医疗在不同国家和地区也先后取得了独立医学学科地位。1989年，爱尔兰在都柏林设立了第一个缓和医疗专科医生岗位，并在1995年由爱尔兰卫生与儿童部（The Minister for Health and Children）最终确立缓和医疗为

---

① D.CLARK：From margin to centre: a review of the history of palliative care in cancer，*Lancet Oncology*，2007，8，430-438. https://www.thelancet.com/journals/lanonc/article/PIIS1470-2045(07)70138-9/fulltext.

② D.BOLOGNESI，C. CENTENO，G. BIASCO:Specialisation in palliative medicine for physicians in Europe 2014-a supplement of the EAPC atlas of palliative care in Europe，Milan: EAPC Press，2014,12，https://www.eapcnet.eu/Portals/0/adam/Content/onDVmAuuL0GcMqmKI7rmlQ/Text/Specialisation%20in%20Palliative%20Medicine%20for%20Physicians%20in%20Europe%202014.pdf.

③ D.Clark (2006)：The Development of Palliative Medicine in the United Kingdom and Ireland，In E. Bruera，et al. eds，*Textbook of Palliative Medicine*，London: Hodder Arnold，2006，3-9.

独立医学学科。1998年，香港内科医学院和香港医学专科学院将缓和医疗设立为独立学科。1991年，澳大利亚皇家内科医学院（The Royal Australasian College of Physicians）将缓和医疗设立为全科医学下的附属学科，并于2005年确立为独立学科。在此之前，新西兰则于2001年承认了缓和医疗的独立学科地位。①

1988年，美国临终关怀内科医学会（The Academy of Hospice Physicians）成立，缓和医疗也随之被设立为一个附属学科。②之后在20世纪90年代，美国医学研究院（The Institute of Medicine）、美国内科医师学会（The American College of Physicians）以及美国内科医学委员会（The American Board of Internal Medicine）都更加强调内科医生在照护临终患者方面的能力。2006年，美国毕业后医学教育评审委员会（The Accreditation Council for Graduate Medical Education）和美国医学专科委员会（The American Board of Medical Specialties）批准和承认临终关怀与缓和医疗的学科地位。

此外，缓和医疗的专业地位在波兰、罗马尼亚、马耳他、捷克、德国、芬兰、法国、格鲁吉亚、拉脱维亚、挪威、以色列、意大利、斯洛文尼亚、匈牙利、葡萄牙、丹麦和加拿大等国先后得到承认。不过，在不同的国家，缓和医疗专业对于理论培训、临床实践和学术研究这三部分的要求并不相同。例如，在英国和爱尔兰，缓和医疗专业培训分别需要7年和8年。而在法国、挪威等国家需要在先前专业基础上再进行为期2年的学习，而德国和匈牙利则只需要1年。

在课程内容设置方面，大多数国家的缓和医疗专业都包含如下内容：疼痛及病症控制、阿片类药物和药理学、心理学与心理社会学问题、伦理学问题、沟通、团队合作、缓和医疗组织、临终时刻、规范与法律问题、肿瘤学、非肿瘤疾病。其中一些国家在专业课程中还设置了关于社区缓和医疗、文化语言与宗教、丧亲之痛抚慰等内容。③有些国家的大学还为缓和医疗设立了高学位项

① D.CLARK：International progress in creating palliative medicine as a specialized discipline，in G.HANKS et al. eds，*Oxford Textbook of Palliative Medicine*（4th ed），Oxford: Oxford University Press，2011，9-14.

② 该学会即后来的美国临终关怀与缓和医学会（The American Academy of Hospice and Palliative Medicine）。

③ D.BOLOGNESI et al.: Specialisation in palliative medicine for physicians in Europe 2014 – a supplement of the EAPC atlas of palliative care in Europe，Milan: EAPC Press，2014.

目，如英国、挪威、新加坡、日本和韩国都设有缓和医疗的博士项目。

缓和医疗成为专业学科最大的好处是有力地促进了缓和医疗教育在全球的快速发展。基础的、临床的、社会学的、心理学的研究对于扩展缓和医疗的知识边界都至关重要。医学界也开始形成一种共识，那就是所有学科的医生都应该具备一定程度的缓和医疗知识和基本技能。在美国，缓和医疗课程非常重视跨学科的实践，通常将缓和医疗的理念融入临床实践，如癌症照护和重症病房照护等。而在欧洲，缓和医疗的核心专业知识则被纳入护士教育、医学本科教育、内科医生研究生教育以及心理医生研究生教育课程中。同时还在制定社工教育的缓和医疗课程以及独立的儿童缓和医疗课程。①

在缓和医疗学科快速发展的同时，世界各地还创办了大量专业期刊。目前全球有十几种关于缓和医疗的顶尖级杂志，包括：《美国临终关怀与缓和医疗》（*American Journal of Hospice and Palliative Care*）、《BMC缓和医疗》（*BMC Palliative Care*）、《死亡研究》（*Death Studies*）、《欧洲缓和医疗》（*European Journal of Palliative Care*）、《国际缓和护理》（*International Journal of Palliative Nursing*）、《心理社会肿瘤学》（*Journal of Psychosocial Oncology*）、《疼痛与缓和医疗药物治疗》（*Journal of Pain and Palliative Care Pharmacotherapy*）、《疼痛与病症管理》（*Journal of Pain and Symptom Management*）、《缓和医疗》（*Journal of Palliative Care*）、《缓和医学》（*Journal of Palliative Medicine*）、《终结》（*Omega*）、《缓和与支持照护》（*Palliative and Support Care*）、《缓和医疗发展》（*Progress in Palliative Care*）、《心理肿瘤学》（*Psychooncology*）、《癌症的支持照护》（*Supportive Care in Cancer*）、《支持性肿瘤学》（*Journal of Supportive Oncology*）等。②

不难看出，与缓和医疗医学实践相比，缓和医疗作为一个医学学科的发展还仅限于那些缓和医疗发展水平较高的国家和地区。而国家与国家之间的学科标准也不尽相同。尽管如此，缓和医疗作为一个独立的医学学科的出现，毫无

---

① PAYNE S. & T. LYNCH：International progress in creating palliative medicine as a specialized discipline and the development of palliative care，N. Cherny，et al. eds，*Oxford Textbook of Palliative Medicine*（5th ed），Oxford: Oxford University Press，2015，3-9.

② G.HANKS et al.：Introduction to the fourth edition: facing the challenges of continuity and change，G.HANKS et al. eds，*Oxford Textbook of Palliative Medicine*（4th ed），Oxford: Oxford University Press，2011，1-5.

疑问推动了缓和医疗的教育、科研和培训事业的进一步发展，也为公共政策的制定提供了坚实的学术支持。

三、作为人权事业的全球发展

为了赢得世界各国政府对缓和医疗的重视和支持，越来越多的人倡导将缓和医疗视为一项重要的人权事业。缓和医疗实践者们坚信，即使面对那些无法战胜的疾病，患者也有权利使自身的痛苦得到缓解。

20世纪80年代，从事疼痛控制领域的一些医生、律师、伦理学家最早提出疼痛控制是一项普世人权。国际疼痛研究协会（International Association for the Study of Pain）前主席迈克尔·卡森斯（Michael Cousins）曾提出："缓解那些持续不断的严重疼痛应该被视为最重要的基本人权。"[①]2004年，首届"世界疼痛日"就把主题明确定为"缓解疼痛：一项普世人权"。

进入21世纪后，世界各地的缓和医疗国际组织相继发布了一系列宣言和声明，提出享受缓和医疗是一项基本人权。这些文件主要包括，2003年的《开普敦宣言》（*Cape Town Declaration*），[②] 2005年的《韩国宣言》（*Korean Declaration*），[③] 2008年的《关于将控制疼痛和缓和医疗作为人权使命的共同宣言和声明》（*Joint Declaration of and Statement of Commitment to Pain Management and Palliative Care as Human Rights*），[④] 2008年的《巴拿马公告》，[⑤] 2011年欧洲

---

① M.J.COUSINS：Pain—the past, present and future of anesthesiology? The E.A. rovenstine memorial lecture，Anesthesiology，1999，91，538-551. https://anesthesiology.pubs.asahq.org/article.aspx?articleid=1946178.

② L.M. SEBUYIRA et al.：The Cape Town palliative care declaration: home-grown solutions for Sub-Saharan Africa，*Journal of Palliative Medicine*，2004，6，3，341-343. https://www.liebertpub.com/doi/10.1089/109662103322144646.

③ NATIONAL HOSPICE AND PALLIATIVE CARE ASSOCIATION：The Korea Declaration，Report of the second global summit of National Hospice and Palliative Care Associations，International Association for Hopsice & Palliative Care，2005，Seoul，Korea.

④ INTERNATIONAL ASSOCIATION FOR HOSPICE AND PALLIATIVE CARE & THE WORLDWIDE PALLIATIVE CARE ALLIANCE：Joint Declaration and Statement of Commitment on Palliative care and Pain Treatment as Human Rights，2008，https://hospicecare.com.

⑤ Latin American Federation of IASP Chapters and Foundation for the Treatment of Pain as a Human Right (2008)，Proclamation of Pain Treatment and the Application of Palliative Care as Human Rights.

缓和医疗协会发布的《里斯本挑战》，[①]以及2013年发布的《布拉格宪章》。[②]

缓和医疗之所以被视为人权事业范畴，其核心法理依据来源于一系列国际公约对于卫生健康权利和阿片类药物使用权利的保护。在1961年的《麻醉品单一公约》中就明确要求签约国将阿片类药物的医疗使用作为缓解疼痛和痛苦必不可少的手段。而以《经济社会文化权利国际公约》为核心的一系列公约也将接受卫生健康服务作为一项基本人权。据此，缓和医疗的实践者们认为，一方面，缓和医疗是卫生健康服务的一部分，人权像医学一样，与政治制度、宗教信仰无关；另一方面，阿片类药物是缓和医疗疼痛管理必不可少的手段。因此，缓和医疗自然具备了人权事业的属性。

此外，联合国公约对于其他人权项目的保护也为缓和医疗的人权主张提供了支持。例如，人人有保持尊严的权利，人类有免受不人道或有辱人格的待遇的权利，不受歧视与享有平等的权利，寻求、接受和传递信息的权利，儿童与老人的权利。

尽管世界各地的缓和医疗组织都在大声疾呼"人人都有享受缓和医疗的权利"，但实际上如果得不到联合国的背书，这些呼吁也很难真正被各国政府重视。在此过程中，两份联合国人权委员会的特别报告显得格外重要。2008年的一份特别报告要求将缓和医疗明确纳入受国际公约保护的卫生健康权利之中。报告中强调"很多其他卫生健康权利问题亟须得到关注，如缓和医疗……每年数百万人正在承受可怕的、本可以避免的疼痛……缓和医疗需要得到更大的关注"。[③] 2009年另一份有关折磨的特别报告则指出，"事实上，如果因为拒绝提供缓解疼痛的手段，而导致疼痛和痛苦，就构成残酷的、不人道的、有辱人格的待遇和惩罚"。[④]

---

① L.RADBRUCH et al.：The Lisbon challenge: acknowledging palliative care as a human right，European Association of Palliative Care，The 12th EAPC Congress，Lisbon Portugal，May 2011，https://www.liebertpub.com/doi/10.1089/jpm.2012.0394.

② L.RADBRUCH et al.：The Prague charter: urging governments to relieve suffering and ensure the right to palliative care，European Association of Palliative Care，2013，https://www.eapcnet.eu/Portals/0/PM201327%282%29Radbruch.pdf.

③ P.HUNT：Special rapporteur on the right of everyone to highest attainable standard of physical and mental health ，United Nations Human Rights Office of the High Commisioner，2008，https://www.ohchr.org/en/issues/health/pages/srrighthealthindex.aspx.

④ UN HUMAN RIGHTS COUNCIL (2009)：Report of the Special Rapporteur on Torture and Other Cruel，Inhuman or Degrading Treatment or Punishment，United Nations，Manfred Nowak，14 January 2009，https://www.refworld.org/cgi-bin/texis/vtx/rwmain?docid=498c211e2.

世界卫生组织（WHO）为贯彻联合国确立的上述原则起到了非常重要的作用。2011年世界卫生组织明确表述“让本国人民能够获取核心药物是一个国家的人权责任”[①]。2007年世界卫生组织还要求国际临终关怀与缓和医疗协会（International Association of Hospice and Palliative Care）制订了用于缓和医疗的核心药物清单，最近又对此做了补充和修改。[②] 2011年，世界卫生组织、国际麻醉品管制局和联合国合作发布了让各国向国际麻醉品控制委员会准确报告医疗用阿片类药物需求的建议。[③]

由于得到联合国、世界卫生组织等国际组织的支持，缓和医疗作为一项人权事业在全球各地得到了快速推动。世界各国政府也陆续将推进缓和医疗作为一项人权责任提上了政策制定议程。

四、缓和医疗的概念界定

随着缓和医疗实践不断发展，学术研究不断深入，世界各地许多政府、组织和学术机构都对缓和医疗做过自己的定义，其中一些还与时俱进地进行过修订。WHO 2002年更新发布了缓和医疗定义：“缓和医疗是一种手段，能改善面临与威胁生命疾病有关问题的患者（成人和儿童）及其家庭的生活质量。通过早期鉴定并正确评估和治疗身体、心理或精神方面的痛苦和其他问题来预防和缓解痛苦。”

缓和医疗的内容包括：

· 缓解疼痛和其他令人痛苦的症状。

· 维护生命并将死亡视为一个正常过程。

---

① WORLD HEALTH ORGANIZATION：Ensuring balance in national policies on controlled substances: guidance for availability and accessibility of controlled medicines，WHO，2011，https://www.who.int/medicines/areas/quality_safety/GLs_Ens_Balance_NOCP_Col_EN_sanend.pdf.

② L.De Lima and D.Doyle (2007)：The International Association of Hospice and Palliative Care list of essential medicines for palliative care，*Journal of Pain and Palliative Care Pharmacotherapy*，21(3)，29-36.

③ INTERNATIONAL NARCOTICS CONTROL BOARD：Report of the international narcotics control board on the availability of internationally controlled drugs: ensuring adequate access for medical and scientific purposes，World Health Organization，2010，https://apps.who.int/medicinedocs/documents/s21969en/s21969en.pdf.

· 既不加速也不延迟死亡。

· 整合患者护理的心理和精神内容。

· 提供支持系统，协助患者尽可能过上积极的生活，直至死亡。

· 提供支持系统，协助家庭应对患者患病期间及他们丧失亲人的痛苦。

· 利用团队方法，处理患者及其家庭的需求，包括在必要情况下提供居丧辅导。

· 提升生活质量，还可能对病程产生积极影响。

· 可以在病程早期，与其他旨在延长生命的治疗手段一起应用，包括化疗或放疗，还包括需要开展的检查，从而更好地了解和管理令人痛苦的临床并发症。①

美国卫生与公共服务部（U.S. Department of Health and Human Services）下属的美国国家癌症研究院（National Cancer Institute）对缓和医疗的定义是："缓和医疗是一种改善患者及其家属生活质量的照护手段。这些患者患有严重的或者威胁生命的疾病，如癌症。缓和医疗的目的是尽可能早地阻止或治疗那些由疾病本身和治疗过程中所导致的病症及不良反应，以及相关的心理、社会和精神问题。缓和医疗的目的不是治愈，因此也被称为舒适照护，支持性照护，或者病症管理。"②

而英国国家医疗服务体系（National Health Services）的定义则是："缓和医疗是为了改善那些患有不治之症的患者的生活质量的照护手段。从不治之症被诊断后就可以采取缓和医疗措施，无论诊断距离患者去世有多长时间。缓和医疗并非必须是持续性的。当病情稳定并且患者感觉良好的时候，缓和医疗措施可以暂停。缓和医疗强调对患者尊严和愿望的尊重。缓和医疗被认为是一种整体照护方案，它关注患者及其家属各方面的需求，包括医疗、情绪、社会、实际操作以及精神方面的需求。在患者去世后，缓和医疗还可以为患者亲属提供应对丧亲之痛的照护。"③

---

① C. SEPÚLVEDA，A. MARLIN，T. YOSHIDA，A. ULLRICH:Palliative care: the World Health Organisation' s global perspective，*Journal of Pain and Symptom Management*，2002，24，91-96. https://www.ncbi.nlm.nih.gov/pubmed/12231124.

② https://www.cancer.gov/about-cancer/advanced-cancer/care-choices/palliative-care-fact-sheet.

③ http://www.nhs.uk/Planners/end-of-life-care/Pages/hospice-care.aspx.

尽管以上三个代表性机构对于缓和医疗的定义在文字上略有差别，但是依然可以从中对缓和医疗的核心概念获得以下共识。

1.缓和医疗是以改善患者及家属的生活质量为核心目的的照护手段。

2.缓和医疗关注患者及其家属各方面的需求，包括生理、情绪、社会以及精神方面的需求，因此需要跨学科的专业团队提供整体照护。

3.缓和医疗在疾病发展的任何阶段都可以展开。

4.缓和医疗不以治愈为目的，但可以与其他传统治疗方案，如放化疗配合使用。

在临床实践中，缓和医疗主要应对以下几方面的问题。

1.生理问题。生理症状通常包括：疼痛、疲劳、食欲不振、恶心、呕吐、呼吸急促、失眠等。这些问题很多可以通过药物以及其他方法来缓解，如营养治疗、物理治疗，或者深呼吸技术。此外，必要的化疗、放疗和手术也可以用来缓解疼痛以及其他问题。

2.情绪应对问题。缓和医疗专家可以为患者及其家属提供相关的资源来解决疾病诊断和治疗过程中所导致的情绪问题，如沮丧、焦虑、恐惧等。缓和医疗专家通常会提供心理咨询、推荐互助组织、组织家庭会议，或者介绍精神健康专家。

3.实际操作问题。接受缓和医疗的患者有些会有财务或者法律事务方面的担忧，如保险问题、工作保障问题、生前预嘱的执行问题等。对于很多患者和家庭来说，他们不容易理解很多医疗专业术语和表格文件的细节。缓和医疗团队通常会帮助他们提供相应的服务。

4.精神需求问题。重病患者和家庭会比常人更多思考生命的意义，会从宗教的角度去想为什么他们会罹患这么严重的疾病。缓和医疗专家需要帮助他们从自身信仰和价值观的角度去接受现实并获得内心的安宁。

缓和医疗适用的重大病症有很多，除了癌症之外还主要包括：艾滋病、阿尔茨海默病、痴呆症、肾病、白血病、充血性心力衰竭、中风、骨髓移植、慢性阻塞性肺病、肌萎缩侧索硬化症、亨廷顿舞蹈病、多发性骨髓瘤、多发性硬化症、帕金森病、肺部纤维化、镰刀形红细胞贫血症等。[①]

需要缓和医疗的患者在生理和情绪上差异很大。另外，考虑到患者的年龄、

① https://getpalliativecare.org/whatis/disease-types/.

文化背景，以及他们所能获得支持的不同，会导致他们对缓和医疗的需求也有很大的差别，因此必须依靠跨学科团队对患者及家属提供综合性照护。总的来说，可以将缓和医疗服务者分为两个大类。

第一类是普通照护服务者，指的是那些为患者及家属提供日复一日的一般性缓和医疗服务的人员，包括：家庭医生、社区护士、社工、护工、心灵引导师（牧师、法师等）。其主要服务内容包括以下几项。

· 与患者、家属以及缓和医疗专业人员的良好沟通。

· 准确而全方位地评估患者及家属的需求。

· 提供患者及家属所需要的信息，并为他们指引专业的缓和医疗机构与服务。

· 协调缓和医疗团队的时间安排。

· 控制一般性的病症和疼痛。

· 为患者提供心理、社会、心灵上的支持。

第二类是专业照护服务者，指的是能够处理更复杂的缓和医疗问题的专家。这些问题是从事一般性缓和医疗服务的人员无法解决的。专业缓和医疗人员通常通过跨学科的团队合作来提供系统的照护。专业人员包括：专科医生与护士、专业顾问、理疗师、心理医生、营养师。他们主要提供住院和门诊治疗，对患者亲属的心理疏导，以及缓和医疗知识的教育与培训。①

必要时，缓和医疗还需要其他学科专业医护人员的介入，其中包括以下几项。②

· 肿瘤内科医生、放疗师的介入，采用化疗和放疗的手段来实现缓和医疗的目的。

· 必要的手术团队的介入，如处理肠梗阻以及其他紧急状况。

· 神经医生、麻醉师和疼痛控制专家的介入，如采取神经阻滞和注射鞘内药物。

· 泌尿科医生的介入，如给患者使用导尿管。

缓和医疗经常会与临终关怀（Hospice，End-of-life Care）混淆，因为在面对临终患者的时候，两者在很多方面非常相似。不过近年来随着学科发展，许

---

① http://www.ncpc.org.uk/palliative-care-explained.

② WORLD HEALTH ORGANIZATION：WHO list of priority medical devices for cancer management，2017,148，https://www.who.int/medical_devices/publications/priority_med_dev_cancer_management/en/.

多临床、法律、保险支付等问题被牵涉其中，因此，两者也开始被明确区分开来。它们的主要区别在于医疗方案的实施对象、周期、治疗方法、地点和保险支付方式。[①]

从实施对象和周期上看，临终关怀通常只针对被诊断为未来生命不超过6个月的临终患者，而缓和医疗既针对晚期致命性疾病患者也针对慢性致命性疾病患者。它在疾病的任何阶段都可以展开，覆盖从得到诊断到生命终结和亲人丧亡的全周期。WHO将临终关怀作为缓和医疗的一个重要组成部分。[②]

从治疗方法上看，临终关怀在大多数情况下放弃旨在延长生命的治疗，只专注于让患者在有限的剩余时间内尽量舒适。而缓和医疗并不排斥与其他旨在延长生命的治疗手段配合展开。

从实施地点上看，临终关怀最主要的实施地点是在患者家中，尽管有时候也会在医院和专业的临终关怀中心进行。而缓和医疗则主要在医院和专业机构展开，有时也会由一个缓和医疗团队指导在家中展开。必须强调的是，尽管在WHO以及国际性缓和医疗组织的推动下，全世界对于缓和医疗的核心概念已经形成初步共识。但是由于缓和医疗发展历程和水平的不同，各国对缓和医疗内涵与外延的具体界定依然不尽相同。因此，在探讨欧美国家先进经验的时候，尤其是触及“Palliative Care”“Supportive Care”“Hospice Care”“End-of-Life Care”等术语的时候，一定要格外注意它们具体的文化语境，避免用错概念。

五、世界缓和医疗事业的综合评价

缓和医疗事业的发展基于现代医学模式从单一的生物模式到生物、心理、社会三位一体的观念转变。20世纪以来，人类的疾病谱发生了变化，主要表现在以生物病源为主的传染病和因营养不良等原因造成的疾病在减少，而心脑血管疾病、恶性肿瘤和精神疾病、非传染性疾病等与生活方式密切相关的疾病逐年增多。人类健康不再仅仅是生物学意义上的平衡，而是心理、生活方式和社会角色等全方位的协调。患者的需求与感受取代疾病本身成为医疗照护的核心导向。缓和医疗恰好体现了医学发展从专科走向整合的大趋势。

① http://www.caregiverslibrary.org/caregivers-resources/grp-end-of-life-issues/hsgrp-hospice/hospice-vs-palliative-care-article.aspx.

② 世界卫生大会：将姑息治疗作为生命全程的综合性治疗内容予以加强，世界卫生组织，2014，A67/31，https://apps.who.int/iris/handle/10665/162927。

尽管在推进缓和医疗的过程中，不同国家和地区遇到各种各样的障碍，但是让重病患者尽量减少痛苦，提高生活质量已经成为全球共识。

毫无疑问，缓和医疗在世界上一些国家已经取得成功，并被作为一项基础医疗服务纳入了国家医疗卫生保障体系。有些国家还制定了专门的缓和医疗发展战略。但是也必须承认，达到这种水平的国家数量还是非常有限的。根据英国《经济学人》发布的“2015年全球死亡质量——安宁缓和疗护排名”，[①]排在前20名的无一例外都是发达国家与地区。对于那些经济不发达的国家与地区而言，最迫切的是找到一种适合自身的可持续性的缓和医疗发展模式。

事实上，全世界每年有大约4000万人需要接受缓和医疗，其中210万人是儿童。据世卫组织估计，目前临终时需要缓和医疗的人群中只有不到14%能获得这种治疗。[②]未来如何让更多人获得高质量的重症照护服务，是缓和医疗事业发展的最大挑战。即便是在那些发展水平较高的国家，癌症之外的重大疾病患者也还没有得到足够的缓和医疗服务。更详细的数据和评价可参考世界缓和医疗联盟（WPCA）受WHO委托出版的《世界临终缓和医疗地图集》。[③]

此外，随着现代医学技术的发展，重病患者的生命周期将会更长，他们的医疗和社会关怀需求也变得更为复杂。这就意味着除了提供更多的专业缓和医疗服务之外，还需要将更多的资源投入以家庭和社区为单位的基础缓和医疗服务建设中。

通过对世界缓和医疗事业50年发展历程的回顾，可以清楚地发现，要构建一套成熟的缓和医疗模式，扎实的医疗实践、创新的学科建设、有效的政策配套、积极的社会投入这四方面缺一不可。正如缓和医疗事业的先驱者巴尔弗尔·蒙特医生所说的，“我们都在一艘船上”。在我们终将走向死亡的过程中，今天为他人构建的缓和医疗事业，在未来都将造福于自身。

关于译名

“Palliative Care”“Hospice Care”“End of Life Care”这三个术语在文献使用

① 《经济学人》:《经济学人》公布临终关怀死亡质量指数英国居全球第一，（2015年10月18日）（2018年7月12日），http: / /money. 163. com/15 /1008 /11/B5DB128C00254TI5.html。老任:《经济学人》:“死亡质量”排名榜英国第一，人民网，2015.10.07，http://world.people.com.cn/n/2015/1007/c1002-27668170.html。

② http://www.who.int/features/2015/south-africa-palliative-care/zh/.

③ http://www.thewhpca.org/resources/global-atlas-on-end-of-life-care.

中容易产生困扰。因为它们之间既有联系，也有覆盖上的不同。

应该说缓和医疗（Palliative Care）源于“临终关怀”（Hospice Care）。1963年西塞莉·桑德斯女士作为访问学者，在美国耶鲁大学护士学校演讲时，第一次系统提出“临终关怀”（Hospice Care）的理念。这被视为现代缓和医疗事业的开端。今天，在缓和医疗的发源地英国，这三个词几乎是同义词（http://www.nhs.uk/Planners/end-of-life-care/Pages/hospice-care.aspx）。

Palliative Care的出现最早也只是一个翻译问题。1974年，加拿大蒙特利尔的肿瘤外科医生巴尔弗尔·蒙特在教学过程中为了介绍临终关怀的概念，同时又考虑到“Hospice”这个词在法语文化中的负面含义，于是他发明了“Palliative Care”①这个术语。

1986年WHO首次给Palliative Care明确定义，使得Palliative Care成为一个比Hospice Care和End of Life Care外延更广、指向学科更现代、发展更迅猛的专业医学术语（1986年所定义的概念在2002年做了更新http://www.who.int/cancer/palliative/zh/）。但无论理念还是实践，临终关怀（Hospice Care）依然是缓和医疗（Palliative Care）的重要部分。

汉译中出现的“姑息治疗”“舒缓医疗”“缓和医疗”等不同版本实际上都指向同一个概念——Palliative Care。本书将统一使用“缓和医疗”译名。

缓和医疗及临终关怀的相关概念见图1-1。

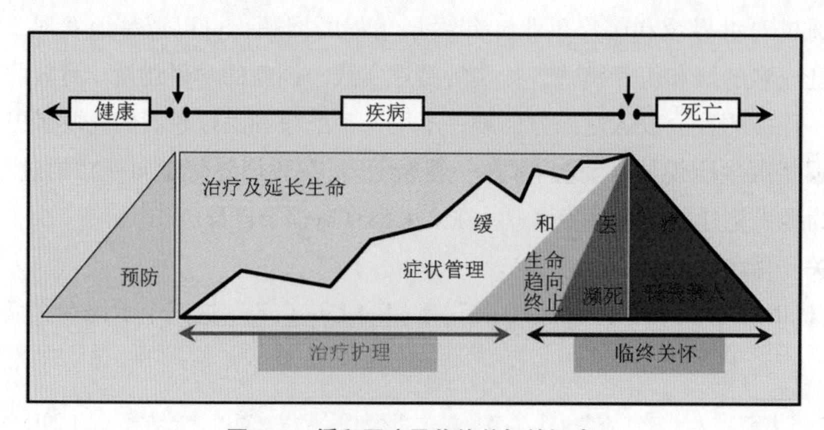

图1-1　缓和医疗及临终关怀的概念

---

① https://caseyscircle.org/palliative-care/.

第二章　谁需要缓和医疗

王　梅　徐　楠

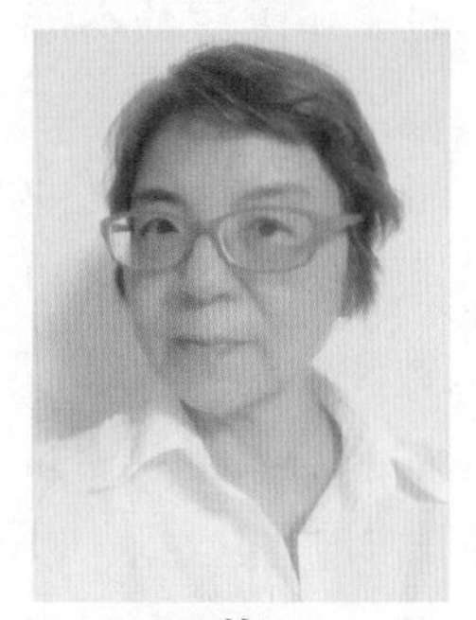
王梅

曾任国家卫生健康委卫生发展研究中心研究员。硕士学位。

曾从事临床医生十余年、临床研究所基础和应用科研工作多年，1996年至今，任卫生部（国家卫健委）卫生经济研究所研究员；兼任中华医学会医疗保险分会委员、国家发改委药品价格评审中心药品评审专家等。

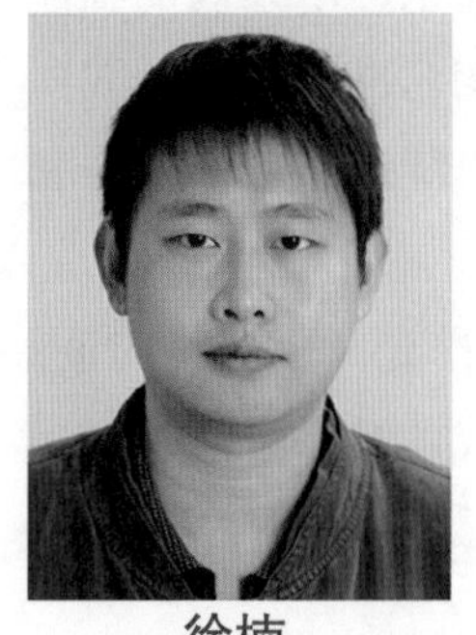
徐楠

2012年至今，为国家卫生健康委卫生发展研究中心助理研究员。硕士研究生。

主要从事医疗保障与医药技术经济学评价相关领域的研究。近年承担和参与了国家多部委及相关事业单位委托的多项相关领域研究课题。

广义而言，每个居民在一生中的某个阶段都难免会产生对缓和医疗的需求；就现实性和紧迫性而言，各重要脏器损伤造成的衰竭、失智失能、瘫痪、昏迷以及肿瘤等慢性疾患造成的种种状况，需要社会向病患及其家庭提供全方位的专业的缓和医疗服务，其中的老年人、儿童及濒临死亡者显然应该受到更多的关注。同时，患者的亲友、陪护人员、社会工作者及志愿者既是缓和医疗实施过程中的助手和参与者，也是缓和医疗专业服务的对象。由此可见，缓和医疗是一个基本的民生问题，关乎民众的生命质量、医学的价值取向和社会的文明进步，是全民性的刚性需求。

这些年来，各国对缓和医疗界定的历史沿革和认识一直在不断深化，由于研究评价的目标不同，学界并无标准的估算缓和医疗基本需要/需求量的固定指标和方法。世界卫生组织和世界缓和医疗联盟（WPCA）倡导的估算缓和医疗基本需要的指标框架，主要由人口死亡数据、缓和医疗相关疾病的发生和病死指标，以及这些疾病中的疼痛发生率等指标所组成。[①]鉴于世界卫生组织近年对儿童缓和医疗的重视日益加强，并建议在研究和讨论缓和医疗问题时将他们明确区分，本章对中国缓和医疗基本需要/需求量的估算主要依从上述指标和建议，估算了老年人口和5岁以下儿童的缓和医疗基本需要/需求量现况。

本章基础数据反映的是人群对缓和医疗的基本需要，而非经济学定义的需求。经济学中的需求是指支付得起的需要，是与人群收入水平和保障水平相关的微观经济学概念。通常在卫生经济学中多以门诊就诊人数和住院人数来估算，或者如同《NHPCO's Facts and Figures: Pediatric Palliative and Hospice Care in America》[②]报告中，汇总各临终关怀项目开展受益患者人数的统计上报数据，以及抽样调查数据。但目前我国卫生统计中的门诊人次数和住院人次数，在现行的医保支付制度影响下，重复就诊和住院比较常见。就此而论，以某病的临床流行基础数据估算其人群需要量作为需求量，在我国可能相对准确。此外我国目前缺乏对各种临终关怀项目的资质认证，仅有的个别项目统计不能反映缓和医疗的真实需求量。

需要说明的是，缓和医疗的界限正在医疗实践中不断扩充，也因为时间、数据、方法以及政府、学者和公众认知上的欠缺，已有的统计结果可能是对缓和医疗需求的低估。

本章描述和数据除特殊说明，均未包括中国台湾地区。

一、中国人口的老龄化趋势

近代多项研究已反复提示，人口老龄化是世界性的“历史上未曾出现过的社会现象”。近十几年来，中国老年人口增长规模也正经历着更为明显的快速老龄化（图2-1、图2-2）。国家统计局发布的全国第六次人口普查数据显示：2000年，中国65岁及以上人口数为8827万，占当时总人口的比例为7.1%，标志着中国正式步入人口老龄化社会。

---

① Worldwide Hospice Palliative Care Alliance：Global Atlas of Palliative Care at the End of Life，2014-01，http://www.thewhpca.org/resources/global-atlas-on-end-of-life-care.

② National Hospice and Palliative Care Organization：NHPCO's Facts and Figures: Pediatric Palliative and Hospice Care in America，2014，https://legacy.nhpco.org/sites/default/files/public/quality/Pediatric_Facts-Figures.pdf.

截至2016年年末，全国总人口为13.8亿人，60岁及以上人口已达2.31亿人，占总人口比重为16.7%，占比居全球首位；65岁及以上人口为1.5亿人，占当年人口总数的比重为10.8%。这意味着每10个人中就有1人年龄在65岁及以上。此外，全国人户分离的人口2.92亿人，其中流动人口2.15亿人。

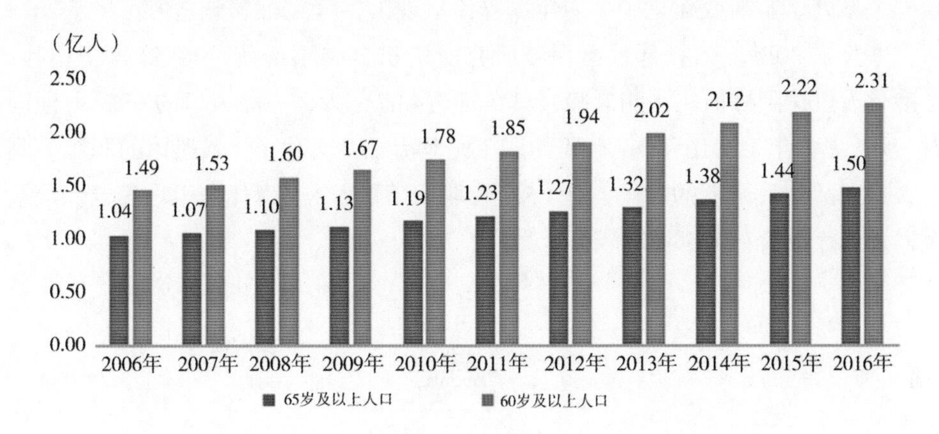

图2-1　2006—2016年60岁和65岁及以上人口数量增长趋势[①]

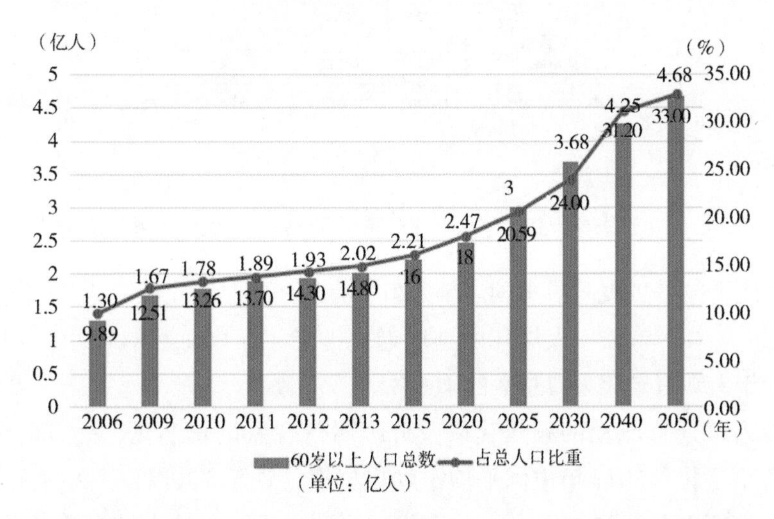

图2-2　2006—2050年老年人口（≥60岁）占总人口比重预测[②]

① 国家统计局：国民经济和社会发展统计公报，2006—2016年。

② 2016年中国人口老龄化现状分析及发展趋势预测，2016-10-13，http://www.chyxx.com/industry/201606/423174.html。

中国长期的低生育率，伴随着人口老龄化高潮期的到来，其迅猛的趋势将一直持续到21世纪中叶。[①]这个总体趋势不仅表现为老年人口总体规模的膨胀，还突出地表现为老年人口内部年龄结构的快速老化（图2-3），使未来中国社会中照料者（即劳动年龄人口）和被照料者（即少儿人口和老年人口）之间的数量比关系处于不断变化之中。老年赡养比呈现出持续大幅攀升之势，将于2023年左右突破30%。人社部社会保障研究所所长金维刚透露："到21世纪中叶，老龄化人口达到峰值，预测老龄人口数将达4.87亿人，占总人口的35%。"他同时表示："去年（2016年），在职的职工平均是2.75人供养1名退休的职工。到了人口老龄化最严重的时候，是1.5名在职职工供养1名退休职工。养老保险基金以及医疗保险基金都面临较大压力。"[②]

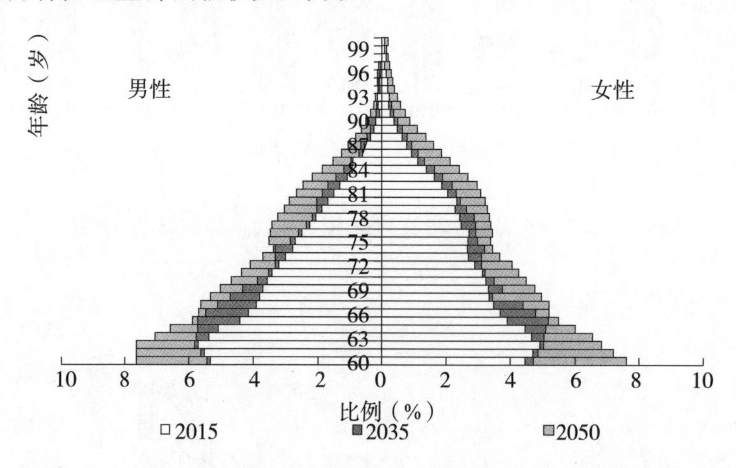

图2-3　中国老年人口金字塔变化趋势（2015年、2035年和2050年）

更为严重的是，现阶段中国老年人口中有近一半是"空巢老人"，总量已经突破1亿。其中，单独一人居住的独居老人占老年人口总数的10.0%，与配偶同住的老年人则占老年人口总数的41.9%。

随着人口迁移流动的频繁化以及分户居住现象的普遍化，一方面，家庭规模日益小型化，2013年中国平均家庭户规模已跌至3人以下（2.98人）；另一方面，家庭内部代际结构也日益简化。当今中国，无论在城市还是在农村，

① 翟振武、陈佳鞠、李龙：《中国人口老龄化的大趋势、新特点及相应养老政策》，《山东大学学报》（哲学社会科学版），2016年第3期。

② 索韩雪：《人社部专家预测老龄化峰值：35%为老龄人口》，《中国经营报》，2017-07-31，http://dianzibao.cb.com.cn/images/2017-07/31/02/2220a02c.pdf。

三代、四代同堂而居的家庭已不多见，二代户和一代户已成为当下主流的家庭类型，其中，有近四成（37.6%）的家庭内只有一代人，[①]这一代人还通常都是老年人。

家庭规模变小以及内部代数的减少，直接导致家庭内部可长期提供老年人照护的人力资源严重萎缩，家庭传统的养老照料功能削弱明显；另外，家庭居住的离散化使得家庭关系日益松散疏离。面对激烈的社会竞争和快速的生活节奏，子女为了谋生和获得更好的发展，不得不长期在外学习、工作，从而与父母两地分居，即使与父母居住较近的子女，也大多迫于现代生活的沉重压力，不能常常照顾父母。这导致中国事实上的空巢老人和独居老人规模非常庞大。可以预见，随着现代化进程的持续，中国的空巢老人和独居老人规模还将继续攀升。规模日渐庞大的空巢和独居老人将给整个社会带来沉重的养老负担，缓和医疗将面临的主要是一个庞大的老年人群。

小结：缓和医疗受益的最主要人群是老人。中国60岁及以上老年人口已达2.3亿人，今后每年还将大幅度增加。尤为严重的问题是，他们当中有9600万人与配偶同住，2300万人独居。

二、中国人口死亡率

新中国成立以来，我国人口抽样调查死亡率总体上呈降幅不断缩小的非线性下降走势（图2-4）。1980年以后进入低死亡率时期，死亡率有所波动，但平均死亡率维持在6.67‰左右。[②] 2008年以后死亡率略有上升波动，在7.06‰~7.16‰（年死亡人数为938万~980万人），2016年死亡率为7.09‰（当年死亡人数约为980万人）。

---

① 国家卫生和计划生育委员会家庭司：《中国家庭发展报告2015》，北京：中国人口出版社，2015年。

② 李建伟：《我国人口死亡率的演变特征及其发展趋势估计》，《发展研究》，2014年第10期。

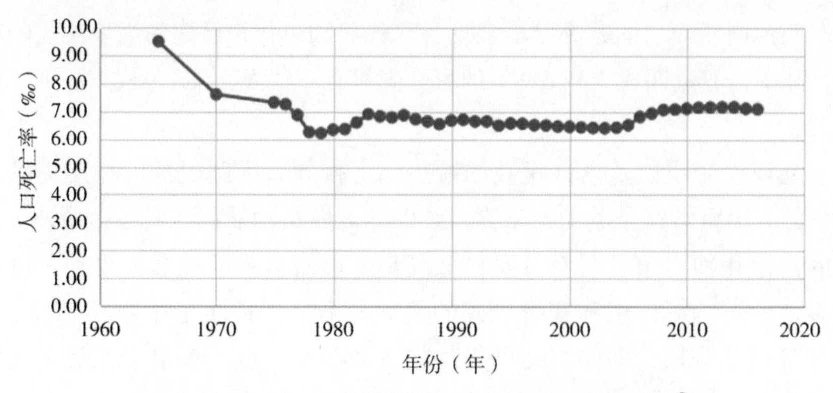

图2-4　1960—2016年中国人口死亡率的变化趋势[①]

中国疾病预防控制中心（简称中国疾控中心，CDC）2016年中国31个省区市605个监测点的死因监测数据显示（表2-1）：[②]人口年龄别死亡率呈现典型的“勺形”曲线，即1岁以内的婴儿死亡率略高（3.71‰），1~4岁儿童死亡率为0.42‰，青少年和壮年阶段（5~39岁）的人群死亡率呈现低谷，随着年龄的增加，死亡率逐渐加大，尤其在65岁以后，死亡率增速明显加大，60岁及以上年龄段的老年人群死亡率高达31.83‰。

总体来看，2016年分地区人口死亡率差异不明显（东部678/10万，中部640/10万，西部655/10万）。城市人口死亡率略低于镇和乡村，城市人口死亡率为6.16‰，农村为6.80‰。分年龄组看，除0岁和80岁及以上城市人口死亡率高于农村同龄人口死亡率外，其他年龄段城市人口死亡率均低于农村同龄人口死亡率，见表2-1。

① 国家卫生和计划生育委员会：《2016中国卫生和计划生育统计年鉴》，北京：中国协和医科大学出版社，2016年，第231页。国家卫生和计划生育委员会：《2017年中国卫生和计划生育统计提要》，北京：中国协和医科大学出版社，2017年，第4页。

② 中国疾病预防控制中心：《中国死因监测数据集2016》，北京：中国科学技术出版社，2017年，第17页。

表2–1　2016年全国疾病监测系统城乡别年龄别死亡率（‰）

年龄（岁）	全国	城市	农村
0~	3.7099	4.3487	3.4993
1~	0.4209	0.3662	0.4403
5~	0.1967	0.1781	0.2036
10~	0.2507	0.1911	0.2754
15~	0.3082	0.2086	0.362
20~	0.2784	0.1984	0.3233
25~	0.5952	0.4177	0.6951
30~	0.7971	0.5859	0.9248
35~	0.9061	0.6753	1.0382
40~	1.4811	1.2392	1.6021
45~	2.2102	1.7942	2.4309
50~	5.1876	4.5568	5.5118
55~	4.8965	4.499	5.1086
60~	10.577	10.2844	10.7108
65~	16.5744	15.6966	16.9673
70~	25.2277	22.4263	26.6182
75~	40.2508	36.3609	42.2607
80~	74.8219	77.4799	73.5826
85~	171.691	188.0661	164.1669

衡量一个国家居民健康水平的高低，儿童死亡率，主要是新生儿死亡率、婴儿死亡率，尤其是5岁以下儿童死亡率是重要标准。这些指标的计算不同于上表中年龄别的死亡率。新中国成立以来，我国的这些指标改善明显，但城乡差别较大（表2–2）。

表2–2　监测地区5岁以下儿童死亡率[①]

年份	新生儿死亡率（‰）			婴儿死亡率（‰）			5岁以下儿童死亡率（‰）		
	平均	城市	农村	平均	城市	农村	平均	城市	农村
2000	22.8	9.5	25.8	32.2	11.8	37.0	39.7	13.8	45.7
2005	13.2	7.5	14.7	19.0	9.1	21.6	22.5	10.7	25.7
2010	8.3	4.1	10.0	13.1	5.8	16.1	16.4	7.3	20.1
2015	5.4	3.3	6.4	8.1	4.7	9.6	10.7	5.8	12.9
2016	4.9	2.9	5.7	7.5	4.2	9.0	10.2	5.2	12.4

① 国家卫生健康委员会：《中国卫生健康统计年鉴2018》，北京：中国协和医科大学出版社，2018年，第217页。

2016年，5岁以下儿童数为8173万人，据监测数据的年龄别死亡率，计算其相应的死亡总数为8.72万人；国家卫生计生委相关数据显示，2016年全国住院分娩活产数1846万人，[①]《中国卫生健康统计年鉴》显示，中国5岁以下儿童死亡率（2016年为10.2‰）计算，其相应的儿童死亡人数约为18.83万人。

60岁及以上老年人口为2.3亿人，死亡总人数为732万人，约占总死亡人数的75%。也就是说2016年中国需要缓和医疗照护的老年人至少在732万人，远大于儿童需要缓和医疗照护的数量。

小结：2008—2016年中国各年度有938万~980万人死亡，其中2016年5岁以下儿童死亡人数为9万~18万人（不同指标），其中农村5岁以下儿童死亡率明显高于城市。

60岁及以上死亡人数约有732万人（约占当年总死亡人数的75%）。农村略高于城市，东中西部地区差异不明显。

三、中国人口的死因分析

中国疾控中心全国监测的死因顺位年度数据显示[②]（表2-3）：2005年、2015年前四位主要死因依次为心脑血管病（心脏病和脑血管病）、恶性肿瘤、呼吸系统疾病和伤害。2016年[③]（图2-5）脑血管病和心脏病分别单列之后，恶性肿瘤跃居第一位，占比为24.24%；脑血管病居第二位，占比为22.73%；心脏病居第三位，占比为22.65%；呼吸系统疾病居第四位，占比为11.93%。

年龄段死因顺位（表2-4）提示：0岁主要死因是围生期疾病，1~4岁主要死因是伤害；恶性肿瘤在45~64岁年龄段居首位，15~44岁居第二位，1~4岁居第三位；脑血管病在≥65岁与45~64岁分别居第一位和第二位；心脏病则在≥65岁与15~44岁分别居第二位和第三位。

---

① 张尼：千余万"二宝"降生　2016年分娩活产数达1846万人，中国新闻网，2017-07-31，http://www.sd.chinanews.com.cn/2/2017/1012/51206.html。

② 中国疾病预防控制中心：《中国死因监测数据集2005》，北京：军事医学科学出版社，2010年，第28页。《中国死因监测数据集2015》，北京：中国科学技术出版社，2016年，第26页。

③ 中国疾病预防控制中心：《中国死因监测数据集2016》，北京：中国科学技术出版社，2017年，第26页。

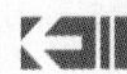

表2-3　2005年、2015年全国疾病监测主要死因排序（死亡率：1/10万，构成比：%）

2005年死因排序				2015年死因排序			
序号	名称	死亡率	构成比	序号	名称	死亡率	构成比
1	心脑血管病	230.24	37.62	1	心脑血管病	287.61	44.27
2	恶性肿瘤	136.04	22.23	2	恶性肿瘤	157.29	24.21
3	呼吸系统疾病	96.55	15.78	3	呼吸系统疾病	77.84	11.99
4	伤害	61.23	10.01	4	伤害	48.38	7.45
5	消化系统疾病	16.71	2.73	5	内分泌、营养、代谢疾病	15.88	2.44
6	传染病	13.14	2.15	6	消化系统疾病	14.19	2.20
7	内分泌、营养、代谢疾病	10.99	1.80	7	传染病	7.42	1.14
8	泌尿生殖系统疾病	8.61	1.41	8	泌尿生殖系统疾病	6.98	1.07
9	神经系统疾病	5.41	0.88	9	神经系统疾病	6.63	1.02
10	围生期疾病	4.42	0.72	10	精神障碍	2.82	0.43
11	精神障碍	3.33	0.54	11	围生期疾病	2.03	0.31
12	先天异常	3.30	0.54	12	先天异常	1.76	0.27
13	肌肉骨骼和结缔组织疾病	1.58	0.26	13	肌肉骨骼和结缔组织疾病	1.62	0.25
14	血液、造血、免疫疾病	1.00	0.16	14	血液、造血、免疫疾病	1.18	0.18
15	产科疾病	0.49	0.08	15	产科疾病	0.09	0.01
16	寄生虫病	0.18	0.03	16	寄生虫病	0.06	0.01
17	死因不明	10.77	1.76	17	死因不明	8.15	1.25
18	其他疾病	7.98	1.30	18	其他疾病	9.68	1.50
	合计	611.98	100.00		合计	649.61	100.00

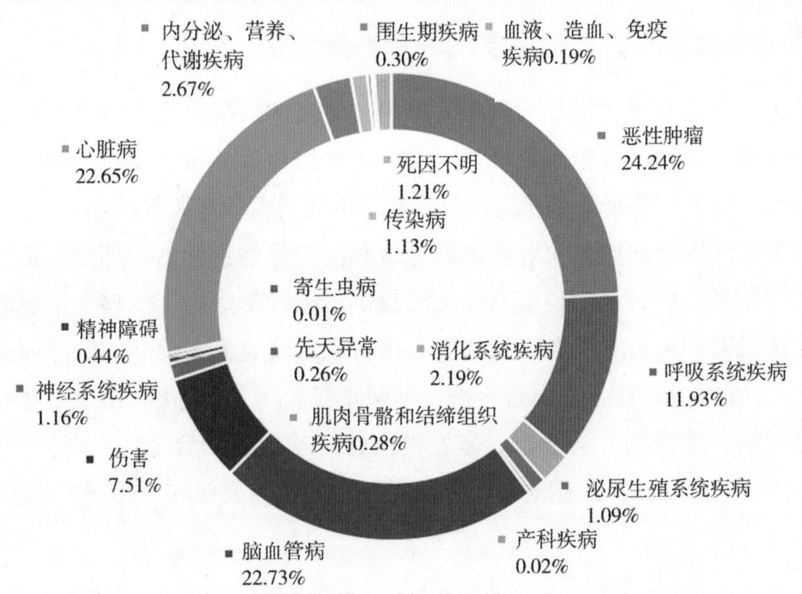

图2-5　2016年全国疾病监测主要死因顺位构成比（城乡合计）

表2-4 2016年全国疾病监测年龄段死因排序①

死因病种	0岁	1~4岁	5~14岁	15~44岁	45~64岁	≥65岁
恶性肿瘤	9	3	2	2	1	2
脑血管病	13	12	9	4	2	1
心脏病	10	9	7	3	3	2
呼吸系统疾病	3	4	5	7	5	4
伤害	4	1	1	1	4	5
消化系统疾病	6	7	12	5	6	7
传染病	5	6	6	6	8	10
内分泌、营养、代谢疾病	8	10	11	10	7	6
泌尿生殖系统疾病	12	11	10	9	9	8
神经系统疾病	7	5	3	8	10	9
围生期疾病	1	0	0	0	0	0
精神障碍	15	0	14	11	11	11
先天异常	2	2	4	12	14	15
肌肉骨骼和结缔组织疾病	14	13	13	14	12	12
血液、造血、免疫疾病	11	8	8	13	13	13
产科疾病	0	0	0	0	0	0
寄生虫病	0	0	15	15	15	14

四、中国缓和医疗的主要病种和数量评估

近十年，需要缓和医疗的老年人群中，涉及的疾病分类主要是心脑血管病和恶性肿瘤，其次是呼吸系统疾病。需要缓和医疗的儿童主要涉及的疾病是围生期疾病、伤害、呼吸系统疾病、传染病、消化与营养相关等疾病。

世界缓和医疗联盟建议各国政府把缓和医疗像治愈性治疗那样，整合到本国的医疗体系当中，至少也应当在无法提供治愈性治疗时，能够提供缓和性治疗。在该联盟的《世界缓和医疗概貌》报告中，将成人需要缓和医疗照护的病种规定为:肿瘤、癌症、心血管疾病（不包括猝死）、肝硬化、慢性阻塞性肺疾病、糖尿病、艾滋病、肾衰竭、多发性硬化、帕金森综合征、风湿性关节炎、耐药性结核病、阿尔茨海默病与其他痴呆症；儿童需要缓和医疗照护的疾病为：

① 中国疾病预防控制中心:《中国死因监测数据集2016》，北京：中国科学技术出版社，2017年，第26页。

癌症、心血管疾病、肝硬化、先天异常（先天性心脏病除外）、血液和免疫系统疾病、艾滋病、脑膜炎、肾脏疾病、神经系统疾病与新生儿疾病。

据此，以中国居民的死因谱系排序，我们给出中国需要缓和医疗人群的主要病种流行状况和死亡的相应数据。

老年人口不仅死亡率高，其患病率也是随着年龄的加大而快速上升（图2-6）。据2013年全国卫生服务总调查数据显示，全国65岁及以上人群自报慢性病患病率为54.0%，两周慢性病患病率已达78.4%。2016年中国健康与养老报告追踪调查（China Health and Retirement Longitudinal Study，简称CHARLS）数据显示：有78.9%的60岁及以上人群自报至少患有一种医生诊断的慢性病，据此估算2016年老年慢病人群约为1.84亿人。

2008年，WHO将同时合并2种及2种以上的慢性病定义为共病。[①]共病在老年人群中尤为多见。由于不同国家和地区对老年共病的概念理解及调查方法不同，统计老年共病的患病率存在一定差异。

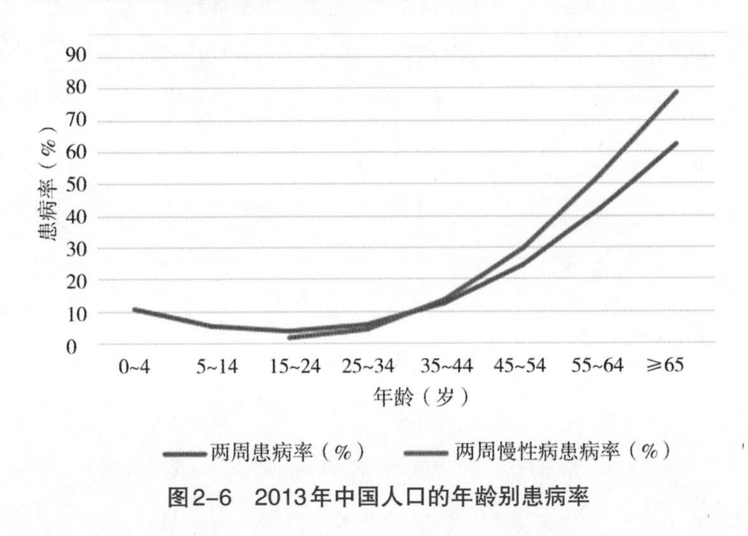

图2-6 2013年中国人口的年龄别患病率

美国和德国近2/3的老年人存在共病，澳大利亚75岁以上老年人约3/4存在共病。我国老年人群慢性疾病共病的发生情况或流行病学状况目前尚不清楚，尤其是社区人口慢性疾病共病的筛查资料缺乏有力的支撑。现有北京及上海的

① World Health Organization：The World Health Report 2008，Primary Health Cared—Now more than ever，New York: The World Health Report 2008，148.

研究提示社区老年人有两种及以上慢性疾病者超过70%，[①]因此，老年共病现象是基层医疗机构经常面对的问题。

研究报道老年人群多种慢性病共存的患者较单一慢性病患者的死亡风险增加、住院时间延长、生活质量及身体机理功能均较差。[②]同时由于存在共病，患者治疗用药的种类增加，可能导致治疗相关不良反应事件发生风险增加。另外，老年慢性病共病患者需要消耗更多的医疗资源。[③]

2016年的1.84亿老年慢性病人群中，稳健估计共病人数至少占一半以上。在732万老年死亡人群中，65岁及以上老年人群慢性病死亡占到总死亡人数的91.52%。[④]

就世界各国来说，缓和医疗均起始于临床对恶性肿瘤患者的照顾。表2–5给出了2009—2015年中国居民恶性肿瘤新发病人数（发病率）和死亡人数（死亡率），其中，2015年我国恶性肿瘤新发病患者已高达429.20万人，当年死亡患者为281.40万人；缓和医疗重点相关的主要疾病患病和死亡水平参见表2–6。

表2–5　2009—2015年中国居民恶性肿瘤新发病和死亡登记报告

	新发人数（万人）	死亡人数（万人）	发病率（1/10万）	死亡率（1/10万）
2009年	312.00	270.00	285.91	180.54
2010年	309.30	195.66	235.23	148.81
2011年	337.22	211.30	250.28	156.83
2012年	358.60	218.70	264.85	161.49
2013年	368.20	222.90	270.59	163.83
2014年	380.40	229.60	278.07	167.89
2015年	429.20	281.40	312.23	204.71

数据来源：全国肿瘤登记中心陈万青等：《中国恶性肿瘤的动态变化》（包括儿童）。

① 崔瑶、刘谦、秦明照：《老年共病现状及管理策略》，《中国全科医学》，2017，20（23），2816–2819。

② Chad Boult，G. Darryl Wieland：Comprehensive primary care for older patients with multiple chronic conditions "Nobody Rushes You Through"，JAMA，2010，304（17），1936-1943.

③ K · Barnett，S.W.Mercer，M.Norbury，et al.：Epidemiology of multimorbidity and implications for health care，research，and medical education: a cross-sectional study，*The Lancet*，2012，6736（12），60240-60242.

④ 中国疾病预防控制中心：《中国死因监测数据集2016》，北京：中国科学技术出版社，2017年，第22页。

表2-6　缓和医疗相关主要病种（不含恶性肿瘤）流行和死亡状况

主要疾病	患（发）病率	患（发）病人数	死亡率	死亡人数
脑血管病	（2013年） 12.3‰	（2015年） 1300万人	（2015年） 128.23/10万（城市） 153.63/10万（农村）	（2015年） 85.36万人（城市） 103.49万人（农村）
冠心病	（2013年） 15岁以上人群10.2‰； 60岁以上人群27.8‰	（2013年）1100万人 （2016年）按60岁以上2.3亿人口估算为639.4万人	（2015年） 110.67/10万（城市） 110.91/10万（农村）	（2015年） 85.34万人（城市） 66.93万人（农村）
慢性 心力衰竭	（2000年） 35~74岁 0.9%	（2015年）450万人 （60岁以上人群中冠心病是最常见原因）	—	—
慢性阻塞性 肺气肿	（2007年） 40岁以上人群 8.2%~9.9%	（2007年）4300万人（其中肺心病约500万人）	（2012年） 73.7/10万	（2012年） 100万
慢性肾病	（2009—2010年） 10.9%	（2009年） 1.2亿人	—	—
老年 痴呆	（1990—2014年） 60岁以上人群 3.4%	（2010—2016年） 580万~800万人	平均生存期约为5.9年	

数据来源：国家心血管病中心：《中国心血管病报告》2016年，中国大百科全书出版社，2017年2月。
李昂：《2010—2050年中国老年痴呆的预测研究》，CNKI硕士论文，2015年4月。
周围围：《2020年中国老年痴呆症患者将超2000万》，中国青年网，2015年5月7日。

就缓和医疗对应的症状而论，在对中国六大城市的慢性疼痛调查中发现，[5]成人慢性疼痛的发病率为40%，就诊率为35%；老年人慢性疼痛的发病率为65%~80%，就诊率为85%。“中国健康与养老追踪调查（CHARLS）”网站2013年和2015年调查数据显示，60岁以上老年人自报疼痛率为30.6%。以此估算老年疼痛人口为7038万人至1.8亿人，2015年癌症中重度疼痛患者225.12万人。[6]

① 赵英：《疼痛问题的现状》，《中国社区医师》，2006年，第22卷第308期，第7页。

② 于世英：《探索中国缓和医疗发展模式》，北京：缓和医疗国际高峰论坛暨艺术行动，2017年。

表2-7和表2-8结合来看：[1]2016年5岁以下儿童的主要死因是早产、低出生体重和出生窒息、意外伤害、先天性心脏病、呼吸道感染和哮喘。2016年0~4岁儿童死亡人数为9万~18万人，据表2-8（除意外伤害），需要缓和医疗的疾病约占总死亡人数的76%，由此计算儿童需要缓和医疗照顾的人数为6.8万~14万人。

表2-7　2016年全国疾病监测系统分死因年龄别死亡率（1/10万）

	先天异常	营养缺乏	恶性肿瘤	糖尿病	阿尔茨海默病和其他痴呆	帕金森病	心脑血管病	慢阻肺	肝硬化	肌肉骨骼和结缔组织疾病
80岁~	0.50	21.39	11196.60	168.54	83.61	12.23	4134.50	985.86	22.60	19.37
85岁~	0.39	121.48	1507.87	267.95	324.61	18.74	9760.07	2398.97	33.38	54.91

表2-8　2016年0~4岁主要疾病类别死亡率和构成比排序

疾病类别	0~4岁死亡率（1/10万）	0~4岁死亡构成比（%）
围生期疾病	35.19	32.99
意外伤害	20.72	19.42
先天异常	19.30	18.09
呼吸系统疾病	9.65	9.05
传染病和寄生虫病	4.46	4.18
恶性肿瘤	4.19	3.93
神经系统和精神障碍疾病	2.82	2.64
主要消化系统疾病	2.32	2.17
内分泌紊乱	1.48	1.39
心血管疾病	1.31	1.23
营养缺乏	0.49	0.46

注：围生期疾病为早产、低出生体重和出生窒息，呼吸系统疾病主要是呼吸道感染和哮喘，先天异常主要是先天性心脏病（约占先天异常的70%），心血管疾病为脑血管病和炎性心脏病。

① 中国疾病预防控制中心：《中国死因监测数据集2016》，北京：中国科学技术出版社，2017年。

小结：2016年有1.84亿人患老年慢性病（稳健估计其中“共病”人数占一半以上），老年死亡人群中732万人需要缓和医疗（90%以上死于慢病）。

就缓和医疗对应的症状而论，2015年癌症中重度疼痛患者225.12万人，2016年有7038万至1.8亿个老年人有疼痛症状。

2016年儿童缓和医疗相关主要疾病为早产和低出生体重、先天性心脏病、呼吸道感染和哮喘、传染病、恶性肿瘤等，约占5岁以下儿童死亡人数的76%。由此推出5岁以下儿童需要缓和医疗的人数为6.8万~14万人。

五、本章结论

世界缓和医疗联盟建议各国政府把缓和医疗像治愈性治疗那样，整合到本国的医疗体系当中，就算无法提供治愈性治疗，也要提供缓和性治疗。与其对应的有两大类临床问题，一是具有慢性迁延痛苦症状的临终患者；二是无法治愈的重症疾病，包括老年慢性病。本章就相关的数据给予了一一罗列，以下是需求量的主要数据和相关问题。

（一）老龄化和死亡率

中国老龄化趋势在快速上升。2016年年末，全国总人口为13.8亿人，60岁及以上人口数已达2.3亿人（占总人口比重为16.7%），位居全球各国首位；近几年中国人口死亡率在7.06‰~7.16‰（年死亡人数为938万~980万人）。2016年为7.09‰，当年死亡人数约为980万人。与缓和医疗有关的第一类死亡人群中，60岁及以上死亡人数约有732万人（约占当年总死亡人数的75%），5岁以下儿童死亡人数为9万~18万人（不同指标），农村5岁以下儿童死亡率明显高于城市。

（二）病种与需要缓和医疗的人数

据全国死因监测疾病谱系排序及其构成（中国疾控中心数据）的报告，与缓和医疗有关的死因排序前几位的主要疾病为：心脑血管病、恶性肿瘤、呼吸系统疾病（主要为慢阻肺，近80%）、帕金森综合征、阿尔茨海默病和其他痴呆、糖尿病、肝硬化、肌肉骨骼结缔组织病等。

据上述与缓和医疗主要相关病种的死亡率和构成，2016年第一类临终患者中，恶性肿瘤218万人，60岁及以上老年慢性病约为514.47万人（60岁及以上死亡总数为732万人），其中主要病种人数占60岁及以上总死亡人数比例是：心脑血管病54.02%，慢阻肺11.70%，糖尿病2.55%，帕金森综合征和阿尔茨海默病1.18%，肝硬化和肌肉骨骼结缔组织病0.85%；5岁以下需要缓和医疗照护的死亡儿童6.8万~14万人（早产和低出生体重、先天性心脏病、呼吸道感染和哮喘、传染病、恶性肿瘤等）。

（三）慢性病与疼痛

无法治愈的重病或疼痛不已的老年人，其缓和医疗需求（即第二类需求）估算结果如下：2016年有7038万至1.8亿的老年人有疼痛症状；2013年全国卫生服务总调查数据显示，全国65岁及以上人群自报慢性病患病率为54.0%；2016年中国健康与养老报告追踪调查（简称CHARLS）数据显示：有78.9%的60岁及以上人群自报患有至少一种医生诊断的慢性病，由此推算2016年约为1.84亿老年慢性病患者（稳健估计其中“共病”人数占一半以上）。这些慢性病和相应的症状在全民医保（保障条件不一）的条件下，理论上均获得了不同程度的传统治疗（缓和医疗中也整合有传统的对症处理）。欠缺的是临床对缓和医疗治疗新理念的整合和培训，如老年慢性病的各种综合评估和诊治，各种有效的护理、心理照护以及社会志愿者服务等。

第三章　中国人离世的相关问题

赵耀辉　张　泉　王　梅

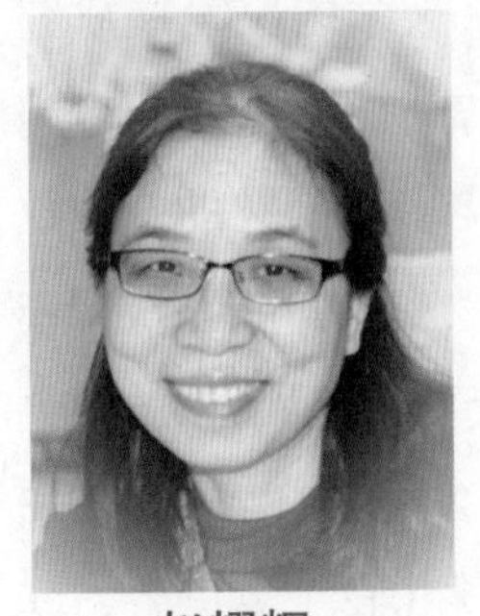

赵耀辉

"中国健康与养老追踪调查"主持人。

北京大学国家发展研究院经济学教授，北京大学博雅特聘教授，北京大学中国社会科学调查中心副主任。

张泉　毕业于北京大学医学部，北京大学国家发展研究院在读研究生。研究方向：健康经济学。

王梅　曾任国家卫生健康委卫生发展研究中心研究员。硕士学位。

曾从事临床医生十余年、临床研究所基础和应用科研工作多年，1996年至今，任卫生部（国家卫健委）卫生经济研究所研究员；兼任中华医学会医疗保险分会委员、国家发改委药品价格评审中心药品评审专家等。

20世纪70年代以来，人口的老龄化、疾病谱的变化以及离世前的医疗负担，使得人们的传统离世理念发生了较大的转变。伴随着对人权的重视，如何为即将离世的人提供临终关怀，如何实现人有尊严地离世，亦越来越被人们所接受。国际上已开展了诸多对临终关怀和好的离世方式的讨论。P. A.辛格（P. A. Singer）和S. A.卡恩（S. A.Khan）等先后提出，临终关怀的质量主要体现在以下几个方面：镇痛和缓解症状、避免采取非人性化的强制性救治措施、痛苦地延长无意义的生命体征；保证患者具有一定的自主选择权，并且舒缓患者来自心理和感官的一系列情感和情绪的异常波动，减轻家庭和亲人的负担，加深患者的亲情和友情。[①]此外，得到家人（尤其是配偶）的支持和照顾，个人后事的妥善安排（包括遗嘱），宗教信仰的祈祷或静养，在喜欢的地方离世，以及良好的

① P. A.Singer，D. K.Martin，M. Kelner：Quality end-of-life care: patients' perspectives，JAMA，1999，281（2），163-168.

医患关系也是好的离世方式的重要组成部分。①

本章在国内首次描述中国人如何离世。所用数据除了中国疾病预防控制中心的全国死因监测的年度数据外，主要来源为中国健康与养老追踪调查2013年和2015年的调查数据。中国健康与养老追踪调查是由北京大学国家发展研究院、北京大学中国社会科学调查中心执行的大型长期追踪调查项目。该项目专门为应对我国人口老龄化的挑战而设计，旨在提供研究人口老龄化问题的基础数据。CHARLS数据的主要受访群体是45岁及以上的中老年人，在2011年基线调查后，目前已在2013年、2015年、2018年进行追踪访问，调查范围涉及全国450个村（或社区），其追踪访问可分为主问卷和退出问卷两部分。利用CHARLS 2013年和2015年的退出问卷数据，剔除重要信息缺失后，共获得1042个离世者，其中418人（40.1%）在2011—2013年离世，624人（59.9%）在2013—2015年离世；其中女性440人（42.2%），男性602人（57.8%）；在所有离世者中，369人（35.4%）居住在城市，673人（64.6%）居住在农村，平均年龄为72岁。

一、中国居民的离世地点分布

据中国疾病预防控制中心的全国死因监测年度数据显示：②2005—2015年，中国居民离世场所主要在家中（69%~74%），医疗卫生机构略有上升，而养老服务机构基本不超过1.0%（2016年达1.0%），见表3-1和图3-1。

表3-1 2005—2015年中国人口离世地点分布（%）

年份	2005	2010	2012	2015
家中	73.5	69.7	69.3	72.6
医疗卫生机构	19.5	23.5	24.5	21.7
来院途中	2.1	3.2	2.7	1.7
养老服务机构	0.3	—	—	1.0
其他场所	2.7	3.2	3.0	2.6
不详	2.0	0.6	0.5	0.5
合计	100.0	100.0	100.0	100.0

① S. A.Khan，B.Gomes，I. J.Higginson：End-of-life care — what do cancer patients want?*Nature Reviews Clinical Oncology*，2014，11（2），100-108.

② 中国疾病预防控制中心：《中国死因监测数据集2005,2010,2012,2015,2016》，北京：中国科学技术出版社。

2016年（图3–1和图3–2）中国居民的离世地点主要在家中（73.10%），其次是医疗卫生机构（21.50%），养老服务机构仅占1.01%。城乡相比，城市居民在医疗机构救治离世的比例明显高于农村（34.1%与15.8%），在养老机构的占比亦略高于农村；城市居民在家中离世比例为60.2%，而农村居民在家中离世的比例高达78.9%（图3–2）。

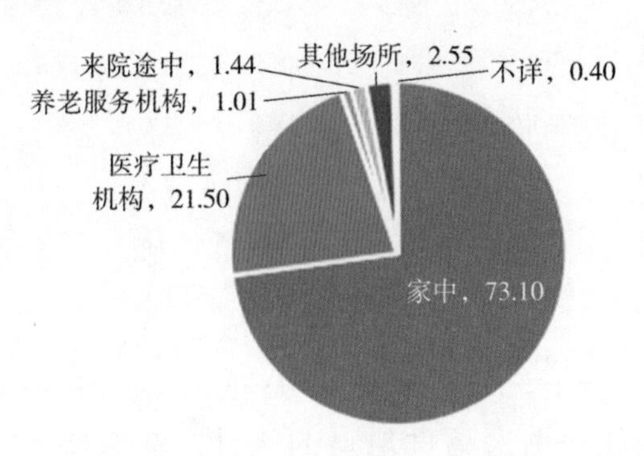

图3–1　2016年中国人口离世地点分布（%）

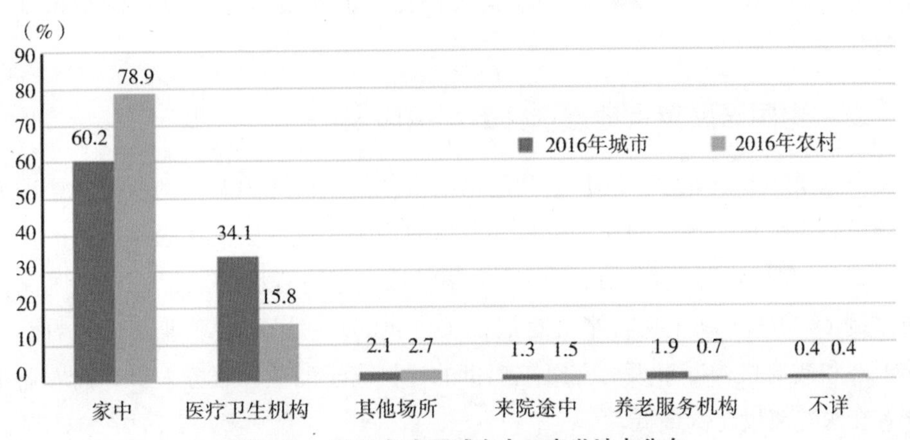

图3–2　2016年中国城乡人口离世地点分布

2016年中国东、中、西部居民离世地点分布的比较，总体来看，西部居民死亡救治于医疗机构的比例仍低于东、中部地区。城乡对比，城市的比例均明显高于农村地区。如东部城市的比例为35.9%，而东部农村的相应比例仅为12.8%。表明这可能与经济发展水平有一定关系，见表3–2。至于东、中、西部农村居民在家中和医院离世的比例分布的比较，可能与监测点分布不均，数据收集存在偏倚有关。

表3-2　2016年中国东、中、西部城乡人口离世地点构成（%）

离世地点	全国			城市			农村		
	东部	中部	西部	东部	中部	西部	东部	中部	西部
家中	74.8	68.2	74.5	58.6	54.1	69.0	82.7	75.9	77.4
医院病房	20.4	25.5	19.3	35.9	40.5	24.7	12.8	18.5	16.4
来院途中	1.1	1.9	1.6	1.1	1.3	1.6	1.2	1.8	1.6
养老机构	1.4	0.9	0.7	2.6	1.4	1.3	0.7	0.7	0.4
其他场所	1.9	3.0	3.4	1.6	2.3	2.8	2.2	2.7	3.7
不详	0.4	0.5	0.5	0.2	0.4	0.6	0.4	0.4	0.5
合计	100	100	100	100	100	100	100	100	100

根据CHARLS数据对老年人离世地点的统计，在医院（15.4%）、家中（81.4%）及其他地点（3.2%）（包括养老院、去医院路上等）离世的占比，城乡分布在医院离世，城市（24.7%）>农村（10.2%）；在家中离世，城市（71.0%）<农村（87.2%），与全国死因监测的年度数据所显示的结果基本一致。

二、中国居民离世地点选择的相关因素

根据景军和袁兆宇（2016）利用第三次全国人口死因调查的研究，中国成年居民离世地点呈现出明显的分层。具体表现为：城市居民在医院离世的比例（35.5%）高于农村居民（11.6%）；大学及以上教育程度的居民，在医院离世的比例（65.9%）高于文盲半文盲居民（11.9%）；就居民的职业身份来看，领导干部和政府机构办事人员在医院离世的比例高于商业和服务人员，而农业生产者在医院离世比例最低。[①]

同时有其他研究指出，离世地点影响因素主要包括三个方面，分别为个人层面因素、疾病因素和外部条件因素。

影响离世地点的个人层面因素包括个人年龄、社会经济地位、健康状况、个人偏好等。在家中离世的概率随着老年人的年龄升高而升高，但是国内研究

① 景军、袁兆宇：《在医院去世与在家中去世——有关中国公民死亡地点的社会学辨析》，《思想战线》，2016年第42卷第2期，第14–18页。

发现，性别对离世地点不具有显著影响；[①]社会经济地位是决定离世地点的一个非常重要的因素，社会经济地位越高则越倾向于在医院离世；此外，自评健康差和日常生活（ADL）有困难的老人在家中离世的比例更高，可能来源于老年人希望在生命的尽头回到家中的想法，或者源于这些疾病因无法通过住院治疗康复，在家中离世可以在某种程度上减轻家人的负担。虽然国外有研究表明，个人偏好也是影响离世地点的一个重要因素，但是国内还缺少相关的实证研究。[②]

疾病因素则主要包括死因、疾病严重程度等。研究表明患有严重疾病的患者在家中离世的概率更低，这点符合我们的直觉，疾病严重的老年人更倾向于入院，也更常见在住院后的短期内发生死亡，最终结果为在医院等医疗机构离世比例较高。

2016年中国缓和医疗相关主要疾病的离世场所分布与上述研究基本一致，其与疾病本身的特征明显相关。如在医疗机构离世的患者中，5岁以下儿童患者比例最高（围生期疾病和先天异常），其次是肿瘤患者占比，精神障碍患者比例最低；在家中离世的患者中，以精神障碍患者最高；而在养老服务机构的患者中，除围生期疾病患者外，以肿瘤患者最低。见表3-3。

表3-3　2016年缓和医疗相关主要病种的离世地点构成（%）

	医疗机构	来院途中	家中	养老服务机构	其他场所	不详
恶性肿瘤	25.6	0.6	72.8	0.4	0.4	0.2
心脏病	19.7	1.8	75.4	1.3	1.3	0.4
脑血管疾病	17.2	1.1	79.1	1.4	0.8	0.3
呼吸系统疾病	19.8	0.7	77.7	1.1	0.4	0.3
精神障碍	9.9	0.9	83.3	2.4	3.1	0.5
肌肉骨骼和结缔组织疾病	19.3	0.6	77.5	1.2	0.7	0.8
围生期疾病	70.5	7.1	18.5	0.0	2.9	1.0
先天异常	45.8	5.1	44.8	0.6	3.0	0.8

① D. A.Gu，G. Y.Liu，D. A.Vlosky，et al.：Factors associated with place of death among the Chinese oldest old，*Journal of Applied Gerontology*，2007，26（1），34-57.

② J.Cai，H.Zhao，P. C.Coyte:Socioeconomic Differences and Trends in the Place of Death among Elderly People in China，*International Journal of Environmental Research and Public Health*，2017，14（10），1210，http: www.mdpi.com/1660-4601/14/10/1210.

外部条件因素主要是指：社区和家庭的支持、医疗保险和医疗服务可利用性等，均是影响离世地点的重要因素。一方面，有配偶或子女照料的老年人更倾向于在家中离世，这一点可能来源于有更多社会或家庭支持的老年人，能够获得照料并保证其生活质量。此时，与家人一起度过生命最后的时光更符合老年人的偏好。另一方面，有医疗保险、经济独立的老年人更倾向于在医疗机构离世，其原因在于他们能够负担在医院接受医疗服务的开销。此外，社区发展水平、医疗资源可及性也是一个重要的而且某种程度上可干预的因素，对于综合医院和医院床位数更多的地区，老年人在家中离世的概率更低。

小结：中国居民以居家离世为主（73.1%），医疗机构救治离世的比例为21.5%，养老服务机构仅占1.0%。城乡相比，近80.0%的农村居民病死家中，医疗机构救治离世仅占15.8%。据CHARLS对老年人离世地点的统计，老年人居家离世比例更高。

中国成年居民离世地点呈现出明显的社会分层：高学历、高保障等高社会阶层居民死于医疗机构占比明显高于低收入、低学历等基层居民（农民等）。

离世地点与疾病自身特征亦有关联。5岁以下儿童主要疾病（围生期和先天异常）离世于医院比例最高，其次为肿瘤患者；养老服务机构中最低的是肿瘤患者；而精神障碍者死于医院比例最低，家中最高。

社区和家庭的支持也影响离世地点的选择，有家人提供照料的老年人更倾向于在家中离世；而社区医疗资源可以提高在医院离世的比例。

三、中国居民离世时痛苦症状分布

离世前的缓解症状和疼痛控制是临终关怀可及性的重要指标，CHARLS数据针对死者在临终期间的一系列症状进行了询问。

表3-4是对老年人在临终期间症状和疼痛的描述。该表分为两大队列，第一大队列（前四小列）为所有离世者，对应不同离世地点症状出现的比例。而为了排除由于事故或意外而突发死亡的干扰，表3-4的第二大队列中（后四小列）扣除了意外或事故离世的老年居民。从表3-4来看，两大队列的结果相比差异不大，以下部分结果为对第二大队列的集中描述。

结果显示（第五小列）：临终期间的老年居民中，32.1%有咳嗽，40.3%存在呼吸问题，34.6%经历突然昏迷，而体重减轻者比例高达60.1%。此外，还有不少临终老年居民呈现双腿或脚浮肿（41.0%）、脸色苍白（39.6%）和眼睛凹陷（32.2%）。临终期间，比例较高的其他症状为发热（24.3%）、腹部问题（21.3%）、意识错乱（22.4%）、小便问题（28.5%）、身体僵硬或不能张嘴（24.7%）、偏瘫（23.7%）和黄疸（21.9%）等。从临终期间最重要的疼痛指标来看，有近61.0%的即将离世者在临终期间经历严重胸痛、腹痛、头痛、颈痛和吞咽液体疼痛中的一项。其中，27.9%有严重胸痛、12.2%有严重腹痛、20.8%经历严重头痛，有颈部疼痛的比例为15.1%，而吞咽液体疼痛达到26.2%。由此表明：目前中国居民离世前疼痛等各类症状，没有得到很好的缓和治疗，迫切需要这样的治疗。此外在临终期间日常活动（ADL包括穿衣、洗澡、吃饭、上下床和上厕所）获得帮助的有62.1%。

从第六、七、八小列根据离世地点的分组描述来看，在医院离世的人经历某些症状的比例要高于在家中离世的人，如发热（30.6%>23.2%）、呼吸问题（51.1%>38.3%）、突然昏迷（39.5%>33.7%）等项。而对于腹泻、体重减轻、身体僵硬或无法张嘴、偏瘫、眼睛凹陷等症状，在家中离世的人出现以上症状的比例要高于在医院离世的人，差异均超过5个百分点。就疼痛来看，虽然在家中离世的人经历疼痛的比例略高于在医院离世的人（61.4%>60.5%），但是总体上差异不大，而在其他地方离世的人有疼痛的比例要明显低一些（50.0%）。从离世者生前ADL来看，在家中离世的人，ADL得到帮助的比例要明显高于在医院中离世的人（65.3%>46.2%），源于在家中离世的人往往能够获得家人更为亲密的照料。

小结：CHARLS数据对老年人在临终期间症状和疼痛的描述提示（表3-4）：绝大部分患者均呈现各类痛苦症状，尤其是疼痛，表明目前中国居民迫切需要缓和医疗，但没有得到很好的缓和医疗。

在临终期间，有62.1%能获得日常照料者，但主要为家中亲属对离世者的照顾。由此提示无论居家，还是医疗等机构中，均需要开展缓和医疗，使离世者可以获得心理和生理更多的照顾；并且不仅是家属，还需要社会工作者和志愿者。

表3–4　最后疾病期间症状和疼痛比例（%）

症状	所有离世者				排除因意外和事故的离世者			
	总计	医院	家中	其他地方	总计	医院	家中	其他地方
发热	23.3	29.7	22.7	10.0	24.3	30.6	23.2	18.8
咳嗽	31.1	29.4	31.9	18.2	32.1	31.2	32.4	27.8
呼吸问题	38.8	49.0	37.3	30.3	40.3	51.1	38.3	38.9
腹泻	15.7	8.3	17.4	6.5	16.3	9.0	17.7	11.8
呕吐	18.8	16.9	19.7	6.3	19.6	17.5	20.2	11.1
腹部问题	19.9	15.6	21.4	3.2	21.3	17.1	22.5	5.9
意识错乱	21.8	17.4	23.1	9.7	22.4	19.0	23.3	6.3
昏迷＞24小时	14.7	16.7	14.7	6.3	15.1	17.4	15.0	0.0
突然昏迷	34.6	38.8	33.8	35.5	34.6	39.5	33.7	33.3
抽搐	11.6	7.7	12.6	3.2	12.0	8.3	12.8	5.9
小便问题	27.6	25.2	29.0	3.3	28.5	27.4	29.2	5.9
皮肤病	6.9	9.7	6.6	3.0	7.2	10.5	6.6	5.6
口/鼻/肛门流血	7.0	8.1	6.5	12.1	7.1	8.1	6.8	11.1
体重减轻	57.5	45.0	60.9	26.7	60.1	48.6	63.1	23.5
口/舌/溃疡白斑	7.1	4.9	7.8	0.0	7.4	5.3	8.0	0.0
僵硬/不能张嘴	24.3	15.6	26.2	12.5	24.7	16.9	26.3	16.7
面部肿胀	14.7	14.4	14.8	12.1	15.3	15.5	15.4	11.1
双脚浮肿	39.1	39.1	40.0	15.6	41.0	41.7	41.2	23.5
肿块	13.6	10.1	14.5	6.1	14.5	10.9	15.4	5.6
偏瘫	23.7	15.4	25.7	12.9	23.7	16.0	25.3	17.6
黄疸	20.7	24.8	20.4	7.7	21.9	26.2	21.3	14.3
头发微红/微黄	3.0	2.0	3.2	3.1	3.2	2.2	3.4	5.9
脸色苍白	38.2	41.7	38.2	20.0	39.6	43.6	39.3	20.0
眼睛凹陷	31.1	18.9	34.0	12.9	32.2	20.5	34.6	18.8
喝水增多	16.2	11.8	17.3	9.7	17.0	12.6	17.7	18.8
有疼痛	59.3	58.6	60.2	39.3	61.0	60.5	61.4	50.0
严重胸部疼痛	26.7	28.4	26.6	20.0	27.9	29.0	27.6	31.3
严重腹痛	11.3	11.5	11.7	0.0	12.2	12.6	12.4	0.0
严重头痛	20.3	17.6	20.9	15.6	20.8	17.7	21.3	22.2
颈部疼痛	14.6	14.6	15.1	3.3	15.1	16.0	15.1	6.7
吞咽液体疼痛	25.3	23.5	26.0	13.3	26.2	25.4	26.7	12.5
日常生活得到帮助	59.7	43.2	63.8	32.4	62.1	46.2	65.3	52.6
观测值（人次）	1041	158	849	34	950	146	785	19

数据来源：CHARLS 2013年和2015年基线调查。

四、中国居民离世时的医疗服务利用

离世前医疗服务的利用对于离世者的生理、心理均会产生很大的影响，表3-5描述了离世前1个月和1年内医疗服务的利用状况。

首先，对于在医院离世的156人中，离世前一个月内曾住院的比例（不包含离世前即时性住院）为23.7%；在所有离世者中，有334人曾经接受过门诊服务，占比34.8%，人均门诊次数为4.65次；有51.4%的居民离世前1个月内进行过自我治疗，自我治疗的方式多为自购非处方药（24.3%）和处方药（22.1%），用传统中草药（14.8%）、吃维生素补品和保健品者约占10.9%。而从离世前1年内的医疗服务利用来看，看过牙医的离世者有76人，占比7.6%（人均2.06次）；离世前1年内住过院的人数为471人，比例为48.1%（人均住院次数为2.75次）；其中住院时入住ICU的占16.5%，使用过生命支持设备，如呼吸机的比例高达44.4%，做过肾脏透析的占比8.7%，17.8%的人使用过抗生素治疗，可见患者即使离世于医疗机构，接受的仍主要为传统救治医疗服务，而这种传统救治医疗的高利用在某种程度上显示了缓和医疗的缺乏。

表3-5　离世前医疗服务利用

离世前医疗服务利用	比例（%）	观测值（人次）
离世前1个月内医疗服务利用		
住院（不含离世即时性住院）	23.7	156
门诊服务	34.8	961
自我治疗	51.4	1008
非处方药	24.3	1008
处方药	22.1	1008
传统中草药	14.8	1008
维生素/补品/保健品	10.9	1008
保健设备	1.7	1008
其他	1.6	1008
离世前1年内医疗服务利用		
看过牙医	7.6	1005
住院（包含离世时的住院）	48.1	1029

续表

离世前医疗服务利用	比例（%）	观测值（人次）
离世前1年内住过院的人		
住过ICU	16.5	472
利用生命维持设备	44.4	471
肾脏透析	8.7	448
抗生素治疗	17.8	394

数据来源：CHARLS 2013年和2015年基线调查。

生命接近终点的时候，合理的医疗服务利用对于实现好的离世至关重要。表3–6描述了在医院离世的人最后一次住院的相关情况。从离世前的住院时间来看，70.2%的患者在住院后7天内逝去，23.4%的患者在入院后不到1天就离世，离世前住院时间小于1年但超过1个月的占17.5%，离世前在医院住院时间超过1年的仅占2.6%。

从死因分组来看（后三列），因事故或者意外而离世的人，离世前住院时间小于7天的占91.7%，这与死于事故或意外的患者多送到医院进行急诊救治而死亡有关。因癌症和其他原因死亡的居民，多数在7天内离世（45.5%~75.2%），但有36.4%的癌症患者住院可长达1个月至1年内离世。离世前住院的原因，有11.9%患者因手术，更多的患者（50.3%）住院是为了减轻症状，尤其是晚期癌症患者（61.3%）。就此而论（结合表3–4），缓和医疗的迫切需求可见一斑。

表3–6 在医院离世者的最后一次住院状况（按死因分组）

	所有在医院离世者（%）	因事故或意外离世者（%）	因癌症离世者（%）	因其他病因离世者（%）
住院至离世时间（在医院离世的人）				
＜1天	23.4	50.0	6.1	25.7
1天~1周	46.8	41.7	39.4	49.5
1周~1个月	11.7	8.3	12.1	11.9
1个月~1年	17.5	0.0	36.4	13.8
＞1年	2.6	0.0	6.1	1.8
观测值（人次）	154	12	33	109
离世前最后一次住院原因（在医院离世的人）				
手术	11.9	50.0	16.1	6.5
其他治疗方式	13.2	25.0	3.2	14.8

续表

	所有在医院离世者（%）	因事故或意外离世者（%）	因癌症离世者（%）	因其他病因离世者（%）
减轻症状	50.3	0.0	61.3	52.8
其他	24.5	25.0	19.4	25.9
观测值（人次）	151	12	31	108

数据来源：CHARLS 2013 年和 2015 年基线调查。

表3–7揭示了所有离世者临终的医疗服务利用状况，以及医疗服务利用中出现的问题。表3–7提示：有15.0%的即将离世患者从家赶到最近的医院或医疗机构（24小时开诊）最快需要2小时以上的路程，这对于居家离世、获取缓和医疗基本药物，以及在专业人员指导下使用此类药物都存在一定的障碍。此外，在离世前几天，仍有12.7%的人采用传统医疗，如无资质的医生或巫医提供的不明草药、饮品、食物、护身符等。数据显示，虽然有35.8%的人在离世前几天去了医院或医疗机构，但是在医院中离世的比例（CHARLS数据：15.4%）低于这一数值，表明有部分人离世前从医院转移回了家中。CHARLS对离世前去了医疗机构的患者家属进行了问卷访谈，其中有16.0%表示在看病时遇到了困难，如等待时间过长和无人值班；有16.0%认为医院的治疗方式存在问题，如态度不好、有损患者尊严等，表示从医院或医疗机构中获得药物或检查存在困难的比例为9.3%。

表3–7　离世前最后几天医疗服务利用状况

离世前最后几天医疗服务利用状况	比例（%）	观测值（人次）
到最近医院或医疗机构（24 小时开诊）需要 2 小时以上路程	15.0	1021
离世前几天内使用了传统医疗	12.7	1017
离世前几天内去了医院或其他医疗机构	35.8	1034
看病时遇到了困难（如等待、填表、排队、没有人值班）	16.0	350
医院或医疗机构的服务存在问题（治疗、程序、人际态度、尊重、尊严）	16.0	343
从医院或医疗机构获得药物或检查有困难	9.3	343

数据来源：CHARLS 2013 年和 2015 年基线调查。

小结：CHARLS数据描述了老年人在临终前1个月和1年内医疗服务的利用状况。数据（表3–5、表3–6、表3–7）显示多数患者临终前主要靠自我治疗（51.4%），其次为门诊（34.8%）；1年内享受过住院治疗的占48.1%，但主要依赖传统救治，如ICU、呼吸机等生命支持和监测设施、肾脏透析等。

70.2%的患者住院7天内死亡，其中一半以上住院的原因是为了缓解症状。但是，有15.0%的即将离世患者从家赶到最近的医院需要2小时以上的路程。有35.8%的人在离世前几天去了医院或医疗机构，但却有部分人又从医院转移回了家中。CHARLS问卷访谈结果显示，部分患者在临终就诊时，仍遇到等待时间过长和无人值班、态度不好和有损患者尊严，以及从医疗机构中获得药物或检查困难等诸多问题。

就此而论，中国居民对缓和医疗的实际迫切需求明显可见。

五、中国人群离世时的医疗经济负担

CHARLS数据中患者离世前因医疗服务产生的费用，以及离世者生前的医疗保障状况参见表3–8，该表同时描述了在世者的医疗费用状况。其中第一大队列（前三列）为患者离世前医疗费用，第二大队列（后三列）为在世者接受访问前1个月内门诊、1年内住院产生的医疗费用。

表3–8　离世前医疗服务花费和医疗保障状况

离世前医疗服务花费	离世人群（离世前1个月及1年费用）			在世人群（访问前1个月及1年费用）		
	均数（元）	中位数（元）	观测值（人次）	均数（元）	中位数（元）	观测值（人次）
之前1个月门诊费用	19493.47	2000.00	251	1266.79	300.00	3511
之前1个月门诊费用中的自付费用	12027.17	1200.00	251	903.91	296.00	3511
之前1个月自我治疗费用	2047.55	450.00	370	—	—	—
之前1个月自我治疗费用中的自付费用	1912.16	410.00	370	—	—	—
之前1年住院费用	45932.94	16000.00	379	19050.87	10000.00	1370
之前1年住院费用中的自付费用	27319.45	10000.00	379	9795.08	4050.00	1370

续表

医疗保障状况	比例（%）
家庭支出受到的影响	31.2
医疗保险	90.5
城镇职工基本医疗保险	9.2
城镇居民医疗保险	3.8
新农合医疗	73.6
公费医疗	1.9
医疗救助	0.6
商业医疗保险（个人购买）	0.4

数据来源：CHARLS 2013 年和 2015 年基线调查。

从离世前1个月的医疗费用来看，离世者费用分布存在明显的偏态分布。因门诊产生的人均费用为19493.47元（中位数2000元），人均门诊自付费用为12027.17元（中位数1200元）。表明患者临终前医疗服务费用的差异较大，同时也显示多数患者临终前医疗消费水平有限（2000元左右），并且自付高达60%，与其享有低保障明显相关。与此相同，患者离世前一个月的自我治疗所产生的人均费用为2047.55元（中位数450元），基本为无保障覆盖。

从离世前1年的医疗费用来看，年住院人均费用为4.6万元（均数），中位数为1.6万元；自付年住院人均费用为2.7万元，中位数为1万元。显示住院离世的费用负担明显大于社区层面（门诊和居家自我治疗），即使享有高保障，对于政府和保障机构均是不小的开支。

而从CHARLS队列中离世者和在世者医疗费用的对比来看，离世前1个月内因门诊产生的人均费用要远高于在世者访问前1个月内的人均门诊费用（均数：19493.47元>1266.79元）。而离世前1年的人均住院费用为4.6万元（中位数1.6万元），也要高于在世人群访问前1年内人均住院费用1.9万元（中位数1万元）。这一结果显示离世前的医疗费用是较大的负担。

CHARLS数据进一步揭示，尽管90.5%的离世者享有各类医疗保障，但调查人群中73.6%的逝者享有的是政府出资为主的低保障新型农村合作医疗。当离世者家属被问及“生病期间，所有治疗和护理的费用是否影响了其他家庭开支”时，仍有31.2%的家属表示其家庭开支受到了影响，表明离世前医疗服务产生的费用对于家庭来说是较大的负担。

此外，根据作者的历年调研，对不同地区部分三级医院的住院费用调研结果（表3-9）显示，2012—2016年恶性肿瘤患者和非恶性肿瘤患者临终前住院的例均总费用，平均住院日和日均费用无明显变化。此与近年来卫生和医保部门联手采取了一系列控制费用的措施存在一定的关联。

其中，恶性肿瘤患者例均总费用为3.5万~3.9万元（中位数1.9万~2.2万元），平均住院日为20~24天（中位数为14~16天），日均费用1600~1700元。非恶性肿瘤的例均总费用为3.9万~5.2万元（中位数1.7万~2.3万元），平均住院日为15~16天（中位数为9~10天），日均费用2500~3200元。相比而言，各年数据显示，非恶性肿瘤的例均总费用和日均费用均要略高于恶性肿瘤患者的费用，这一点可能来源于非恶性肿瘤患者多为心脑血管疾病，接受的治疗措施与恶性肿瘤患者相比较为昂贵。

表3-9　2012—2016年死亡费用统计（ICU死亡数据包含其内）

年份（年）	死亡病例类型	例均总费用（元）		平均住院日（天）		日均费用（元）
		均数	中位数	均数	中位数	
2012	恶性肿瘤患者	38597.22	21575.57	23.58	16	1636.93
	非恶性肿瘤患者	38690.17	17995.44	15.76	10	2455.03
2013	恶性肿瘤患者	37055.22	20137.87	22.22	15	1667.40
	非恶性肿瘤患者	42348.56	19063.48	15.76	9	2687.81
2014	恶性肿瘤患者	39399.32	21975.33	22.42	16	1757.27
	非恶性肿瘤患者	51729.07	22762.61	16.26	9	3181.47
2015	恶性肿瘤患者	37216.30	20707.77	21.64	15	1719.64
	非恶性肿瘤患者	47123.41	21594.37	15.68	9	3005.95
2016	恶性肿瘤患者	34897.98	18748.84	20.50	14	1702.52
	非恶性肿瘤患者	40321.12	16746.76	15.44	9	2612.14

注：历年各地调研，收集部分三级医院数据统计，每年医院数和地点不一，仅供参考。

中国“宁养院”项目（1998年年底启动），旨在免费上门为贫困的晚期癌症患者提供居家缓和医疗（主要是麻醉性镇痛药物的供给）。其有限资料显示，广西医科大学第一附属医院宁养院平均每位患者月均医疗费用644.25元[①]（日均

① 钟进才、张华萍、林章华等：《宁养服务效益分析》，《中国医院管理》，2004年第24卷第1期，第34—36页。

费用22元)。重庆医科大学附属第一医院宁养院建立15年来,[①]已为7035位晚期癌症患者提供服务,人均服务天数为99天,人均花费为2826元(包括药品费用、车费和办公费用,不含人力费用),其中人均药品费用约为2412元(日均医疗费约为24元),占总费用的85%左右。我们现场收集的上海新华医院宁养项目有关数据显示,该院收治的晚期癌症患者人均居家服务天数为106天,人均总医疗费用为3733.86元(中位数1119.68元),日均费用35.20元(中位数14.26元),人均麻醉性镇痛药费3465.79元(中位数762.63元),日均麻醉性镇痛药费32.68元(中位数11.28元),人均其他辅助药品费268.06元,日均其他辅助药品费2.53元。

此外,重庆医院青杠老年护养中心自2014年2月运行以来,床位供不应求,已收治临终患者217人次,人均医疗费用为8872元,医保按项目付费支付后,月人均个人支付约5333元(日均医疗费约为178元)。

北京德胜社区卫生服务中心介绍:"在我们中心,每位患者安宁疗护的日平均费用是243元,如果在二三级医院,费用会达到3000多元。安宁疗护不仅节省患者费用,也能节省医保费用。"她曾做过测算,我国每年平均有270万人因为癌症而离世,如果这些临终患者每人有一天在基层医院接受治疗,就将为国家节省77亿元的医保经费。[②]

小结:本节利用CHARLS数据和现场调研数据描述了老年人临终医疗费用负担现状。显示多数患者(低保障农村居民)离世前1个月内人均门诊总费用负担为2000元左右,离世前1年内住院治疗或是逝于三级医疗机构则费用负担大幅度上升,日均费用2500~3200元,且仍有31.2%的家庭表示其家庭开支受到了影响,表明离世前医疗服务产生的费用对于家庭来说是较大的负担。

与此明显对照的是中国在社区机构或是居家开展缓和医疗,其中社区机构日均医疗费用为243元,而居家服务的医疗费用日均仅为14~24元。

① 任国胜:《大医院伸出"安宁疗护"这只手》,《健康报》,2016-11-07。

② 张璐晶:《一个基层医疗机构的7年临终关怀实践》,《中国经济周刊》,2017年第17期,第50—52页。

六、中国离世者家属的有关问题

除了逝者自身的症状和疼痛，丧失亲人对离世者家属身体和心理状况的影响也是评价离世质量的一个重要部分。离世者家属在丧失亲人后患有精神或身体疾病的风险往往更高。

一方面是丧亲之痛。丧亲之痛是人一生中最悲痛的事之一，有证据表明，丧失亲人往往伴随着更高的患精神疾病的风险，甚至导致死亡。①

另一方面是离世地点。国际上有研究表明，患者的离世地点会对其家属的精神状况产生影响。在有临终关怀服务的家中离世对离世者家属的抑郁和其他精神疾病有积极的影响，而在医院和ICU中离世则有负面影响②。然而国内还缺少相关方面的证据，但是有限研究结果显示，照料者在亲人离世时和离世1个月后的反应与离世地点并无显著相关关系，可能来源于其研究样本量较小，以及采用丧失亲人1个月后的反应，与丧失亲人之间的时间间隔较小。

此外，患者在离世前接受的医疗服务也会对逝者亲属的精神状态造成一定的影响。CHARLS数据中针对受访者的抑郁情况询问了10个问题，主要包括10个方面，如烦恼、情绪低落、希望、害怕、睡眠、孤独等。根据受访者的回答，每个问题对应的程度可分为4个等级，最严重的评定为3分，最轻的为0分，据此评估受访者的抑郁程度。其抑郁评分越高，则抑郁程度越高。若受访者抑郁得分等于或超过10分，则判断该受访者有较高的抑郁倾向。③

表3-10第一大队列（前两列）显示，对于离世前1年内接受过重症护理（接受过ICU、生命维持设备、肾脏透析中任何一项均为接受过重症护理）的逝者，其配偶在丧偶后1年内有较高抑郁倾向的比例（47.6%），比没有接受过

---

① M. C.Hsieh，M. C.Huang，Y. L.Lai，et al.：Grief reactions in family caregivers of advanced cancer patients in Taiwan: relationship to place of death，*Cancer Nursing*：2007，30(4)，278-284.

② Y.Hatano，M.Aoyama，T.Morita，et al.：The relationship between cancer patients' place of death and bereaved caregivers' mental health status，*Psycho-Oncology*，2017，26（11），1959-1964.

③ X.Lei，X.Sun，J.Strauss，et al.：Depressive symptoms and SES among the mid-aged and elderly in china: evidence from the china health and retirement longitudinal study national baseline，*Social Science & Medicine*，2014，120，224-232.

重症护理的逝者配偶（44.3%）要高一些，而且其抑郁得分也高一些（11.3>9.8），但是都不具备统计学意义。这一结果可能来源于丧偶前两组之间固有的差异，但若将丧偶前的固有差异考虑在内，从丧偶前后的抑郁评分差异来看，虽然丧偶后抑郁评分都有上升，但是对于接受过重症护理的死者（相比于没有接受过重症护理），其配偶抑郁评分上升的程度要更大一些（2.1>0.3），但因调查样本明显偏少，这个对比还不能说具有统计学意义。

此外，表3-10的第二大队列（后两列）显示了在医院和家中离世对其配偶的影响。结果显示，在家中离世的人，其配偶在丧偶后有较高抑郁倾向的比例更低（43.0%<44.8%）；若从丧偶前后的抑郁评分差异来看，在医院中离世的人，其配偶抑郁评分的上升程度更大（0.7>0.6），但是两者结果均不显著，需要进一步加大样本量对以上结果进行验证。

表3-10　离世者配偶抑郁状况描述（丧偶时间和抑郁评判时间间隔小于1年）

项　目	接受过重症护理	没有接受重症护理	在医院离世	在家中离世
	均值	均值	均值	均值
丧偶后抑郁得分	11.3	9.8	10.0	9.9
丧偶前后抑郁得分差异（后减前）	2.1	0.3	0.7	0.6
丧偶后被判断为有较高抑郁倾向（%）	47.6	44.3	44.8	43.0
观测值（人次）	24	108	31	101

数据来源：CHARLS 2011 年和 2013 年基线调查。

小结：CHARLS数据针对部分逝者配偶的抑郁问题进行了初步调研，结果显示重症护理对逝者有一定的影响，其配偶有较高抑郁倾向的比例和抑郁评分均相对略高。

就医院和家中离世相比，在家中逝者配偶丧偶后有较高抑郁倾向的比例低，评分程度也如此，总体判断有待进一步加大样本量的调查。

国际上认为除了逝者自身的症状和疼痛，丧失亲人对离世者家属身体和心理状况的影响也是评价离世质量的一个重要部分。

七、离世地点的国际比较

中国与其他国家相比，离世地点分布有较大的差异。根据布洛德（J. B. Broad）等2013年利用2000—2010年发表数据所做的综述结果来看（图3–3），不考虑统计年份的差异，在医院离世比例最高的国家为日本（78%）、巴西（75%），英国、美国、法国等西方国家，在医院离世的比例在50%左右。而中国的在医院离世比例（20%）仅仅高于阿尔巴尼亚，尤其缺乏养老机构的缓和医疗。

在医院离世的比例与国家社会经济发展水平似乎存在一种倒置的U形曲线关系，即随着国家发展程度的上升，在医院离世的比例先升高后下降（图3–3）。通常的解释为，在国家社会经济发展水平低时，由于医疗资源的可获得性差、经济和保障程度低，公民无法获得充足的医疗资源，因此，在医院中离世的比例相对较低。随着国家社会经济的发展，经济和保障程度提高，医疗资源相对充裕，在医院中离世的比例有所上升。当国家较为发达时，居民更加关注临终关怀和离世质量，此时离世更多发生在老年护理院或者有临终关怀的家里，老人希望在这些地方获得更好的缓和医疗。

事实上，中国和英美等西方国家存在一定的差异。正如上文所述，由于目前中国各个层面开展临终关怀/缓和医疗均明显不足，因此对于中国公民来说，在医院能够获得相对好的照料，结果就是社会经济地位和保障水平较高的人更倾向于在医院离世。而西方国家的研究显示，医疗保障低、教育水平低、社会支持少的人在医院离世的概率相对较高。而社会经济地位高的人，鉴于可在家中或临终关怀养老机构能获得更好的照料，结果在医院离世的比例反而略低。

个人的偏好也是影响离世地点选择的重要因素。如图3–4所示，根据英国2010年的数据，大多数人偏好的离世地点为自己家中，其次为安养院，而最不希望的离世地点往往是医院。但是事实上（表3–11），英国公民对离世地点的偏好并没有得到满足，仍是大部分人在医院中离世（50%~54%），[1]而且随着年龄的升高，这种偏好得不到满足的程度更高。

---

① B.Gomes，N.Calanzani，I. J.Higginson：Local preferences and place of death in regions within England 2010，2011-8，https://www.palliativecarescotland.org.uk/content/publications/Local-preferences-and-place-of-death-in-regions-within-England-2010.pdf.

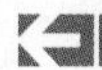

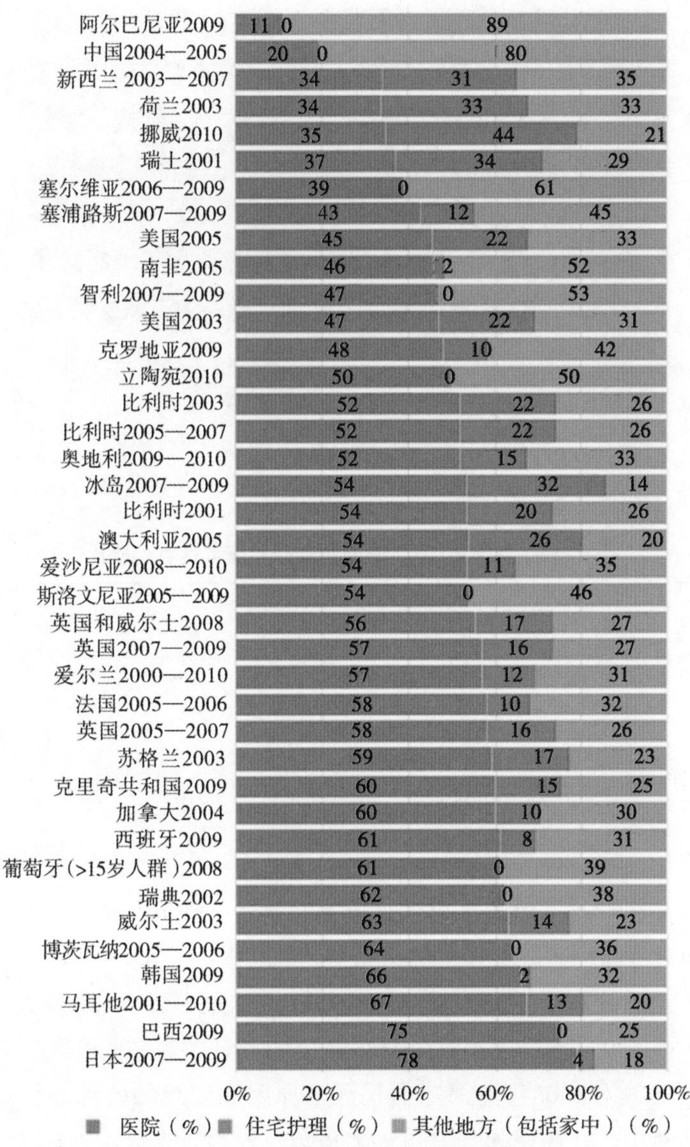

图3–3　离世地点分布的国际比较[①]

① J. B.Broad，M.Gott，H.Kim，M.Boyd，H.Chen，& M. J. Connolly：Where do people die? An international comparison of the percentage of deaths occurring in hospital and residential aged care settings in 45 populations，using published and available statistics，*Int J Public Health*，2013，58（2），257-267.

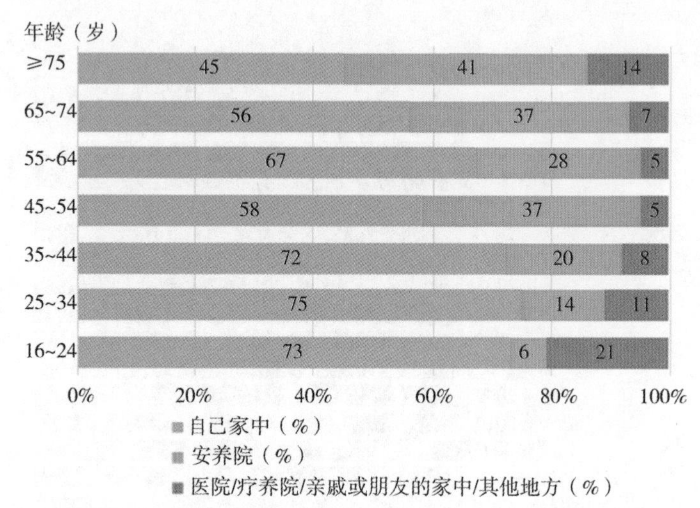

图3-4　英国2010年离世地点偏好（按年龄分组）

表3-11　英国2010年偏好和实际的离世地点构成比①

离世地点	45~64岁		65~74岁		≥75岁	
	偏好的	实际的	偏好的	实际的	偏好的	实际的
家中	63%	32%	56%	28%	45%	17%
安养院	32%	11%	37%	9%	41%	3%
医院	1%	50%	4%	54%	6%	54%
疗养院	1%	3%	2%	7%	5%	25%

中国目前还没有针对居民离世地点偏好的调查数据，但部分调查显示了年龄别死亡地点分布的差异。

第三次全国人口死亡原因回顾性抽样调查结果显示，在1岁以下的死亡儿童中，在医院死亡占52.6%，而在75岁以上的死者中，在医院死亡仅占15.0%。又如，韩明等人对2008年上海市居民死亡原因和地点的统计显示，在14岁以下的死亡儿童中，在医院死亡者占绝大多数，死因以先天性疾病为主。在这些儿童中，在家中死亡为罕见，仅占0.2%。而在65岁及以上年龄组中，在家中的死亡占37.6%，主要死因则是恶性肿瘤或心脑血管疾病。曾毅等人根据1998—

① B.Gomes，N.Calanzani，I. J.Higginson：Local preferences and place of death in regions within England 2010，2011-8，https://www.palliativecarescotland.org.uk/content/publications/Local-preferences-and-place-of-death-in-regions-within-England-2010.pdf.

 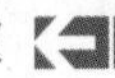

2002年中国老年人健康影响因素研究的调查结果指出，中国80~105岁高龄老年人在家中死亡占92%，在医院死亡占7%，在养老院死亡占1%。[①] 表3-12显示杭州居民的年龄别死亡地点分布和构成与上述国内研究相一致。

表3-12 杭州居民年龄别死亡地点分布和构成[②]

年龄分组	医院		家中		外地		其他	
	人数	占比(%)	人数	占比(%)	人数	占比(%)	人数	占比(%)
婴儿组	203	63.44	79	24.69	15	4.69	23	7.19
儿童组	63	38.18	65	39.39	22	13.33	15	9.09
成人组	1993	29.98	4265	64.15	305	4.59	85	1.28
老年组	5945	18.35	26036	80.37	188	0.58	225	0.69

注：婴儿组（0~1岁），儿童组（2~14岁），成人组（15~59岁），老年组（60岁及以上）。

美国老年医疗保险和联邦医疗保险优先计划覆盖了医疗机构和安养院的缓和医疗服务项目。因此，离世时接受安养院服务的离世者比例逐年升高，到2015年已经达到50%左右（表3-13）。中国目前缺乏对应缓和医疗的保障计划，亦缺乏明确对应缓和医疗付费保障项目，医养结合机构探索缓和医疗刚刚起步。

表3-13 美国患者临终医疗服务利用情况

地点和服务类型	离世者(%)(95%置信区间)					离世者(%)(95%置信区间)	
	联邦医疗标准保险					联邦医疗特殊附加保险	
	2000年(n=270/202)	2005年(n=291/819)	2009年(n=286/282)	2011年(n=262/338)	2015年(n=251/229)	2011年(n=358/600)	2015年(n=513/245)
离世时接受安养院服务	21.6 (21.5~21.8)	32.3 (32.1~32.4)	42.2 (42.0~42.4)	46.4 (46.2~46.6)	50.4 (50.2~50.6)	51.5 (51.1~51.7)	52.6 (52.5~52.7)
离世前3天内安养院服务	4.6 (4.5~4.7)	7.6 (7.5~7.7)	9.8 (9.7~10.0)	7.5 (7.4~7.6)	7.7 (7.6~7.8)	7.9 (7.8~8.1)	7.9 (7.8~7.9)

① 景军、袁兆宇：《在医院去世与在家中去世——有关中国公民死亡地点的社会学辨析》，《思想战线》，2016年第42卷第2期，第14—18页。

② 李莉、刘庆敏、金达丰：《杭州市居民死亡地点分布及相关因素研究》，《浙江预防医学》，2012年第24卷第2期，第17—19页。

续表

地点和服务类型	离世者（%）（95%置信区间）					离世者（%）（95%置信区间）	
	联邦医疗标准保险					联邦医疗特殊附加保险	
	2000年(n=270/202)	2005年(n=291/819)	2009年(n=286/282)	2011年(n=262/338)	2015年(n=251/229)	2011年(n=358/600)	2015年(n=513/245)
离世前30天内短期安养院服务	3.9 (3.8~4.0)	8.0 (7.9~8.1)	11.3 (11.1~11.4)	12.5 (12.3~12.6)	12.4 (12.3~12.5)	14.9 (14.8~15.0)	13.8 (13.7~13.9)
离世前30天持续安养院服务	0.9 (0.9~1.0)	2.3 (2.2~2.3)	3.1 (3.0~3.1)	3.4 (3.4~3.5)	2.7 (2.6~2.7)	4.6 (4.5~4.6)	3.5 (3.5~3.6)
离世前30天住院	53.4 (53.2~53.6)	57.3 (57.2~57.5)	56.7 (56.5~56.8)	54.3 (54.1~54.4)	53.9 (53.7~54.1)	44.8 (44.7~45.0)	44.6 (44.4~44.7)
离世前90天住院	62.9 (62.7~63.0)	70.1 (70.0~70.3)	69.3 (69.2~69.6)	65.6 (65.4~65.8)	65.2 (65.1~65.5)	55.1 (54.9~55.2)	56.5 (56.4~56.6)
离世前30天使用ICU服务	24.3 (24.1~24.4)	26.3 (26.1~26.5)	29.2 (29.0~29.3)	29.1 (28.9~29.3)	29.0 (28.8~29.2)	26.6 (26.5~26.8)	27.4 (27.3~27.5)
离世前90天疗养院服务	42.8 (42.6~43.0)	42.2 (42.0~42.4)	45.0 (44.8~45.2)	46.0 (45.8~46.1)	43.5 (43.2~43.6)	37.7 (37.5~37.8)	33.2 (33.1~33.3)

怀特（A.A.Wright）等2010年从生活质量、身体舒适度以及心理健康三个维度，对临终癌症患者及其家属进行了其与离世地点的关联研究，以矫正均值积分表示，0分最差，10分最好（图3-5）。相比于在家中和有临终照护的家中，在ICU和医院中逝者的生活质量、身体舒适和心理健康都相对较差。该研究同时发现，与在有临终照护的家中患者相比，在ICU和医院离世，其照料者更容易患有精神疾病。[①]中国尚缺乏这方面的研究。

① A. A.Wright，N. L.Keating，T. A. Balboni，et al.：Place of death: correlations with quality of life of patients with cancer and predictors of bereaved caregivers' mental health，*Journal of Clinical Oncology*，2010, 28(29), 4457-4464.

 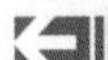

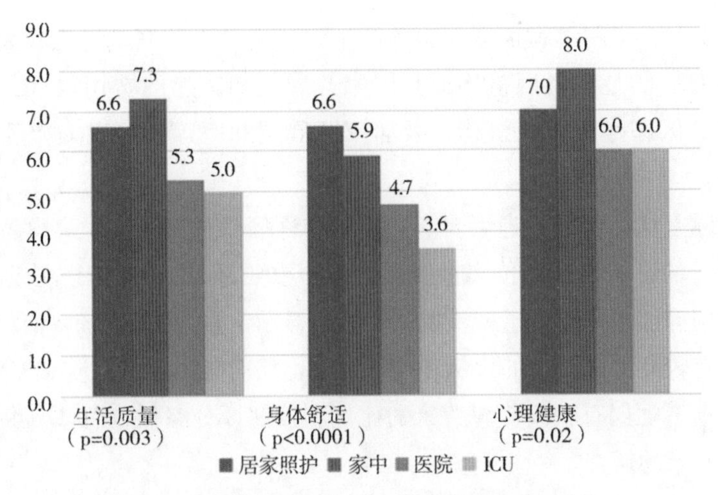

图3-5 癌症患者临终经历（按离世地点分组）

八、结论

本章采用中国健康与养老追踪调查CHARLS 2013年和2015年调查数据，结合中国疾病预防控制中心的全国死因监测年度数据，报告了中国人离世方式的情况，并且与其他国家和地区进行了比较。我们发现，中国居民以居家离世为主，显著高于发达国家和地区，中国成年居民离世地点呈现出明显的社会分层：高学历、高保障等高社会阶层居民在医疗机构离世占比明显高于低收入、低学历居民（农民等）。离世地点与疾病自身特征亦有关联，5岁以下儿童主要疾病（围生期和先天异常）离世于医院比例最高，其次为肿瘤患者，而精神障碍患者在医院离世的比例最低。社区和家庭的支持也影响离世地点，有家人提供照料的老年人更倾向于在家中离世。而社区医疗资源可以提高在医院离世的比例。

CHARLS数据对老年人在临终期间症状和疼痛的描述显示，绝大部分患者呈现各类痛苦症状，尤其是疼痛，表明目前中国居民迫切需要、但没有得到很好的缓和医疗。在临终期间，有62.1%能获得日常照料者，但主要为家中亲属对离世者的照顾。由此提示无论居家还是在医疗等机构中，均需要开展缓和医疗，使离世者可以在心理和生理上得到更多的适宜照顾。提供这种照顾的不仅是家属，还有社会工作者和志愿者。

本章还利用CHARLS数据和现场调研数据描述了老年人临终医疗费用负担现状。结果显示，离世前1年内住院治疗或是逝于三级医疗机构者，费用负担大幅度上升，表明离世前医疗服务产生的费用对于家庭来说是较大的负担。与此明显对照的是在社区机构或是居家开展缓和医疗的费用很低，因此，如果能够在社区医疗或养老机构以及居家开展缓和医疗，可以大幅度降低临终医疗费用。

国际上认为，除了逝者自身的症状和疼痛，丧失亲人对离世者家属身体和心理状况的影响也是评价离世质量的一个重要部分。CHARLS数据针对部分逝者配偶的抑郁问题进行了初步调研，结果显示，重症护理对逝者有一定的影响，其配偶有较高抑郁倾向的比例和抑郁评分均相对略高。就医院和家中离世相比，在家中逝者配偶有较高教育背景的比例和抑郁评分略低，总体判断有待进一步加大样本量的调查。

第四章　中国止痛药物供给及其评价

王　梅　徐　楠

目前，国际上对于阿片类麻醉性镇痛药消耗量的评估，是作为缓和医疗基本镇痛药物的合理供给和可及性的主要评估指标。

最初，WHO将一个国家的吗啡消耗总量以及人均吗啡量，作为反映该国或地区癌痛患者是否得到基本药物合理供给和可及性的重要评价指标之一。而后，国际上评价一个国家或地区止痛治疗的可及性，提出了另一个基本的标准，即至少涉及不同剂型的五种麻醉性镇痛药物的供给：吗啡口服即释片（IR）、吗啡口服缓释片（CR）和吗啡注射液（INJ）、羟考酮口服即释剂（IR）、芬太尼透皮贴剂（TD）、可待因口服即释片（IR）和美沙酮口服液。五种麻醉性镇痛药共7个品规是缓和医疗合理止痛治疗的基本药物。为此，国际麻醉药品管理局认为，除吗啡外，同时计算其他常用麻醉性镇痛药的等效吗啡人均医用消耗量，可以比吗啡消耗量总量和人均吗啡量更客观地反映一个国家或地区的止痛治疗实际状况。只是各国的等效吗啡药物的选取，通常采用各国向国际麻醉药品管理局报告的数据，但各国临床常用的药物品种和应用目标人群不一，国际间比较就存在一定的问题。

20世纪60年代，国际上开始关注药物的利用研究，为了能够量化评估不同国家的药物使用情况，统一的药物分类体系和计量单位是非常重要的。1969年WHO制订了解剖—治疗—化学的药物分类系统（anatomical therapeutic chemical，ATC），确定了将限定日剂量（defined daily dose，DDD）作为用药频度分析的单位，并给其下定义为：用于主要治疗目的的成人的药物平均日剂量。

药品利用研究以DDD作为基本测量单位，较以往单纯的药品金额和消耗量更合理。其不受药品销售价格、包装剂量以及各种药物每日剂量不同的影响，可解决因不同药物单次用量不同、日用药频次不同而无法比较的问题，较好地反映出药物的使用频度。由于各国用药情况不同，部分DDD值，可参阅药典或权威性药学书目中（如2020年版《中国药典》和第18版《新编药物学》）规定的治疗药物剂量。必须指出的是，DDD本身不是一种用药剂量，而是一种反映用药频次的基本测量单位，其不能作为推荐用药的治疗处方日剂量，也不能反映不同药物治疗上的等效剂量，或同一类药物产生相似治疗效果的日剂量；由于个体差异（如年龄和体重）以及药物代谢动力学的不同，药物日剂量通常是有差别的。有了DDD 作为基本度量单位，就使得同类药物和不同类药物，可以据其DDD值，计算相应的临床限定日剂量利用频次（DDD_S）和限定日剂量利用金额（DDD_C）。DDD_S实际显示的是某种药品以人日为单位的使用频度，有了人日单位的DDD_S，即可进一步计算某药的年或疗程的总利用频次，以及年人均DDD_S或人均疗程费用；同理，DDD_C实际显示的是某种药品以人日利用量为单位的相应费用，以此同样可进一步计算年或疗程总费用，以及年人均DDD_C或人均疗程费用。在此基础上进行临床利用和性价比方面的比较，可不受药物治疗的分类、剂型和不同人群的限制，明显优于单纯的药品销售金额和销售数量的比较。因此，计算麻醉性镇痛药的临床利用指标DDD_S和DDD_C，也是近年来缓和医疗基本药物合理供给和可及性的主要评估指标之一。但是，毕竟此指标需要相对准确的临床用药剂量（非盒或片），对应的相应缓和医疗疾病或症状评估的流行病数据；且同人均等效吗啡量计算遇到的问题相同，各国临床常用镇痛药品种和目标人群不一，运用此两个指标在国际间比较仍然存在一定的困难。

为从缓和医疗的角度分析和探讨上述这些指标在我国的实际应用，本节据文献和专家访谈意见，利用艾美仕公司麻醉性镇痛药品数据库（IMS Health，是制药行业全球领先的市场情报资源提供商。中国数据基于≥100张床位的9454家医院总体进行样本设计，样本覆盖255个地级以上城市；三级医院占比在25%以上），选取了临床缓和医疗常用的五大药品（吗啡、羟考酮、芬太尼贴剂、曲马多和复方羟考酮），初步计算了我国总人群和分地区人群的人均吗啡量、人均等效吗啡量、人均DDD_S（每千人口的DDD_S）以及DDD_C。由于麻醉性镇痛药临床应用的DDD值差异较大，本小节中的DDD值来自专家访谈，DDD_C

计算利用的是本数据库药品的平均DDD_S价格（非招标和市场价格）。具体计算结果和讨论如下。

一、我国吗啡消耗总量、人均吗啡量和人均等效吗啡量

如上所述，WHO将吗啡消耗量作为反映一个国家或地区癌痛患者是否得到合理止痛治疗的重要评价指标。

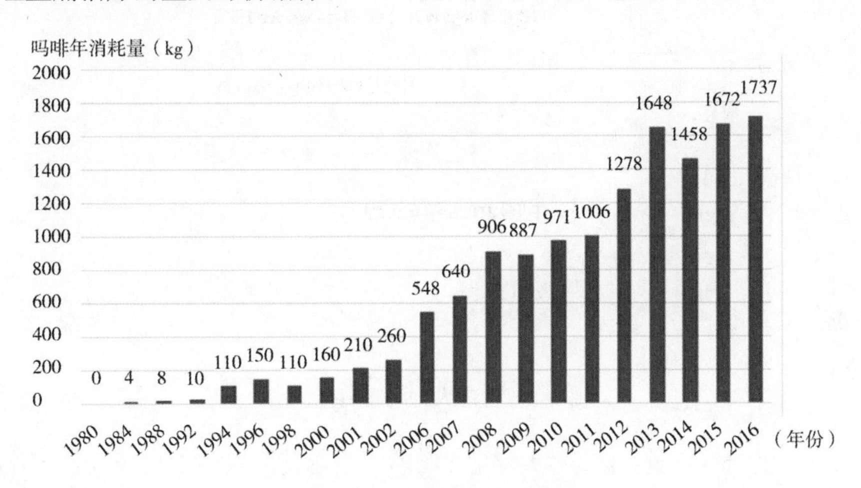

图4-1　中国吗啡医用消耗量

我国的吗啡总消耗量已经从20世纪80年代的不足10 kg，逐步增长到2016年的1737 kg。人均吗啡消耗量从1990年的几乎0 mg，逐步增长到2016年的1.26 mg（图4-1和图4-2[①]）。其中2014—2016年，全国的人均吗啡量分别为1.07 mg、1.21 mg和1.26 mg。无论从缓和医疗的角度，还是疼痛治疗（尤其是癌痛治疗）来看，在老一辈医疗专家的带领下，协同后辈的努力，我国的止痛/镇痛治疗有了很大的进步。

据IMS公司数据，本文计算了全国二三级医院市场的吗啡总量和其在全国吗啡医疗消耗总量的占比，以及等效吗啡总量。其中计算等效吗啡总量，本文参考国际计算选取了吗啡、羟考酮和芬太尼贴剂三药，均为我国缓和医疗临床常用的阿片类镇痛药品。通常国际上计算等效吗啡量均含美沙酮；而在我国，

① 于世英：《探索中国缓和医疗发展模式》，北京：缓和医疗国际高峰论坛暨艺术行动，2017年。

美沙酮主要用于戒毒治疗，故未取之。等效吗啡量计算转换公式为吗啡口服液或直肠栓剂等效于口服片剂；吗啡注射液与口服片剂转换为1∶3；羟考酮与口服片剂转换为1∶1.5（公认证据级别高的转换比值）；芬太尼透皮贴剂与吗啡口服片剂转换为1∶100（欧洲姑息学会癌症治疗指南等都采用此值）。[①]

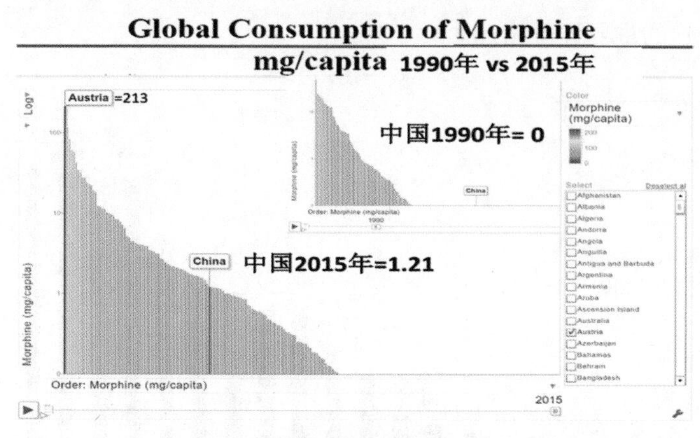

图4-2　全球人均吗啡消耗量

2014—2016年，全国二三级医院市场的吗啡总量和其在全国吗啡医疗消耗总量的占比，分别为1254 kg（86%）、1212 kg（73%）和1242 kg（72%）。全国二三级医院市场等效吗啡总量分别为3201 kg、3487 kg、3720 kg，这与国外的报道基本一致（见于世英专题报告，[②]2014年中国的阿片等效吗啡量为7298 kg，扣除美沙酮药量后为3634 kg；2015年为9691 kg，人均达7.05 mg，未扣除美沙酮）。对应的人均等效吗啡量为2.34 mg（国际数据为2.66 mg）、2.54 mg（国际数据为7.05 mg，其中含相当数量的美沙酮）和2.69 mg。提示中国麻醉性镇痛药（阿片类镇痛药），主要分布应用在二三级医院，这与我国麻醉性药品管理制度是一致的。

据IMS公司数据，我们计算了2016年中国四城市和分地区的吗啡总量和等效吗啡总量，以及人均吗啡量和人均等效吗啡量（表4-1，图4-3和图4-4）。

① *Lancet Oncol* 2012; 13: e58–68.

② 于世英：《探索中国缓和医疗发展模式》，北京：缓和医疗国际高峰论坛暨艺术行动，2017年。

表4-1　2016年中国四城市和分地区的吗啡总量和等效吗啡总量、人均吗啡量和人均等效吗啡量

地区	等效吗啡总量（kg）	人口数（万人）	人均等效吗啡量（mg/人）	吗啡总量（kg）	人均吗啡量（mg/人）
上海	190.91	2420	7.89	40	1.67
北京	178.99	2173	8.24	28	1.28
天津	131.66	1562	8.43	74	4.72
重庆	89.63	3048	2.94	56	1.83
东南沿海地区	1773.75	39326	4.51	402	1.02
华中地区	654.74	33027	1.98	326	0.99
华北地区	233.73	13672	1.71	168	1.23
西南地区	359.93	21426	1.68	237	1.10
西北地区	181.59	10089	1.80	85	0.84
东北地区	396.64	10910	3.64	322	2.95

注：东南沿海地区：山东、广东、浙江、江苏、福建和海南；华中地区：河南、江西、安徽、湖北、湖南；华北地区：河北、内蒙古、山西；西南地区：广西、贵州、云南和四川；西北地区：甘肃、宁夏、青海、陕西、新疆；东北地区：黑龙江、吉林、辽宁。

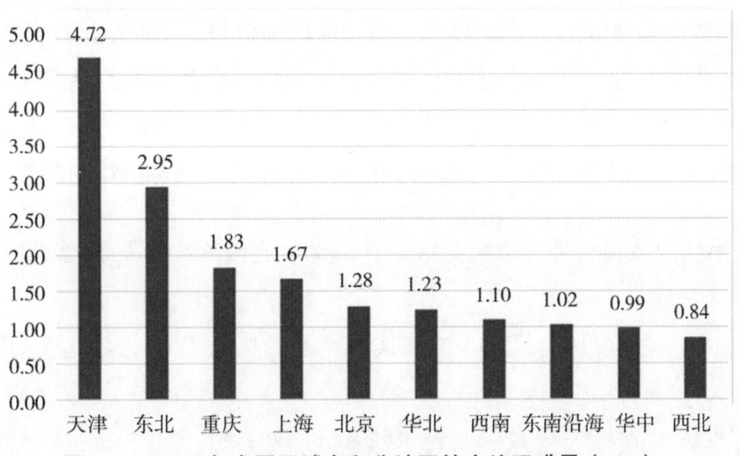

图4-3　2016年中国四城市和分地区的人均吗啡量（mg）

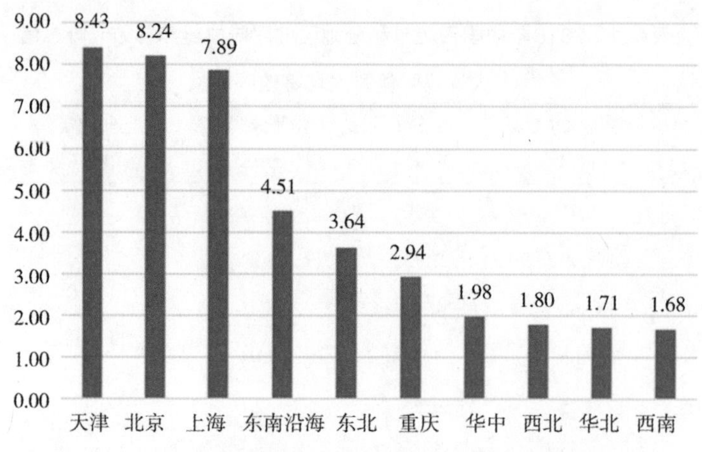

图4-4　2016年中国四城市和分地区的人均等效吗啡量（mg）

图4-3显示了2016年全国四城市和分地区的人均吗啡量。最高的是天津（4.72 mg）、其次为东北和重庆，上海和北京分别居第四和第五位，东南沿海经济发达地区（1.02 mg）反而低于全国的平均水平，居于倒数第三位。与其明显不同的是中国四城市和分地区的人均等效吗啡量（图4-4）的排位。除天津（其人口数明显少于其他三大城市）外，北京、上海和东南沿海经济发达地区明显跃居前位，远高于全国的平均水平；其中天津和北京的人均等效吗啡量已达8 mg；西北、西南、华北和华中均低于2 mg。

中国城市和地区的人均吗啡量，受到区域人口数，不同地区用药习惯，其他阿片类新药可及性，药品企业地点分布，社会经济发展和医疗保障水平的影响。因此，人均吗啡医用消耗量只能间接提示缓和医疗的开展状况。而人均等效吗啡量指标明显优于人均吗啡量，更能客观反映疼痛治疗及缓和医疗的实际开展状况。

小结： 我国吗啡总消耗量从20世纪80年代的不足10 kg，增长到1737 kg（2016年）。

2014—2016年，全国二三级医院市场的吗啡总量和其在全国消耗总量占比分别为1254 kg（86%）、1212 kg（73%）和1242 kg（72%）。全国二三级医院市场的等效吗啡总量分别为3201 kg、3487 kg、3720 kg；与国外的报道基本一致。提示中国麻醉性镇痛药，主要分布于二三级医院，此与我国麻醉性药品管理制度是一致的。

2014—2016年，人均吗啡消耗量为1.07 mg、1.21 mg、1.26 mg。以二三级医院数据计算的全国人均等效吗啡量为2.34 mg、2.54 mg和2.69 mg。

四城市和分地区人均吗啡量排位和人均等效吗啡量的排位出现了明显的不同，除天津外，北京、上海和东南沿海经济发达地区明显居于前位，远高于全国的平均水平；其中天津和北京的人均等效吗啡量已达8 mg。也表明人均等效吗啡量指标明显优于人均吗啡量，更符合国情。

无论从缓和医疗的角度，还是疼痛治疗（尤其是癌痛治疗）来看，在老一辈医疗专家的带领下，协同后辈的努力，我国的止痛/镇痛治疗有了很大的进步，但地区差异明显。

二、我国阿片类药物的品种和剂型匹配的可及性

国际上评价一个国家地区镇痛治疗可及性，能否满足缓和医疗止痛治疗基本需求的另一个最基本的标准，即至少涉及不同剂型的五种药物供给（吗啡口服即释片IR、吗啡口服缓释片CR和吗啡注射液INJ、羟考酮口服即释剂IR、芬太尼透皮贴剂TD、可待因口服即释片IR和美沙酮口服液），这七类的基本镇痛药物供给，是满足人民基本需求，合理供给的一个镇痛基本药物匹配标准。

我国二三级医院市场供给麻醉性镇痛药的品种和剂型如表4–2和表4–3，符合国际基本匹配标准。与国际评价相一致，我国阿片类药物的可获得性已经是排在第二阶梯的水平（图4–5[①]）。只不过美沙酮在我国主要用于戒毒替代治疗，而可待因主要用于呼吸系统镇咳治疗。四城市和分地区供给的品种和剂型同于全国，地区和城市之间基本无差异。

① 于世英：《探索中国缓和医疗发展模式》，北京：缓和医疗国际高峰论坛暨艺术行动，2017年。

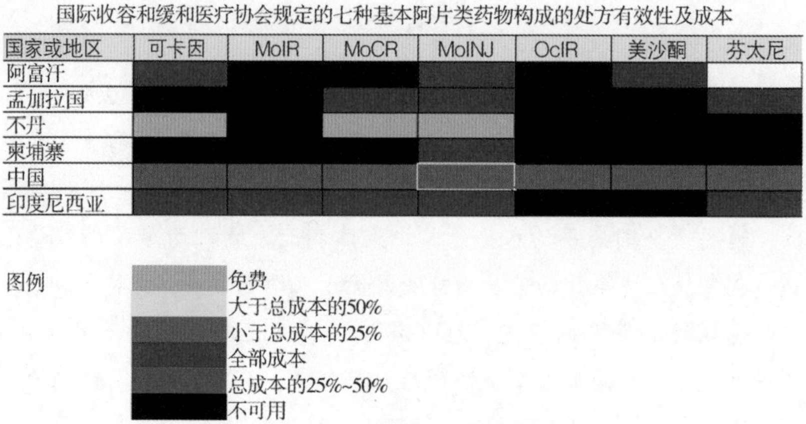

国际收容和缓和医疗协会规定的七种基本阿片类药物构成的处方有效性及成本

国家或地区	可卡因	MoIR	MoCR	MoINJ	OcIR	美沙酮	芬太尼
阿富汗							
孟加拉国							
不丹							
柬埔寨							
中国							
印度尼西亚							

图例
免费
大于总成本的50%
小于总成本的25%
全部成本
总成本的25%~50%
不可用

[引自《肿瘤学年鉴》第24号（增刊11）第124-134页]

图4-5　阿片类药物治疗癌痛的有效性

表4-2　全国二三级医院吗啡类药品消耗总量（kg）与销售金额（百万元）

商品名	2014年		2015年		2016年	
	总量	总金额	总量	总金额	总量	总金额
美施康定缓释片	558.14	161.90	541.72	156.28	538.48	155.55
美菲康缓释片	318.51	87.00	315.52	86.29	345.51	94.77
盐酸吗啡注射液	108.80	38.11	121.68	43.47	121.36	43.31
盐酸吗啡片	265.94	30.25	230.77	27.88	232.64	28.56
硫酸吗啡栓	1.53	2.18	1.21	1.68	1.87	2.60
盐酸吗啡口服液	1.16	0.47	1.98	0.79	2.81	1.11

注：美施康定、美菲康均是吗啡缓释片商品名，源于药品生产企业不同。

表4-3　全国二三级医院其他阿片类药品消耗总量（kg）与销售金额（百万元）

商品名（通用名）	2014年		2015年		2016年	
	总量	总金额	总量	总金额	总量	总金额
奥施康定缓释片（羟考酮）	503.58	410.67	655.10	532.91	836.43	677.90
镇痛新注射液（喷他佐辛）	56.01	164.90	64.94	206.47	95.26	332.71
芬太尼透皮贴剂	9.67	165.37	10.35	177.34	9.66	167.63
多瑞吉	8.75	143.04	9.27	152.11	8.22	135.11
枸橼酸芬太尼透皮贴剂	0.89	21.72	0.93	22.57	1.08	26.38
锐枢安	0.03	0.61	0.15	2.66	0.35	6.14
诺扬西林瓶（布托啡诺）	12.22	163.80	12.54	166.46	16.94	218.34

续表

商品名（通用名）	2014年		2015年		2016年	
	总量	总金额	总量	总金额	总量	总金额
奥诺美注射液（羟考酮）	2.26	48.23	4.21	90.49	4.67	100.49
若思本贴（丁丙诺啡）	0.52	21.61	1.05	43.79	1.85	77.28
锐宁注射液（氢吗啡酮）	0.18	7.23	0.40	16.48	0.68	29.16
瑞静注射液（纳布啡）	—	—	—	—	4.16	18.14
盐酸哌替啶注射液	400.20	11.57	339.55	9.97	304.74	8.99
丁丙诺啡舌下片	0.87	7.84	0.57	4.87	0.67	5.80
盐酸布桂嗪注射液	233.64	6.39	203.09	5.58	181.65	5.03
美散痛片（美沙酮）	2.48	2.79	2.21	2.49	2.73	3.07
盐酸美沙酮口服液	4.47	4.98	2.08	2.23	1.54	1.66
盐酸布桂嗪片	138.70	1.76	116.20	1.48	111.82	1.46
盐酸替利定口服液	—	—	—	—	1.24	0.61
氢溴酸依他佐辛注射液	0.0009	0.01	0.06	0.53	0.05	0.41
二氢埃托啡片	0.02	0.42	0.0015	0.31	0.01	0.28
盐酸哌替啶片	57.26	0.46	26.23	0.21	18.72	0.15
阿片片	4.93	0.06	10.99	0.12	12.70	0.14
丁丙诺啡注射液	0.0159	0.5812	0.0078	0.3131	0.0028	0.1161
诺扬滴鼻液（布托啡诺）	0.0566	0.3851	—	—	0.0018	0.0112
阿片酊	0.0003	0.0030	0.0004	0.0095	0.0003	0.0072
盐酸羟考酮片	—	—	—	—	0.0026	—

注：盐酸美沙酮口服液含美散痛口服液，仅限于医院的销售金额和用量，不含戒毒用药。

尽管我国可获得性的镇痛药物品种和剂型达到国际标准，但重要的问题是，这些药品基本分布在三级医院，二级医院不多，一级医院基本没有（除了上海）。其与我国离世者的需求分布特征、国际缓和医疗发展趋势，以及我国政府目前也提出要在社区医院、医养结合机构推广缓和医疗的要求均不相匹配。因此，在社区医疗机构、医养结合机构以及家庭病床，如何保障缓和医疗基本镇痛药供给，如何具体管控，就成为当下缓和医疗开展的一个最主要问题。

此外，据表4–2和表4–3中与临床缓和医疗常用镇痛药品分析，吗啡药的临床销售金额和数量，近三年趋于平稳。临床销售排序居前的主要为萌蒂药业的美施康定和西南药业的美菲康，均为吗啡缓释片；吗啡普通即释口服片略有下降。吗啡缓释片的临床应用明显多于普通即释片。其他阿片类药品临床销售排序居前的主要为羟考酮和芬太尼贴。近三年来，羟考酮的临床销售金额和数量增长均明显高于吗啡类药品，并逐步在临床替代相当部分的吗啡药品。阿片类镇痛药品的销售趋势也在相当程度上反映了医院在药品市场中的制度性趋利行为。这也是未来在社区机构或居家推广缓和医疗值得关注的问题，因为WHO推荐的缓和医疗基本药物，仍然局限于吗啡普通片。

小结：我国阿片类药物的品种和剂型匹配的可及性，无论是国际评价，还是我国二三级医院供给分布，均已达到国际基本标准。

重要的问题是，社区以下医疗机构基本没有（除了上海），其与我国离世者需求分布特征、国际缓和医疗发展趋势不相匹配。

我国政府目前也提出要在社区医疗、医养结合机构、居家推广缓和医疗，那么镇痛药在这些机构的供给，如何具体管控，就成为一个最主要的问题。

此外，WHO推荐的缓和医疗基本药物，仍然局限于吗啡普通片，而我国阿片类镇痛药品在医疗机构的趋利性销售行为，也是推广缓和医疗值得关注的基本问题。

三、我国常用阿片类镇痛药物的临床日利用频次分析和性价比

如上所述，计算临床麻醉性镇痛药的限定日剂量利用指标DDDs和DDDc，也是近年来缓和医疗药物合理供给和可及性的主要评估指标之一。本节中缓和医疗常用镇痛药的选取和DDD取值均来自临床专家访谈（表4–4），DDDc计算利用的是本数据库药品的平均DDDs价格（非招标和市场价格）。

表4–4 临床缓和医疗常用镇痛药物的DDD值

药物名称	DDD值	单位
吗啡	60.00	mg/（日·人）
羟考酮	40.00	mg/（日·人）
芬太尼	4.20	mg/（日·人）
泰勒宁	6.00	片/（日·人）
曲马多	150.00	mg/（日·人）

注：吗啡以口服片剂量取DDD值，注射液按照等效折算为口服片剂量。

据表4–4计算了2016年中国二三级医院市场以及四城市和分地区中各类常用镇痛药的年总DDDs（图4–6和表4–5）。全国来看，2016年临床缓和医疗常用五大类药品的总DDDs值为92175791，人均DDDs仅为0.067，即年人均不足1人日的主要镇痛药量，平均每千人仅有67个人日的主要镇痛药可用。其中，曲马多的临床DDDs值最高（其与管理方式、其他非癌性神经疼痛的广泛应用等因素有关），其次是吗啡和羟考酮。四城市和分地区分布中，除经济发展和医疗保障水平较高的北京、上海和东部沿海地区，羟考酮的DDDs值高于吗啡外，其他城市和分地区的吗啡和曲马多的DDDs值多高于其他三种药。

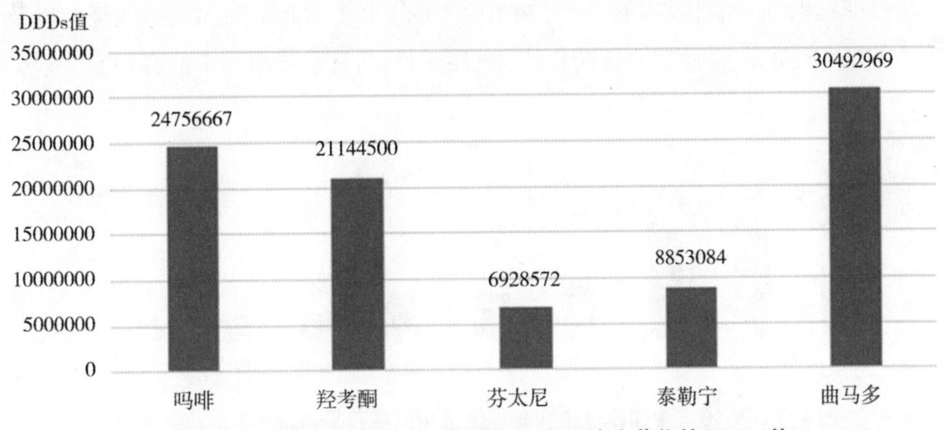

图4–6 2016年中国二三级医院市场常用镇痛药物的DDDs值

表4–5 2016年中国四城市和分地区二三级医院市场常用镇痛药物的DDDs值

	吗啡	羟考酮	芬太尼	泰勒宁	曲马多	合计 DDDs 值
东部沿海	6020667	10161000	3178571	1343925	9991650	30695813
华中	4536500	3439750	671429	1203753	7098503	16949935
西南	3227500	1443250	414286	484708	4510933	10080677
东北	4598667	1214500	407143	1231515	2631287	10083111
华北	2620000	910750	271429	408867	1116062	5327107
北京	456500	1394750	485714	1500870	1538876	5376710
上海	484667	902750	714286	749643	1605736	4457082
西北	1104833	997000	228571	740863	837032	3908300
天津	1005333	272250	392857	1018953	221993	2911387
重庆	702000	408500	164286	169987	940897	2385670

注：吗啡以口服片剂量取DDD值，注射液按照等效折算为口服片剂量。

综合人口因素的影响分析，图4–7显示了中国四城市和分地区的二三级医院市场年平均每千人的DDDs值。与上述中国四城市和分地区人均等效吗啡总量的分布接近，北京、天津和上海明显居于高位，西北、华北、西南和华中均低于全国平均水平；地区差异明显。由此进一步提示，在评估缓和医疗药物合理供给和可及性中，计算国内临床常用麻醉性镇痛药的人均等效吗啡和平均每千人的DDDs值指标，均比人均吗啡量更能反映临床缓和医疗和镇痛治疗的实际，也易于三个指标结合，相互印证，并进行影响因素的初步分析。如东北地区平均每千人的DDDs值高于东部沿海地区，人均吗啡量居于第二位（主要是高销售量的传统吗啡片）；可能与其社会经济和医疗保障水平远低于东部沿海地区，以及生产传统吗啡的老企业东北制药集团沈阳第一制药有限公司在本地有一定关联。

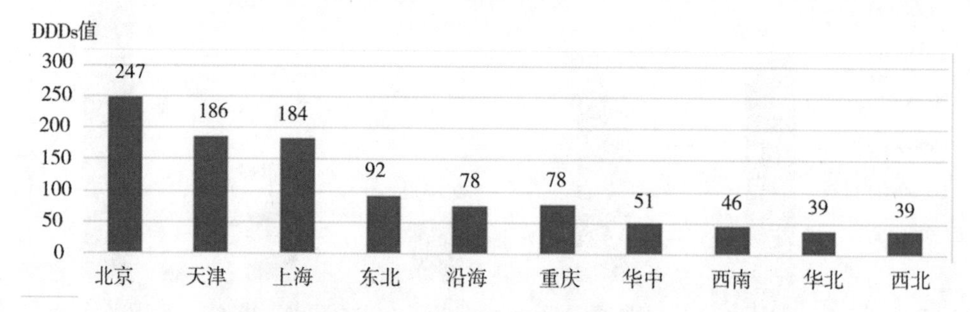

图4–7　2016年中国四城市和分地区常用镇痛药平均每千人的DDDs值

利用本数据库的上述常用镇痛药品的购药总金额，以及上述计算的年总DDDs，即可得知中国二三级医院市场临床常用镇痛药物的平均DDDs费用（DDDc）（表4–6）。综合当年临床DDDs分析，提示吗啡和曲马多的临床治疗的性价比相对较高。

表4–6　2014—2016年中国二三级医院市场常用镇痛药物的DDDc值

	2014年	2015年	2016年
吗啡	13.04	13.04	13.16
羟考酮	36.13	37.58	36.81
芬太尼	71.83	71.96	72.88
对乙酰氨基酚＋羟考酮（复方制剂）	28.37	28.25	27.82
曲马多	6.27	6.13	6.14

小结：计算缓和医疗有关的临床常用镇痛药物的临床利用指标DDDs和DDDc，全国计算结果显示，曲马多的DDDs值最高，即临床应用频次最多，这与药物管理方式、其他非癌性神经病理性疼痛患者中的广泛应用等因素有关；其次是吗啡和羟考酮。

四城市和分地区计算：除北京、上海和东部沿海地区羟考酮的DDDs高于吗啡外，其他城市和区域的吗啡和曲马多的DDDs高于另外三种药。

综合人口因素的影响分析，2016年中国四城市和分地区平均每千人的DDDs，与当年人均等效吗啡总量的分布接近，北京、天津和上海明显居于高位；西北、西南、华北和华中等多数地区，无论是人均等效吗啡量，还是平均每千人的DDDs，均低于全国平均水平，地区差异明显。同时计算人均吗啡、人均等效吗啡和平均每千人的DDDs指标，可以相互印证和进一步分析影响作用的因素。

中国二三级医院市场临床常用镇痛药物的限定日剂量费用（DDDc）计算结果，结合相应的临床DDDs分析，提示吗啡和曲马多的临床治疗的性价比相对较高。

四、我国人群癌痛治疗需求与阿片类镇痛药物的DDDs分析

在缓和医疗基本药物合理供给和可及性的评价中，对于阿片类药物国家或地区消耗量的评估，已经有了上述的诸评价指标，对应于阿片类药物的实际需求，国际上也常常进一步收集癌症、艾滋病等疼痛人数，并计算其对应的DDDs。

我国各类疼痛的发生率并不低，但截至目前，阿片类药物在我国临床上，也主要用于晚期癌症的镇痛治疗，非癌性疼痛主要应用属于第二类精神药品管制的镇痛药，某些“含阿片”复方制剂以及非甾体抗炎止痛类药物，对于阿片类药物的应用尚存在一定的争议。中国的癌症发病和死亡形势严峻，恶性肿瘤已跃居城市和农村疾病死亡原因排名第一，保守的晚期癌症患者治疗之苦的问题越来越受到社会关注，缓和医疗显得尤为重要。

陈万青等中国分地区恶性肿瘤发病和死亡分析显示，[1]2014年中国

① 陈万青、孙可欣、郑荣寿等：《2014年中国分地区恶性肿瘤发病和死亡分析》，《中国肿瘤》，2018年第7卷第1期，第1—14页。

东、中、西部地区的恶性肿瘤发病率分别为306.84/10万、273.42/10万和246.38/10万；东、中、西部地区的恶性肿瘤死亡率为181.01/10万、167.31/10万和151.65/10万。本文假定2014年、2016年各地区发病人数和死亡人数的构成比（东、中、西部地区发病和死亡人数占总发病和死亡人数之比）不变，又假定2016年各地区发病人数和死亡人数的增长等同于2015年。据此推算2016年，中国东、中、西部地区的恶性肿瘤发病率分别为341.14/10万、303.94/10万和284.56/10万；东、中、西部地区的恶性肿瘤死亡率为220.69/10万、204.01/10万和184.92/10万。

据中国四城市和分地区的人口数，以及上述推算的2016年东、中、西部癌症的发病率和死亡率，我们计算了2016年中国四城市和分地区的新发癌症和癌症死亡的人数；在此基础上，又据上文中国四城市和分地区临床常用镇痛药合计的DDDs总频次，进一步计算了2016年中国四城市和分地区的癌症死亡人数的人均DDDs，癌症新发和死亡人数合计的人均DDDs，以及癌症患者镇痛治疗满90天的人数占合计人数之比（依据国际文献①和部分专家的意见，选取镇痛治疗90天，并非公认指标，仅供参考）。计算结果（表4-7、图4-8）提示，上海、北京和天津的癌症患者可获较多的镇痛药供给，年人均可获得33~44天的镇痛治疗，临终人均癌症的DDDs能达83~112天，镇痛治疗满90天的癌症患者占比36%~49%；但是对应西北等地区，后者数字不足10%，全国仅为14%。地区差异明显。中国因癌症离世于医院的患者约占26%，北京、上海等大城市癌症住院死亡患者约占40%，且在现行医疗保障必要的控费约束下，临终肿瘤患者的平均住院日仅为15天左右。就此而论，即使在三级医院，晚期癌症疼痛控制仍然存在区域性差异等各类影响因素所致的问题，更不要说社区医疗机构和居家死亡的癌症患者，而在中国，后者是多数，需求更为迫切。

① 曲直译，刘志民审校：《世界卫生组织在国家、地区和全球层面对阿片类镇痛药消耗和需求的比较》,《中国药物依赖性杂志》, 2012年第21卷第2期，第152—158页。

表4-7　2016年中国四城市和分地区癌症新发、死亡人数（万人）与对应的人均DDDs

地区	总人口数	新发癌人数	死亡人数	合计	人均DDDs	死亡患者人均DDDs	治疗90天人数占比（%）
沿海	39326	134.16	86.79	220.95	14	35	15.44
华中	33027	100.38	67.38	167.76	10	25	11.23
西南	21757	61.91	40.23	102.15	10	25	10.97
华北	13672	41.55	27.89	69.45	8	19	8.52
东北	10910	33.16	22.26	55.42	18	45	20.22
西北	10089	28.71	18.66	47.37	8	21	9.17
重庆	3048	8.67	5.64	14.31	17	42	18.52
上海	2420	8.26	5.34	13.60	33	83	36.42
北京	2173	7.41	4.80	12.21	44	112	48.93
天津	1562	5.33	3.45	8.78	33	84	36.86
全国	137984	429.55	282.43	711.98	13	33	14.38

注：东部为上海、北京、天津和沿海，中部为华中、华北和东北，西部为西南、西北和重庆。治疗90天人数占比：满3个月（90天）治疗的人数占合计总人数（新发与死亡人数之和）的份额。

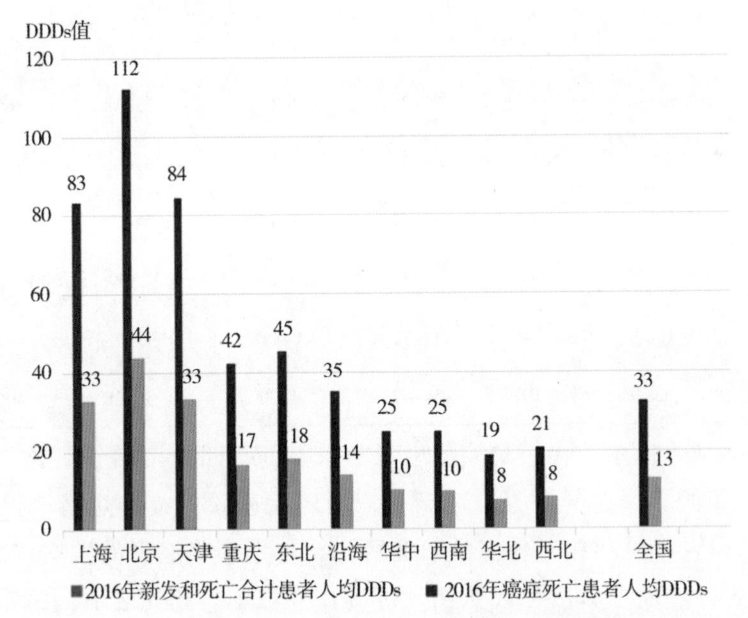

图4-8　2016年新发和死亡合计患者、癌症死亡患者的人均DDDs

又据文献和临床专家访谈提示：我国新发癌症患者疼痛发生率为20%~30%，晚期癌症死亡患者的疼痛发生率为60%~70%。由此，我们进一步计算了2016年中国四城市和分地区的新发癌症和临终患者中发生疼痛的患者数，癌痛临终患者的人均DDDs，癌症新发和临终伴疼痛患者合计对应的人均DDDs，以及癌症疼痛患者镇痛治疗满90天人数占疼痛患者合计人数之比（表4-8）。

表4-8　2016年中国四城市和分地区新发和临终癌症中疼痛患者人数、疼痛患者人均DDDs

地区	新发疼痛人数（万人）	临终疼痛人数（万人）	临终疼痛人均DDDs	合计疼痛		
				人数（万人）	人均DDDs	治疗90天占比
沿海	26.8~40.2	52.1~60.8	59~51	78.9~101.0	39~30	43%~34%
华中	20.1~30.1	40.4~47.2	42~36	60.5~77.3	28~22	31%~24%
西南	12.4~18.6	24.1~28.2	42~36	36.5~46.7	28~22	31%~24%
华北	8.3~12.5	16.7~19.5	31~27	25.0~32.0	21~17	24%~19%
东北	6.6~9.9	13.4~15.6	76~65	20.0~25.5	50~39	56%~44%
西北	5.7~8.6	11.2~13.1	35~30	16.9~21.7	23~18	26%~20%
重庆	1.7~2.6	3.4~3.9	71~61	5.1~6.5	47~36	52%~40%
上海	1.7~2.5	3.2~3.7	139~119	4.9~6.2	92~72	102%~80%
北京	1.5~2.2	2.9~3.4	187~160	4.4~5.6	123~96	137%~107%
天津	1.1~1.6	2.1~2.4	141~121	3.1~4.0	93~73	103%~81%
合计	85.9~128.9	169.5~197.7	54~47	255.4~326.6	36~28	40%~31%

表4-8结果提示，在满足癌痛患者需求方面，四城市和分地区二三级医院供给分布同上，差异明显。对于二三级医院就诊的癌痛患者，仍然是上海、北京和天津可获相对较多的镇痛药供给，癌痛临终者的人均DDDs能达119~189天，癌痛患者治疗90天占比亦在80%以上。相比之下，西北、西南和华北等地区后者不足25%~33%，全国平均水平在33%左右。在上述四城市和分地区主要镇痛药供给分布比较中，无论是年人均等效吗啡量、年均每千人的DDDs，以及癌症或癌痛患者的人均DDDs，天津均居于高位，除了其人

口数量在四城市中偏少外，文献和现场访谈可知：天津已有200多家持有印鉴卡的医疗机构，[①]并且在国内率先推行电子印鉴卡，使用电子印鉴卡，审批程序简化，医疗机构可以直接网上申请、审批和采购国家管制的麻醉和第一类精神药品。此外，重庆市的癌痛患者的人均DDDs亦跃居与东北地区近似持平，高于沿海地区，可能也与重庆约1000家持有印鉴卡的医疗机构，并紧随天津优先推行电子印鉴卡有关。

最后值得一提的是，癌症年现患人数的估算，国际上并没有合理的计算公式和方法。本文中合计当年新发和死亡人数，作为癌症年现患人数显然不合理。其一是两者之间既有部分交集，又存在相当部分的漏集。我们利用全国肿瘤防治研究办公室颁布的数据，[②]2009—2015年各年度癌症新发和死亡患者，分别累计为2495万和1630万人，用累计新发减死亡人数（2495万-1630万）后，余865万。再利用全国肿瘤防治研究办公室公布的癌症五年生存率30.9%，[③]视为治愈率，则865万×（1-30.9%）=598万，即2015年年底肿瘤现患人数。假定2016年新发人数同2015年（429万人），则2016年新发和累计癌症现患人数共计1027万，以此粗估我国2015—2016年癌症现患人数为1000万人左右。2015年中重度癌痛患者为225万人，则占现患癌症人数的23%（225万/1000万×100%）；1997年刘志民等对全国29个省、自治区、直辖市1555例癌症患者的调查显示，62%的癌症患者有疼痛，中度、重度和剧烈疼痛的发生率分别为27.3%、5.3%和0.3%（合计32.9%）。[④]由此推算2016年中重度癌痛患者为236万~339万人，上述2016年临床常用镇痛五类药加总DDDs为92175791，则临床常用镇痛药人均癌症患者的DDDs不足10天，治疗中重度癌痛患者满90天人数占合计人数之比仍占33%左右。

① 王湘、宁晓红：《关于改善我国癌痛控制的思考》，《中国新药杂志》，2014年第23卷第17期，第2057—2060页。

② 全国肿瘤防治研究办公室陈万青等：《中国2009—2015年恶性肿瘤发病和死亡分析》，《中国肿瘤》，2012—2018。

③ 国家癌症中心全国肿瘤防治研究办公室：《最大规模癌症生存数据汇总分析发布》，《中国肿瘤临床与康复》，2014年第21卷第11期，第1336页。

④ 刘志民、顾慰萍、周伟华等：《中国癌症疼痛现状调查报告》，《中国肿瘤》，1999年第2期，第57—60页。

小结：上海、北京和天津的癌症患者可获较多镇痛药供给，癌症患者人均DDDs为33~44，即每位患者可获33~44天的镇痛治疗，癌症临终患者人均DDDs达83~112，镇痛治疗满90天的患者占比为36%~49%；但是对应西北等地区，后者占比不足10%；全国仅为14%。地区差异明显。

对于癌痛患者，仍然是上海、北京和天津，人均DDDs为72~123，癌痛临终者的人均DDDs能达119~189，患者治疗90天占比亦在80%以上，基本可达100%。相比之下，西北、西南和华北等地区后者不足25%~33%，全国平均水平在33%左右。

推算2016年现患癌症总数约为1027万，则癌症患者人均DDDs不足10天，治疗中重度癌痛患者满90天人数占合计人数之比33%左右。

四城市和区域主要镇痛药供给分布比较，无论是年人均等效吗啡量、年均每千人的DDDs，以及癌症或癌痛患者的人均DDDs，天津均居于高位，重庆市的癌症或癌痛患者的人均DDDs亦跃居与东北地区近似持平，高于沿海地区。除了天津人口数量在四城市中偏少外，可能与以下因素有关：天津已有200多家持有印鉴卡的医疗机构，重庆约有1000家持有印鉴卡的医疗机构，并在国内均率先推行电子印鉴卡，审批程序简化，医疗机构可以直接网上申请、审批和采购国家管制的麻醉和第一类精神药品。

五、有关的讨论和结论

我国阿片类药物严格管制是有历史渊源的。在中国近代历史中，最多时有全部人口的10%在抽大烟，鸦片消耗量大于3000吨吗啡当量，[①]大于当今全球合法和非法消耗总量。尽管如此，1952年中国却成为国际上第一个成功全面禁毒的国家。当然，特殊的历史印记也造成了全民的成瘾恐惧。

① 于世英：从阿片医用消耗量看中国癌痛治疗，http://news.medlive.cn/cancer/info-progress/show-115749_53.html。

20世纪80年代，中国医用吗啡消耗量仅为6.7kg/年，在全球统计国家排名倒数第二位，占全球医用吗啡消耗量0.25%，而当时中国人口占全球人口20%。造成这种情况的原因就是知识不足、态度保守、阿片类药物严格管制。

1986年，WHO癌症三阶梯止痛原则正式被提出，合理用药的重点和难点在于阿片类药的应用。由此，用一个国家的阿片类药物消耗量衡量一个国家癌痛治疗水平。三阶梯止痛原则从20世纪80年代后期开始推行，90年代使用量开始上升，但主要是在西方发达国家，21世纪以来仍在持续上升。

1990年我国卫生部与WHO专家合作，正式开始推行WHO的癌症三阶梯止痛治疗方案。自1992年，卫生部与WHO、美国M.D.Anderson癌症中心合作，连续举办癌症疼痛姑息治疗培训班。1994年，李同度教授创立了中国抗癌协会肿瘤康复与姑息治疗专业委员会。在药品供应方面，政府不断改善阿片类药物的管理政策，从1995年前的“限量供应制”，到1995年的“计划供应制”，2000年调整为“备案供应制”。处方政策也有相应调整：阿片类药物由1994年处方量≤5天，到1999年延长到控释剂型每张处方15天剂量。[①]目前持有印鉴卡的医疗机构数目正在不断增多，天津已有200多家，河南超过3000家，重庆约1000家。近年来，天津、重庆率先推行电子印鉴卡试点，2018年4月，国家卫生健康委开始在全国推行实施印鉴卡电子化管理，简化审批程序，医疗机构可以直接网上申请、审批和采购国家管制的麻醉和第一类精神药品。麻醉性止痛药的供应渠道也比以前通畅。

随着政策等各方面的好转，从本章提供的数据来看，2016年，中国吗啡医用消耗量已达到1737 kg，人均吗啡消耗量逐步增长到1.26 mg。全国二三级医院市场数据显示：2014—2016年，吗啡医用消耗总量和其在全国消耗总量占比分别为1254 kg（86%）、1212 kg（73%）和1242 kg（72%）；等效吗啡总量分别为3201 kg、3487 kg、3720 kg。人均吗啡消耗量为1.07 mg、1.21 mg、1.26 mg。人均等效吗啡量为2.34 mg、2.54 mg、2.69 mg。此外，我国阿片类药物的品种和剂型匹配的可及性，无论是国际评价，还是我国二三级医院供给分布，均已达到国际基本标准。因此，无论从缓和医疗的角度，还是疼痛治疗（尤其是癌痛

① 王湘、宁晓红：《关于改善我国癌痛控制的思考》，《中国新药杂志》，2014年第23卷第17期，第2057—2060页。

治疗）来看，在政府的帮助下，在老一辈医疗专家的带领下，协同后辈的努力，我国的镇痛治疗有了很大的进步。

本报告2016年二三级医院细分市场，四城市和区域人均吗啡量排位与人均等效吗啡量的排位出现了明显的不同。人均吗啡量最高的是天津（4.72 mg），其次为东北和重庆，上海（1.67 mg）和北京（1.28 mg）分别居第四和第五位，东南沿海经济发达地区（1.02 mg）反而低于全国的平均水平，居于倒数第三位。与此相比，人均等效吗啡量天津居首外，北京、上海和东南沿海经济发达地区明显居于前位，远高于全国的平均水平；其中上海和北京已达8 mg；而西北（人均吗啡0.84 mg）、西南、华北和华中（人均吗啡0.99 mg）人均等效吗啡量不足2 mg。

临床缓和医疗常用五大类镇痛药品的总DDDs值为92175791，人均DDDs仅为0.067，即年人均不足1人日的主要镇痛药量，年均千人仅有67个人日的镇痛药可用。四城市和分地区临床缓和医疗常用五大类镇痛药品的DDDs分布，近似于人均等效吗啡的分布。上海、北京和天津癌症患者人均DDDs为33~44，即每个患者可获33~44天的镇痛治疗，癌痛患者人均DDDs为72~123；临终癌症和癌痛患者的人均DDDs分别为83~112、119~189；癌症和癌痛患者镇痛治疗满90天的患者占比为36%~49%、80%~100%。但西北、西南、华北等地区，后者数字不足10%和25%~33%；全国平均水平仅为14%和1/3左右。地区差异明显。推算2016年现患癌症总数约为1027万人，则癌症患者人均DDDs不足10天，治疗中重度癌痛患者满90天人数占合计人数之比约为33%。

本章提示，无论是用年吗啡和等效吗啡总量，或是年人均吗啡量和人均等效吗啡量，还是常用阿片类镇痛药年总DDDs和对应于需求的人均DDDs，均显示了中国镇痛药物仍然存在使用不足问题。尤其是区域性不足，以及社区层面和居家患者可利用镇痛药物的严重不足。社区层面医疗机构、医养结合机构和家庭病床无以获取基本镇痛药物（除了上海）。其与我国离世者的需求分布特征、国际缓和医疗发展趋势不相匹配。我国政府目前也提出要在社区医疗、医养结合机构或居家推广缓和医疗，那么镇痛药在这些机构的供给，如何具体管控，就成为当下一个最主要的问题。此外，WHO推荐的缓和医疗基本药物，仍然局限于吗啡普通片，而我国阿片类镇痛药品在医疗机构的制度性趋利性销售行为，也是推广缓和医疗值得关注的问题。

评价一个国家或地区的癌痛改善状况，对于阿片类药物使用是否充足，目前尚无客观标准。本章计算结果提示，无论是用吗啡和等效吗啡总量，还是人均吗啡量和人均等效吗啡量，抑或是临床常用阿片类镇痛药年总DDDs，以及人均DDDs等，用以评估满足缓和医疗基本镇痛药物需求的指标，均存在一定的问题，均受到区域人口数、社会经济发展水平和保障状况、阿片类新药药品价格、医院趋利因素、药品审批和供给等管理流程的繁杂程度，以及企业地点分布等一系列因素的影响。相比于吗啡总量和人均吗啡总量，等效吗啡的总量和人均等效吗啡的总量指标，临床常用阿片类镇痛药年总DDDs，以及对应于需求量的人均DDDs（年均千人DDDs），更能反映中国的实际。这些指标相结合分析，可起到互补印证，并对各种影响因素进一步区分之功效。单一指标，尤其是单一的人均吗啡量，只能间接提示缓和医疗的开展状况。

在等效吗啡量计算中，本报告认为应当从中国临床应用的实际出发，参照选取和国际一致常用的阿片类镇痛药品；剔除与国际临床应用明显不同的药品（如美沙酮和可待因）。同理，计算临床镇痛药品的DDDs，也应从中国缓和医疗相关的临床主要镇痛药品种类出发，结合实际需求量进行分析。人均量的计算可以消去人口因素的影响，但其他因素的影响仍然存在，区域的分布计算可以在相当程度上显示社会经济发展水平和医疗保障水平影响，亦可对药品管理方式和企业地点分布做进一步分析；结合需求量和临床利用频次的分析，如癌痛需求量的计算，以及对应的临床常用镇痛药的DDDs计算，可以进一步揭示阿片类镇痛药物利用的真实现况。

从缓和医疗需求角度来看，中国居民以居家离世为主（73%），医疗机构救治离世的比例为22%，养老服务机构仅占1%。城乡相比，近80%的农村居民在家中离世，医疗机构救治离世仅占15.8%；60%城市居民在家中离世，医疗机构救治离世占34%。有73%的癌症患者在家中离世，仅有26%的癌症患者在医疗机构离世，养老机构不足0.5%。就此而论，结合上述中国麻醉性镇痛药品的供给分布，目前中国开展缓和医疗，最突出的问题是在社区基层医疗机构（公立与民营）、公立与民营的医养机构，以及社区和居家养老（家庭病床）中，针对具有缓和医疗的广大患者，尤其是老年癌症患者，如何推广基本镇痛药物的合理应用。这里，涉及社区缓和医疗基本药物目录的制订，吗啡类药品管理体制和政策的衔接，三级医院专家对基层机构和社区的带、帮、教等（包括互联网+），以及保障和支付机制的覆盖等一系列问题有待进一步的研究和解决。值得一提的是，李嘉诚基金会实施的全国宁养医疗服务计划、北京德外等社区医院经验，以及各试点社区经验值得借鉴。

第五章　谁提供缓和医疗

罗峪平　张　正　李　雯

张正　20年医疗信息化建设及数据分析经验，智慧城市规划建设，长期参与卫生部（国家卫生健康委）信息化工程规划设计，积极推动国内安宁缓和医疗服务商业落地。

李雯　安宁缓和医疗志愿者。

了解国内外安宁缓和医疗行业现状，熟悉国内从事安宁缓和医疗服务的各级医疗机构开展服务的情况。熟悉互联网+医疗产业的运作和推广模式。

缓和医疗服务在所有国家卫生系统中都是较新的内容。近年来，随着中国社会现代化进程、医疗卫生改革全新布局和人口的老龄化趋势，它已经被国家管理者和政策制定者逐渐认识，并将其视为整个医疗体系中不可缺少的重要部分。

从历史上看，缓和医疗与安宁疗护的发生初始，是着重对癌症末期患者的照顾。近年来世界卫生组织和业内专家越来越倾向于认为，缓和医疗应从对癌症、艾滋病、结核病和严重传染性疾病等严重威胁生命的疾病的末期患者的照顾，扩大到更多危及生命的严重疾病、更多非传染性疾病，甚至是大部分老年退行性疾病和慢病患者的照顾，主张缓和医疗不仅应在疾病末期，更应该从疾病诊断和治疗的初始阶段就尽早介入。

这种相当快速的演进，基于以下事实、原则和理念。[①]

随着人类对生命本质的理解，医疗正从单一生物学模式向生物、心理和社会三位一体转变。

世界各国面对全球性的人口老龄化和不断增长的医疗费用，面临越来越严重的资源合理配置问题。

得到缓和医疗照顾以实现人道死亡是一项基本人权。

缓和医疗并不针对现代医学治疗中对治愈性治疗的倚重。尽管提倡在资源稀缺的国家或地区不能提供治愈性治疗的情况下也应提供缓和医疗，但缓和医

① The Worldwide Palliative Care Alliance：Global Atlas of Palliative Care at the End of Life:introduction，England:The Worldwide Palliative Care Alliance，2014.

疗不能作为医疗体系和提供适当治愈性治疗和其他相关服务的替代物。

不断扩大的缓和医疗服务不仅致力于倡导先进、现代和文明的生存方式，还致力于在有限医疗资源的情况下，使那些获得资源最困难的群体受益。

由于中国缓和医疗事业整体发展时间不长，专科建设相对薄弱，无论是官方管理还是学术业界，都尚未建立明确的机构认证体系和有效的统计框架。想在上述广阔背景下，在现有资料，尤其是碎片化未经分类和统筹的统计数据中估算和分析出真实可靠的缓和医疗供给，无疑是一件困难的事情。本章只能从具体情况出发，结合实地走访和电话调研，从监管机构、临床实践发生地和缓和医疗从业者处获得尽量可靠的信息。其中，因理念和医疗管理政策的变化，以姑息治疗、临终关怀、长期照护、医养结合和护养型养老等名义提供的服务和相关数据也尽可能包括在内。所展现的信息难免庞杂或疏漏，但这反映出的也正是中国缓和医疗供给的真实面貌。

一、概述①

虽然治愈性治疗一直是临床实践的主流，但缓和医疗相关实践在中国开始的时间并不算晚。1988年7月，天津医学院（现名天津医科大学）成立了临终关怀研究中心。随后，上海南汇护理学院成立了上海市退休职工南汇护理医院。1989年，民营企业家李伟先生创立了北京松堂关怀医院。这些机构以及他们秉承的临终关怀理念是中国缓和医疗相关服务的滥觞。

1990年，卫生部在中国广州举办了第一期关于促进和实施世界卫生组织癌症疼痛控制原则的培训班。李同度教授和孙燕教授等中国肿瘤学家参加了培训。从那时起，世界卫生组织控制癌症疼痛的三阶梯原则被中国肿瘤学家以“姑息治疗”的理念引进，并逐步付诸实践。

20世纪90年代，国家在医疗卫生工作发展计划中明确载入临终关怀内容。1991年，天津医学院临终关怀研究中心举办了首届全国临终关怀学术研讨会。1992年，天津医学院与美国东西方死亡教育研究学会合作举办了首届东西方临终关怀国际研讨会。当时的中国卫生部部长陈敏章教授参加了研讨会，并大力

① Xiaohong Ning：Hospice and Palliative Care in Mainland China: History，Current Status and Challenges，*Chin Med Sci J.* 2018 Dec. 30;33（4）:199-203，doi: 10.24920/003524.

提倡临终关怀。

中国抗癌协会癌症康复与姑息治疗委员会（CRPC）成立于1994年。李同度教授担任第一任主席。首个专业协会的建立为在中国进一步推广以肿瘤姑息治疗为核心内容的初级缓和医疗服务奠定了坚实基础。

随后，各地临床医生积极开展了区域性临床实践，1995年四川大学华西第四医院设立了与世界卫生组织有合作项目的姑息关怀科。云南省昆明市第三人民医院于1996年建立了临终关怀病房，收治末期老年患者，平均住院时间45天，每年有300名左右患者在这里离世。[①]这些早期建立的机构服务多在发展中遇到困难，在学科带头人难能可贵的坚持中砥砺前行。

2001年，由李嘉诚基金会赞助的针对末期癌症患者的“人间有情”全国临终关怀医疗服务计划在中国实施。全国有30多个服务站点，对家庭困难的晚期癌症患者的疼痛控制取得显著成绩，为止痛药物的使用开辟了有效通道。

综合医院的临床实践在21世纪开始的最初十年较为集中地出现了。2006年和2008年，上海复旦大学附属肿瘤医院和沈阳盛京医院先后建立了姑息治疗科。郑州第九医院于2011年成立了姑息（缓和）治疗暨安宁疗护中心，是较早依照国际化理念和标准建立的缓和医疗独立机构。2012年北京协和医院开始了面向全院患者的缓和医疗专业团队建设。解放军301医院也在同一时期在对老年疾病和恶性肿瘤患者的救治中，推广临终不做过度抢救的理念。缓和医疗的临床实践和学科建设在这些著名的综合医院中取得的成绩具有重要的示范意义，它们将中国缓和医疗学科的发生发展引入与国际规范接轨的正确航道。

北京德胜社区卫生服务中心于2011年开设了临终关怀科，2012年设立了临终关怀病房，并开始社区临终关怀服务。上海市政府于2012—2014年在17个社区建立的76个末期患者临终关怀护理设施，成为最受上海人民欢迎的政府项目。这两个机构做了安宁疗护服务走进社区和家庭的最早尝试。它们的突出特点是针对社会的刚需，由两地市政府提供较为充足的政策和资金支持。

不难看出，这些年来，缓和医疗的服务是在国家和社会发展、富裕起来的中国人对生命质量日益重视的背景下发展起来的。它所提倡的以人为本的医疗照顾方式不断深入人心，受到了社会和政府、业界与公众的广泛关注，在全国

---

①　宁晓红：《缓和医疗国内现状》，《医学科学报》，2016年第47期。

范围内都有很大的进步。

2015年秋季，国家层面的缓和医疗发展进程开始了。由时任中国人民政治协商会议全国委员会副主席韩启德带队的全国政协教科文卫体委员一行数人，就“推进安宁疗护发展”进行了全国专题调研。翌年4月，由时任全国政协主席俞正声主持的“推进安宁疗护工作”双周协商座谈会在北京举行。会议建议根据中国国情，首先把对恶性肿瘤等严重危及生命疾病的末期患者的照顾，作为发展缓和医疗服务的切入口，并将这个缓和医疗的重要组成部分正式命名为“安宁疗护”。2017年2月，国家卫生计生委网站发布由医政医管局主导并由国家卫生计生委办公厅下文出台的《关于安宁疗护中心基本标准、管理规范及安宁疗护实践指南的解读》《国家卫生计生委关于印发安宁疗护中心基本标准和管理规范（试行）的通知》《国家卫生计生委办公厅关于印发安宁疗护实践指南（试行）的通知》。这标志着我国安宁疗护专业建设作为缓和医疗服务的重要内容有了国家标准。随后，在北京市海淀区、吉林省长春市、上海市普陀区、河南省洛阳市和四川省德阳市五个地方启动全国安宁疗护试点。2019年5月，国家卫生健康委又印发《关于开展第二批安宁疗护试点工作的通知》，将试点扩展到全国71个市（区）。

二、政府主导下的全国安宁疗护工作试点

全国安宁疗护第一批试点工作是2017年2月由国家卫生计生委家庭发展司启动并从家庭发展角度推进工作的。

据悉，经过一年半的建设，首批5个试点地区市、区、街道三级基本建立了安宁疗护服务体系，可提供安宁疗护服务的机构从35个增加到61个，安宁疗护床位从412张增加到957张，执业医生从96人增加到204人，执业护士从208人增加到449人，医护人员数量比试点之初增加115%。同时，首批试点地区还积极探索，推动出台了促进安宁疗护发展的政策措施，建立完善工作机制，取得一些突破性进展。例如，德阳市率先出台安宁疗护按床日付费制度，长春市实施恶性肿瘤等三种生命终末期患者单病种付费制度。[①]

① 新华社：全国安宁疗护服务快速发展 去年已服务患者28.3万人（2019-06-03）[2020-04-06]，http://www.gov.cn/xinwen/2019-06/03/content_5397161.htm。.

但是，无论是缓和医疗还是作为其重要部分的安宁疗护，从概念到实施，对广大医务工作者来说还很陌生，主管部门也缺乏经验，尽管在全国试点工作开始前，主管部门举办了认真的培训，但实际工作还是遇到了一些困难和障碍。各试点单位因业务基础，原有诊疗范围等多种原因，开展和实施情况参差不齐。一份受北京生前预嘱推广协会委托的独立调查公司提供的自2017年12月至2018年2月对第一批试点机构调研情况汇总，反映了这种情况（表5–1）。

表5–1 全国第一批安宁疗护试点调研情况一览表

地区	单位名称	简况	信息来源	是否确认已经开展相关服务	确认截止日期
北京市	北京市通州区老年病医院	电话调研与网上查询均无确切相关信息	电话调研获得	否	2018年1月
北京市	北京市大兴区旧宫医院	电话调研与网上查询均无确切相关信息	电话调研获得	否	2018年1月
北京市	北京市大兴区长子营镇中心卫生院	电话调研与网上查询均无确切相关信息	电话调研获得	否	2018年1月
北京市	北京市昌平区回龙观社区卫生服务中心	电话调研与网上查询均无确切相关信息	电话调研获得	否	2018年1月
北京市	北京市昌平区南口医院	电话调研与网上查询均无确切相关信息	电话调研获得	否	2018年1月
北京市	北京市隆福医院	初步建成涵盖老年人从健康管理到安宁疗护的全过程的服务体系	网络查询获得	是	2019年10月
北京市	北京市西城区德胜社区卫生服务中心	以居家服务为主、病房服务为辅，为本社区提供全面安宁疗护照顾	网络查询获得	是	2019年10月
北京市	首都医科大学附属复兴医院	肿瘤科设置安宁病房	网络查询获得	是	2019年10月
北京市	北京市朝阳区孙河社区卫生服务中心	重视探索黄金标准。安宁病房建立以来已收治临终患者105名	网络查询获得	是	2019年10月
北京市	北京市朝阳区安贞社区卫生服务中心	开设老年病床70张，为社区居民服务	网络查询获得	是	2019年10月

续表

地区	单位名称	简况	信息来源	是否确认已经开展相关服务	确认截止日期
北京市	北京市海淀医院	肿瘤血液科设安宁疗护病房，收治中晚期肿瘤患者，治疗规范，照顾全面，颇受好评	网络查询获得	是	2019 年 10 月
北京市	北京老年医院	针对老年患者开展安宁疗护，病房运行至今，收治各类临终患者 2000 余人次	网络查询获得	是	2019 年 10 月
北京市	北京市丰台中西医结合医院	收治肿瘤晚期及老年病患，尤其是不进行有创治疗的患者	网络查询获得	是	2019 年 10 月
北京市	北京市房山区第一医院	分院设立老年病医院安宁疗护病房	网络查询获得	是	2019 年 10 月
北京市	北京市房山区长阳镇卫生院	服务中心配套设施齐全，运用中西医技术为社区居民服务	网络查询获得	是	2019 年 10 月
上海市	上海市普陀区石泉社区卫生服务中心	设有门诊、病区和居家安宁疗护三个区块。截至 2019 年 9 月，5 家试点单位累计收治患者 1320 人，居家疗护服务人数 302 人另外，政府网站公布了全市 76 家安宁疗护试点单位名称、地址和电话	网络查询获得	是	2019 年 10 月
上海市	上海市普陀区长征社区卫生服务中心		网络查询获得	是	2019 年 10 月
上海市	上海市普陀区桃浦社区卫生服务中心		网络查询获得	是	2019 年 10 月
上海市	上海市普陀区曹杨社区卫生服务中心		网络查询获得	是	2019 年 10 月
上海市	上海市普陀区宜川社区卫生服务中心		网络查询获得	是	2019 年 10 月
河南省洛阳市	洛阳市中心医院安宁疗护中心	20 多间按标准建立的安宁疗护病房，设施配套齐全	网络查询获得	是	2019 年 10 月
河南省郑州市	河南省肿瘤医院	省级试点医疗机构	网络查询获得	是	2019 年 10 月
河南省郑州市	郑州市第九人民医院	具有示范作用，按国际化标准建立的独立缓和医疗安宁疗护医疗中心	网络查询获得	是	2019 年 10 月

续表

地区	单位名称	简况	信息来源	是否确认已经开展相关服务	确认截止日期
河南省郑州市		河南省首批试点地区	网络查询获得	是	2019年10月
河南省洛阳市		河南省首批试点地区	网络查询获得	是	2019年10月
河南省濮阳市		河南省首批试点地区	网络查询获得	是	2019年10月
吉林省长春市		带领全省65家医疗机构设置了临终关怀科室，安宁疗护床位299张，有1145人接受了舒缓医疗服务	网络查询获得	是	2019年10月
四川省德阳市		成立了安宁疗护中心，并带动全域13家单位开展工作，先后收治38例癌症晚期和高龄患者	网络查询获得	是	2019年10月

2018年5月，国家卫生健康委员会组建老龄司，从老年健康角度推进安宁疗护工作。在2017年第一批国家试点5个城市取得经验的基础上，启动第二批试点。各省积极性很高，第二批试点单位增加到71个，覆盖全国除天津、西藏以外的所有省、自治区、直辖市（表5–2）。

表5–2　第二批安宁疗护试点省（自治区、直辖市）一览表

省/自治区/直辖市	市	区/县
上海市		全市
北京市		西城区、东城区、朝阳区
河北省	邢台市、石家庄市、唐山市、邯郸市	
山西省	太原市、长治市	
内蒙古自治区	包头市、巴彦淖尔市、呼伦贝尔市	
辽宁省	沈阳市	
吉林省	吉林市、白城市、通化市	
黑龙江省	鹤岗市、黑河市	
江苏省	南京市、常州市、连云港市	
浙江省	温州市、嘉兴市	

续表

省/自治区/直辖市	市	区/县
安徽省	蚌埠市、滁州市、淮北市	
福建省	福州市、漳州市	
江西省	赣州市、抚州市、萍乡市、吉安市	
山东省	淄博市、聊城市、菏泽市	
河南省	郑州市、鹤壁市、濮阳市、商丘市	
湖北省	孝感市、荆州市、十堰市、随州市	
湖南省	长沙市、株洲市、益阳市	
广东省	深圳市、东莞市、汕头市、中山市	
广西壮族自治区	钦州市	
海南省	海口市	
重庆市		北碚区、九龙坡区、石柱县
四川省	成都市、攀枝花市、自贡市	
贵州省	贵阳市、六盘水市	
云南省	昆明市	
陕西省	宝鸡市、咸阳市、铜川市	
甘肃省	兰州市、白银市、金昌市	
青海省	海东市	
宁夏回族自治区	中卫市	
新疆维吾尔自治区	乌鲁木齐市、哈密市	

第二批试点工作根据管理部门的意见和第一批试点单位的经验，将中国安宁疗护服务分为五种模式。

· 医院：如北京市海淀医院、上海市普陀区利群医院，建立安宁疗护专科和安宁疗护病房。

· 社区：如上海市普陀区在11家社区卫生服务中心设立的安宁疗护病房。

· 居家：如上海市普陀区依托社区服务中心开展的入户服务。

· 医养结合机构：如在吉林省长春市和四川省德阳市已有的服务模式。

· 远程：如北京老年医院，提供远程的安宁疗护服务指导模式。

此外，管理部门要求第二批试点城市要着重围绕服务调查建立服务体系、明确服务内容、探索制度保障和制订标准规范，实际工作主要包括以下几方面。

· 加强统筹规划，协调发改委、医保局等部门，确定收费项目和支付方式。

探索财政支持，包括运营补贴。各省市卫生健康委是主体责任者。

· 全面布局建设服务体系。根据服务人数合理评估服务需求，结合现有服务资源，建立符合实际的安宁疗护服务规划。鼓励社会力量举办安宁疗护服务机构，提供居家安宁疗护服务并形成多元的服务体系。

· 研究并实施各项制度。包括安宁疗护服务人员资质、患者收治标准、特殊药物监管、护理的一系列规范。加快建立安宁疗护分级诊疗和转介服务制度。老龄司正在研究安宁疗护进入标准，预计即将出台。这不仅需要医学专业判断，也需要伦理和人文方面的判断。目前，我们也在研究安宁疗护药物专家共识。这两项工作需要抓紧推进。重点构架服务价格体系要将心理疏导纳入医保，早在2017年，就已有文件依据，对于安宁疗护服务等长期照护内容可实施床日服务费，德阳经验可借鉴。

· 建立安宁疗护培训基地。充实志愿者队伍，加强社工队伍建设，完善绩效倾斜的导向政策。

· 加强教育。特别是正确的生死观教育，广泛开展宣传，提高全社会对安宁疗护的认可度和接受度。

· 先行先试，推动安宁疗护服务发展。要在国家层面建立示范基地。争取2022年在全国全面推广安宁疗护服务。

有关领导明确指出，安宁疗护服务的最终目的是提高患者生命质量，减轻家属经济压力和精神压力，实现医务人员自身的价值，实现国家的资源合理配置，达到“四赢”的目的。

据官方披露，截至2019年6月，全国共有安宁疗护中心21个，设安宁疗护病区的机构1189个，提供服务的机构1077个。2018年全年，得到过安宁疗护服务的有28.3万人。[①]

三、学术与研究

在临床实践不断推进的同时，中国缓和医疗和安宁疗护的学术研究也在层层推进。在早期以临终关怀、肿瘤姑息治疗等名义成立的专业学会的基础上，最近10年，更多与国际缓和医疗概念接轨的学会不断涌现，正在发挥越来越积

① 新华网、国家卫健委：将尽快在全国范围推广安宁疗护（2019-06-13）[2020-04-06]，http://www.xinhuanet.com/politics/2019-06/13/c_1124617563.htm。

极的作用[①]。

中国抗癌协会癌症康复与姑息治疗专委会成立于1994年，迄今已有两万多名成员，主要是肿瘤学家。近年来建立了更多专注于缓和医疗的专业学会。2017年成立的中国老年保健医学研究会缓和医疗分会是第一个以缓和医疗命名的专业学会，缓和医疗分会成员的思想和活动非常活跃。中华护理学会安宁疗护分会是全国性护理专业学会，开办的安宁疗护专科护士培训对广大护理人员有重要影响，为缓和医疗和安宁疗护实践进入我国护理临床有很大贡献。此期间成立的还有中国医促会中国肿瘤姑息治疗与人文关怀分会，中国老年保健医学研究会缓和医疗分会等。2016年，中国儿童舒缓治疗专项基金成立。这些委员会或协会极大地促进了中国医疗专业人士对安宁疗护和缓和医疗的认识和接受（表5-3）。

表5-3　中国缓和医疗与安宁疗护学术研究专业组织一览表

成立年份	组织名称	首任会长 / 主委
1965	中华医学会肿瘤学分会	白希清
1981	中华医学会老年医学分会	黄树则
1988	中华医学会医学伦理学分会	杜治政
1992	中华医学会疼痛学分会	韩济生
1993	中国心理卫生协会临终关怀专业委员会	崔以泰
1994	中国抗癌协会癌症康复与姑息治疗专委会	李同度
2011	中国抗癌协会癌症康复工作委员会	史安利
2013	中国抗癌协会肿瘤心理学专业委员会	任军、唐丽丽
2015	中国生命关怀协会人文护理专业委员会	潘绍山
2015	中国医促会中国肿瘤姑息治疗与人文关怀分会	刘巍
2015	中国老年医学学会	范利
2017	中国老年保健医学研究会缓和医疗分会	刘晓红
2018	中华护理学会安宁疗护专业委员会	谌永毅
2019	中国老年学和老年医学学会安宁疗护分会	景军

① 刘继同、袁敏：《中国临终关怀服务体系的历史、现状、问题与前瞻》，《社会工作》，2016年第2期，第34–49页、第123–124页。

对国内文献进行的简要回顾性分析显示，[①]自1989年以来，以缓和医疗安宁疗护为关键词的文献数量一直在增长。相关文献的增长可分为三个时期：1989—1991年为初始阶段，论文数量增长缓慢。1992—2000年为稳定发展阶段，每年约发表50篇论文。2001年以后，论文数量迅速增加，到2016年达到每年300篇。10年来，中国作者在国内期刊上发表的相关论文约有2500篇，在英文期刊上发表的论文约有70篇。

近年来有关疼痛、谵妄、疲劳等末期患者症状控制的研究逐渐增多。生存预测、预立医疗自主计划、缓和医疗教学、悲伤、尊严治疗、终末期患者护理模式、患者和家庭的护理需求、实施安宁疗护对医疗成本的影响、DNR（不实施心肺复苏术）、中医的作用和政策等主题的研究日益丰富。不过，目前还只有少数学者和机构持续参与缓和医疗与安宁疗护领域的研究并积极分享研究成果。

国内发表缓和医疗和安宁疗护研究的主要期刊有《中国医学伦理学》（*Chinese Medical Ethics*）、《医学与哲学》（*Medicine and Philosophy*）、《世界最新医学信息文摘》（*World Latest Medicine Information*）和《护理研究》（*Chinese Nursing Research*）等（表5-4）。有些遗憾的是，发表这类文章的期刊很多并没有入选“中国科技核心期刊”名单。

表5-4 近年有关缓和医疗和安宁疗护期刊论文一览表

论文标题	年份	作者	期刊
Controlled-Release Oxycodone Alone or Combined with Gabapentin for Management of Malignant Neuropathic Pain	2010	Xiao mei Li，Duan qi Liu，Hang yu，Wu Chun Yang，Li Yang	《中国癌症研究：英文版》2010年第1期
现代姑息医学内涵在实践中的演化	2011	李小梅、刘端祺	《医学与哲学（临床决策论坛版）》第2期
姑息治疗对恶性肿瘤死亡病人住院费用变化的影响分析	2012	陈萌蕾、成文武	《中国卫生统计》，2012年，第29卷第5期，第642-645页、第649页
家居晚期癌痛病人的姑息性镇静治疗	2012	李奕、张川、李金祥、姜倩、蒋建军、杨超、陈慧平	《现代预防医学》2012年第6期

① Xiaohong Ning：Hospice and palliative care research in mainland China: Current status and future direction, *Palliat Med*, 2019 Oct.;33（9）:1127-1128，doi: 10.1177/0269216319857495.

续表

论文标题	年份	作者	期刊
在陪伴中与死亡和解	2013	顾晋	《公关世界》2013年第4期
导言：优逝——生命关怀中的题中应有之义	2014	刘端祺、李小梅	《医学与哲学》2014年第5期
晚期癌症患者家属的病情告知态度探究	2014	贾艳岭、黄俊波、谢灵英、李金祥	《医学与哲学（B）》2014年第5期
青岛长期医疗护理保险：政策设计、实施成效与展望	2015	朱秋莲、谭睿	《人口与社会》第3期
中国文化背景下预立医疗照护计划的研究进展	2015	邓仁丽、陈柳柳、史宝欣、陈裕丽、曾仕胤、李晓莉、李子芬	《中华护理杂志》2015年第9期
健康教育对晚癌患者生活质量及生存期研究	2016	吴艳、张川、李金祥	《现代预防医学》2016年第1期
中国健康社会工作实务体系范围与现代医生人文关怀型社会工作角色	2016	刘继同	《人文杂志》第4期
姑息缓和治疗对终末期癌症患者睡眠质量影响的临床研究	2016	李玲、王炜炜、王鹏、何炜、马桂霞、司慧彬、刘砾	《河南医学研究》2016年第10期
临床“知情同意”现状之法律反思	2016	王岳	《中国医院院长》2016年第18期
癌症相关性乏力在心理精神干预的研究进展	2017	宋丽莉、唐丽丽	《医学与哲学（B）》2017年第1期
北京市癌症疼痛管理规范（2017年版）	2017	李萍萍、吴晓明、刘端祺、李小梅、安广宇、王薇、杨阳	《中国疼痛医学杂志》2017年第2期
癌症患者谵妄：评估与管理	2017	何毅、唐丽丽	《医学与哲学（B）》2017年第7期
癌症患者化疗相关的预期性恶心呕吐（综述）	2017	庞英、唐丽丽	《中国心理卫生杂志》2017年第7期
上海市部分社区医养结合中医药服务现状调查分析	2017	徐枫、宋慧君、施永兴、季晖、季文英	《中国初级卫生保健》2017年第9期
旋复花代赭石汤联合西药治疗肿瘤恶病质恶心呕吐的临床研究	2017	李玲、马桂霞、司壮丽、王鹏、王炜炜、袁慧丽、何炜、高天慧	《时珍国医国药》2017年第10期
甲氧氯普胺联合氟哌啶醇对癌性恶心呕吐的疗效及生活质量的影响	2017	李玲、王炜炜、王鹏、司壮丽、马望、马桂霞、孟雨姗、刘烁	《广东医学》2017年第13期

续表

论文标题	年份	作者	期刊
北京协和医院安宁志愿者的陪伴体验调查	2018	陶鑫、宁晓红	《中国医学科学院学报》2018 年第 3 期
我国居家临终关怀服务发展的 SWOT 分析	2018	徐芳、王伟、施永兴、严非	《医学与社会》2018 年第 3 期
护士在安宁疗护中的角色和地位	2018	谌永毅、成琴琴、刘翔宇、李旭英	《中国护理管理》2018 年 3 月 15 日第 18 卷第 3 期
导言：安宁疗护离不开药物治疗	2018	刘端祺	《医学与哲学（B）》2018 年第 4 期
Hospice and Palliative Care in Mainland China: History, Current Status and Challenges	2018	Xiaohong Ning	《中国医学科学杂志（英文版）》2018 年 04 月
中国安宁疗护的多元化反思	2018	贺苗、曹永福、王云岭、李振良、李玲、张新庆、傅侃达、李飞、张云龙	《中国医学伦理学》2018 年第 5 期
吗啡与癌性疼痛的缓解	2018	李金祥	四川科学技术出版社 2018 年 6 月
伦理视野下的安宁叙事实践与价值	2018	陈德芝、施永兴、吴玉苗、徐东浩	《医学与哲学（A）》2018 年第 7 期
意识不清患者紧急救治代理人制度的流变与展望	2018	王岳	《医学与哲学（A）》2018 年第 8 期
艾灸联合口服药物改善难治性癌性恶心呕吐的临床观察	2018	李玲、马桂霞、司壮丽、王鹏、袁慧丽、马望、高天慧	《针刺研究》2018 年第 10 期
姑息护理对癌症晚期患者癌因性乏力的影响	2018	韩琳、李玲、司壮丽	《广东医学》2018 年第 13 期
我国近十年临终关怀研究热点的 CiteSpace 分析	2018	李玉婷、杨琳	《医学与哲学》2018 年第 39 卷第 1 期第 33-36 页
基于 BICOMB 的临终关怀研究现状分析	2018	董秀娟、史宏睿、张瑛、郭晓燕	《全科护理》2018 年第 16 卷第 13 期第 1549-1551 页
基于六步法课程开发模式的肿瘤科护士姑息照护培训课程的设计与实践	2018	赵文娟、张晓菊、黄喆、陆箴琦	《中华护理教育》2018 年第 12 期
癌症终末期患者谵妄的发生情况及影响因素分析	2019	冯勤、李玲、马望、王鹏、李思思、刘梦月	《中华护理杂志》2019 年第 2 期

续表

论文标题	年份	作者	期刊
营养支持治疗联合抗阻运动改善肿瘤恶病质症候群患者生活质量的临床效果研究	2019	李玲、马桂霞、司壮丽、王鹏、袁慧丽、马望、高天慧、王炜炜	《中国全科医学》2019年第3期
NCCN指南2018心理痛苦管理第二版对我国癌症患者心理痛苦管理实践的启示	2019	程绪平、陈萍、冯丹、唐丽丽、高林春、张庆玲	《中华肺部疾病杂志（电子版）》2019年第4期
社区安宁疗护服务实践与思考	2019	吴玉苗、奉典旭、施永兴、姚志刚	《中国护理管理》2019年第6期
预立医疗照护计划对终末期恶性肿瘤患者的干预作用	2019	朱明兰、邓仁丽、崔伟、张婕、田晓静、刘少娟、王琳	《中国老年学杂志》2019年第7期
Hospice and palliative care research in mainland China: Current status and future direction	2019	Xiaohong Ning	*Palliative Medicine* 2019.7
预立医疗照护计划对终末期恶性肿瘤患者的干预作用	2019	朱明兰、邓仁丽、崔伟、张婕、田晓静、刘少娟、王琳	《中国老年学杂志》2019年第7期
《医学预嘱书》和《医疗选择代理人委托授权书》示范文本专家共识（2019年第一版）	2019	王岳	《中国医学伦理学》2019年第8期
上海市社区卫生服务中心安宁疗护服务提供和补偿研究	2019	徐嘉婕、彭颖、施永兴、吴玉苗、刘统银、王力男	《中国卫生经济》2019年第8期
安宁疗护医生麻醉药品相关知识掌握分析——基于上海市社区卫生服务中心的调查	2019	刘爽、严非、施永兴、杨婧、王伟	《医学与哲学》2019年第12期
国外安宁疗护满意度及影响因素的研究进展	2019	金蕾、曾洁、潘丽、孙垚、李亚芳、史宝欣	《医学与哲学》2019年第14期
预立医疗照护计划在医学生中培训的研究进展	2019	丁多姿、邓仁丽、陈柳柳、缪佳芮、邱业银、张江辉	《护理研究》2019年第16期
COPD患者预立医疗照护计划的研究进展	2019	田丽、李梦媛、李佳倩、朱冰洁、张青月、阎玲	《护理学报》2019年第17期
晚期肿瘤患者预立医疗照护计划干预模式的研究进展	2019	邱业银、张江辉、缪佳芮、陈柳柳、邓仁丽	《中国全科医学》2019年第21期

 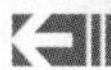

四、社会与团体

中国的缓和医疗和安宁疗护要健康地长入社会肌体，要从文化心理上蔚然成风，离不开来自公众的认同和参与。近年来，越来越多由政府和各类学术研究机构、院校社团举办的大型调研、论坛和会议是这种进程的反映（表5-5）。2006年成立的中国生命关怀协会是首先进入这个领域的国家级社团组织。2013年成立的北京生前预嘱推广协会在推出供中国公民使用的生前预嘱文本的同时，为推动全国政协召开的“推进安宁疗护工作”协商双周座谈会做出了应有的努力。北京十方缘公益基金会、上海浦东手牵手生命关爱中心、中国安宁疗护与缓和医疗发展基金会、仁爱慈善基金会以及生活禅文化公益基金会等非营利组织的积极行动，极大地丰富了公众对缓和医疗和安宁疗护的认知。其中，北京生前预嘱推广协会联合解放军总医院国家老年疾病临床医学研究中心和中国老年医学会连续三年成功举办的缓和医疗（安宁疗护）国际高峰论坛暨艺术行动和由北京大学医学人文研究院举办的每年一届的北大清明论坛都有很好的社会反响。为指导临床实践和满足大众了解缓和医疗和安宁疗护的需求，媒体和出版机构都做出了积极回应，在知识和理念普及上起到了积极的作用（表5-6）。众多的志愿者组织也积极参与对长者或生命末期患者的照顾（表5-7）。如十方缘的缓和医疗志愿队，七彩叶缓和医疗临床服务和北京协和医院、北京海淀医院的志愿队都有坚持多年的临床服务。他们的临床服务水平是中国缓和医疗发展水平和公众参与的重要指标。截至目前，全国已注册的实名志愿者约5700万名，志愿服务组织38万多家。相比而言，当前专门从事缓和医疗和安宁疗护的志愿者人员还是相对偏少，公众参与志愿服务的积极性也亟待提升。

表5-5　缓和医疗大型会议和社会活动一览表

会议或活动名称	年份	主办方	地点	简介
安乐死的社会、伦理和法律学术研讨会	1988	由中国社会科学院哲学研究所、中华医学会、中国自然辩证法研究会、中国法学会、上海医科大学人文社科部等单位发起	上海	我国第一次全国性安乐死专题讨论会，标志安乐死与临终关怀成为学术议题

续表

会议或活动名称	年份	主办方	地点	简介
全国首次临终关怀研讨会	1991	天津医学院临终关怀研究中心	天津	标志临终关怀理论研究、政策研究与服务研究进入崭新的发展阶段
首届东西方临终关怀国际研讨会	1992	天津医学院临终关怀研究中心与美国东西方死亡教育研究学会联合筹办	天津	首届东西方临终关怀国际研讨会
第五届全国临终关怀学术研讨会	2005	中国心理卫生协会	北京	
首届生命关怀论坛	2006	中国生命关怀协会	广州	
临终关怀（舒缓疗护）伦理与实践国际研讨会	2014	政府指导	上海	
“推进安宁疗护发展”全国专题调研	2015	全国政协教科文卫体委员会	北京、上海等地	全国政协副主席韩启德率教科文卫体委员会调研组，就“推进安宁疗护发展”专题在北京、上海、浙江省和河南省等地调研
全国政协“推进安宁疗护工作”双周协商座谈会	2016	全国政协	北京	全国政协 2016 年 4 月 21 日在京召开第 49 次双周协商座谈会，围绕“推进安宁疗护工作”建言献策。全国政协主席俞正声主持会议并讲话
北京大学清明论坛	2018	北京大学医学人文研究院	北京	来自医学、哲学、生死学、生死教育、殡葬界等领域的专家学者共 400 余人参加
缓和医疗（安宁疗护）国际高峰论坛暨艺术行动	2018	北京生前预嘱推广协会联合解放军总医院国家老年疾病临床医学研究中心和中国老年医学会	北京	自 2016 年以来连续三年成功举办，来自美国、英国、澳大利亚和中国，中国香港特区、中国台湾地区的多位顶尖缓和医疗专家及各界人士近 2000 人参与盛会
首届“中华护理学会全国安宁疗护护理新进展研讨会”	2018	中华护理学会	长沙	大会聚焦安宁疗护的学科前沿，围绕专业、创新、人文的主题，对安宁疗护护理新征程开展研讨

续表

会议或活动名称	年份	主办方	地点	简介
2018海峡两岸医养结合老年医学照护高峰论坛暨继续医学教育项目培训班	2018	郑州市第九人民医院	郑州	致力于共同促进老年医学、医养结合及安宁疗护学科的发展
全国安宁疗护学术交流会议	2019	中华护理学会	汕头	
“科学·文明”系列学术讲座	2019	北京大学科技医史系和文研院		
中国老年学和老年医学学会2019学术大会安宁疗护分论坛	2019	中国老年学和老年医学学会安宁疗护分会	北京	安宁疗护分会成立大会暨中国安宁疗护事业发展论坛

表5-6　公共出版物一览表

作者	书名	出版社	年份
崔以泰、黄天中	《临终关怀学理论与实践》	中国医药科技出版社	1992
孟宪武	《话说临终关怀》	上海文化出版社	1995
崔以泰、孟宪武、史宝欣	《中国临终关怀研究》	天津科技出版社	1997
李义庭、李　伟、刘　芳等	《临终关怀学》	中国科学技术出版社	2000
孟宪武	《临终关怀》	天津科学技术出版社	2002
施永兴、王光荣（主编）	《中国城市临终关怀服务现状与政策研究》	上海科技教育出版社	2010
施罗德（编著）	《人生终站的陪伴——临终关怀百题》	上海交通大学出版社	2012
李慧玲（主编）	《临终关怀指导手册》	苏州大学出版社	2014
施永兴（主编）	《临终关怀学概论》	复旦大学出版社	2015
罗点点	《我的死亡谁做主》	作家出版社	2011
中国医学论坛报社	《死亡如此多情》	中信出版社	2013（2019年再版）
北京生前预嘱推广协会、中国医学论坛报社	《死亡如此多情Ⅱ》	生活·读书·新知三联书店出版社	2015
王一方（主编）；[美]阿图·葛文德（Atul Gawande）	《最好的告别》	浙江人民出版社	2015

续表

作者	书名	出版社	年份
王一方（主编）；[美]杰尔姆·格罗普曼、帕米拉·哈茨班德	《最好的抉择》	浙江人民出版社	2016
顾晋	《无影灯下的故事》	化学工业出版社	2016
宁晓红、曲璇（主编）	《安宁缓和医疗症状处理手册》	中国协和医科大学出版社	2017
[美]玛姬克拉兰、派翠西亚克莉	《最后的拥抱》	华夏出版社	2017
索甲仁波切	《西藏生死书》	浙江大学出版社	2018
凌锋	《随风而思》	世界图书出版公司	2019
[美]舍温·努兰	《死亡之书》	中信出版社	2019
偶尔治愈	《生死之间》	中信出版社	2019

表5–7　缓和医疗志愿者组织一览表

志愿者组织名称	所属机构名称	志愿服务项目
仁爱慈善	北京仁爱基金会	生命关怀
手牵手生命关怀发展中心志愿者	上海手牵手生命关怀发展中心	“守护天使”临终关怀服务
十方缘老人心灵呵护小组	北京十方缘老人心灵呵护中心	临终服务
慈慧志愿者	上海慈慧公益基金会	安宁陪护
七彩叶安宁缓和医疗暨临床服务志愿者	北京生前预嘱推广协会	病房服务，公益讲座、毛毛雨沙龙
北京协和医院安宁志愿服务队	北京协和医院安宁志愿者团队	医疗助老行
北京海淀医院安宁志愿者	北京海淀医院安宁疗护病房	安宁陪护
启明星生命关怀中心志愿者	山东济南启明星生命关怀中心	安宁疗护技能培训

五、教育与培训

近年来，中国安宁缓和医疗的相关培训快速发展。在2017年国家卫生健康委颁布安宁疗护试点以前，安宁缓和医疗培训主要由医院科室、学会协会组织及公益组织承办，内容以理论和国际实践案例介绍为主。安宁疗护试点城市启动以后，全国各地陆续开展教育培训，特别是2019年第二批71个安宁疗护试点城市实施后，由各地卫生健康委委托当地医院开展的培训如火如荼地开展起来。

临床实操、实践个案分析及沉浸体验式探索在培训内容上日益增多。其中，四川、河北和辽宁已启动省级安宁疗护培训中心，从教育培训、业务服务、质量管理和考核评估多个方面推动安宁缓和医疗发展。

在教育层面上，全国有包括北京协和医学院、北京大学医学部、中国医科大学、华西医科大学等十几所大学开设了有关缓和医疗和安宁疗护面向本科生或研究生的选修课程。这门课程已在2019年成为北京协和医学院临床研究生的必修课程（表5–8）。

表5–8　缓和医疗教育与培训

课程或培训名称	主办单位	简介	年份
《死亡哲学》选修课	武汉大学	武汉大学段德智教授率先开设死亡哲学的选修课，第一次尝试将这门学科形成课程推入高校	1991
《姑息医学》选修课	四川大学华西公共卫生学院	24学时的理论教学，6小时临床实践，共2500余名学生选修该课程。2006年开始招收《姑息医学》研究生，两名研究生均已毕业	2006
《姑息治疗》选修课	北京大学医学院	北医率先在全国医学院校中针对本科生开设《姑息治疗》选修课，上下两个学期都有开设，每学期18 ~ 20个学时	2011
《舒缓医学》必修课	北京协和医学院研究生院	针对研究生开设一门新选修课《舒缓医学》。课程共40个学时，并开设了首个面向研究生的《舒缓医学》慕课课程，2019年成为北京协和医学院临床研究生的必修课程	2014
姑息治疗与临终关怀社会工作者资格培训暨继续教育	李嘉诚基金会全国宁养医疗服务计划、中国抗癌基金会癌症康复与姑息治疗专业委员会、中国社会工作教育协会	来自全国各地的110名学员参加包括“社会心理照顾、伦理议题、哀伤辅导、灵性照顾、领导力”等内容的精彩培训	2015
中英联合培训	北京生前预嘱推广协会	与全球缓和医疗发源地英国圣克里斯托弗合作开展缓和医疗培训师培训，以培养中国安宁缓和医疗学科带头人。目前已开展3期，已培养了64名缓和医疗培训师学员，分布在全国27个城市、43个医院或机构	2016—2019

续表

课程或培训名称	主办单位	简介	年份
肿瘤内科安宁疗护工作推进培训、老年安宁缓和医疗进阶培训	北京协和医院	老年安宁缓和医疗培训班、缓和医疗主任培训、老年安宁缓和医疗进阶培训班，推进医护人员对缓和医疗的认知、理解和实践	2016—2019
老年安宁缓和医疗主任培训班	中国老年医学研究学会缓和医疗分会	邀请中国台湾地区著名缓和医疗专家共同授课，结合学员在临床中遇到的实际案例，为参会学员带来实际工作中需要的实用知识	2017
全国安宁疗护（临终关怀）岗位执业资格培训	中国生命关怀协会上海市卫生和计划生育委员会	致力于培养一批有利于推进城市临终关怀服务的高水平、高素质的临终关怀岗位执业资格人员	2017
全国安宁疗护试点工作人才队伍能力建设培训班	国家卫生计生委家庭发展司、北京协和医院老年医学科	为来自卫生计生委首批5个试点地区的行政及一线医务人员共60余人进行关于“安宁疗护”的基础知识培训，为期两天半	2017
安宁疗护试点工作临床实践技能进阶培训	郑州市第九人民医院	解读国家方针政策、讨论专业医护人员临床用药以及简明教程等	2018
辽宁省首届安宁疗护护理培训班	辽宁省护理学会、辽宁省肿瘤护理培训中心	向全省推广安宁疗护理念，临床经验，积极促进专业人才的培养及安宁疗护事业的发展	2018
四川省安宁疗护培训中心	四川大学华西公共卫生学院华西第四医院	安宁疗护教育培训、业务指导、质量控制、考核评估等工作	2018
辽宁省安宁疗护培训中心	中国医科大学附属盛京医院	第一次课程分为医师班和护理班。两大类别培训的课程体系分为三个等级，即基础班、进阶班和高级班	2018
临终关怀的理论、进展与实践	南京医科大学护理学院	由高校教师、科研博士、临床专家组成师资团队，以理论讲授、课堂讨论、临床实践的形式，从理论和实践两方面兼顾课程的实用性	2018
《缓和医学》选修课	中国人民解放军研究生院	涉及缓和医学概论、生前预嘱、安宁疗护、症状管理、心理社会肿瘤学、维生医疗、人文关怀等	2019
生死教育	四川大学华西临床医学院护理院	剖析尊严死的内涵，讲解生前预嘱、预立医疗照护计划和预前指示国内外发展情况以及相互间的区别与联系	2019

续表

课程或培训名称	主办单位	简介	年份
安宁疗护专科护士培训班	中华护理学会安宁疗护委员会	对190名来自全国各地的专科护士开展培训	2019
安宁疗护试点工作临床实践与专科建设培训班	河南省卫生健康委	采取理论教学和实践教学两部分，理论部分包括国家安宁疗护试点工作政策解读、安宁疗护理念与理论，实践部分包括收治患者情况、镇痛镇静、情绪疏导、芳香治疗、音乐治疗	2019
河北省安宁疗护培训班	河北省卫生健康委	安宁疗护的起源发展与展望、安宁疗护实践指南、疼痛治疗、营养支持、心理辅导、生前预嘱、护理实践等	2019
河北省安宁疗护培训中心	河北中医学院、河北医科大学第四医院、河北医科大学第二医院、唐山市人民医院、邯郸市中心医院、河北北方学院附属第一医院、邢台市人民医院、沧州医学高等专科学校	基地将在提高从业人员综合素质、提升安宁疗护服务质量上下功夫，以推进全省安宁疗护事业发展。省卫生健康委要求，各培训基地要严格按照全省安宁疗护培训基地建设的各项要求，不断加强组织管理、完善培训制度、充实教学设施、壮大师资队伍、优化培训结构、提高生活条件，逐步探索形成安宁疗护培训的长效机制，促进全省安宁疗护服务向专业化、规范化迈进	2019
2019年安宁疗护专委会学术年会	四川省华西第四医院	由10名专家带来讲座11个。对完善安宁团队的建设、多种服务模式的探索、加强安宁疗护共建共享、开展安宁疗护研究工作进行具体讲解	2019

六、国际化比较和结语

世界缓和医疗联盟（Worldwide Palliative Care Alliance）受世界卫生组织委托发布的2006年和2014年两版世界临终缓和医疗地图集（Global Atlas of Palliative Care at the End of Life）是目前被认可的全球性缓和医疗供给的对比性研究。

2006年版首次尝试使用四部分类型学方法（four-part typology）描绘全球234个国家和地区安宁缓和医疗服务的发展水平。

在这份报告中，用黄、蓝、红、绿分别将服务提供的4个不同阶段区分展示出来，同时，将4个阶段的特征分列如下（表5-9）。

表5-9　全球安宁缓和医疗服务4阶段（2006年版）

阶段	特　征	代表国家及地区
第1阶段（黄色）	没有已知切实开展的任何安宁缓和医疗服务或相关活动	阿富汗、朝鲜等79个国家及地区
第2阶段（蓝色）	虽然还没有开始实施安宁缓和医疗服务，但已具备能够开展服务的人力资源，并且向政策制定者及医疗卫生机构进行了宣传和倡导。开始着手机构、人力、政策等方面的能力建设，如举办研讨会、参加海外培训、向政策制定者建言献策及发展初期服务等	土耳其、卡塔尔等41个国家及地区
第3阶段（红色）	部分地区能够提供安宁缓和医疗服务，且多为居家照护模式，社会也开始小范围关注并支持此理念，能够得到部分资金的资助，且资金多来源于慈善捐赠；吗啡等药物允许供应，从业人员能够接受到相关培训等	中国、韩国等80个国家及地区
第4阶段（绿色）	能够在较多的场所提供安宁缓和医疗服务，服务提供者范围较广、服务项目种类丰富，社会广泛关注并支持此理念，并且与医疗卫生服务体系整合，在政策影响力、教育培训机构建立、学科建设、科研以及国家级协会建设等方面日臻完善	英国、美国等35个国家及地区

这个分析认为，世界上只有一半的国家及地区提供一定程度上的安宁缓和医疗服务。中国处于第3阶段，与印度、俄罗斯等归属一个阶段，而与英国、美国、日本为代表的第4阶段存在明显差距。

2014年版的分类方法，将原第3阶段和第4阶段细分成3a和3b，4a和4b（表5-10）。

表5-10　全球安宁缓和医疗服务4阶段（2014年版）

阶段	特　征	代表国家及地区
第1阶段	没有开展任何安宁缓和医疗服务或相关活动	阿富汗、朝鲜等75个国家及地区
第2阶段	虽然还没有开始实施安宁缓和医疗服务，但在社会上已进行广泛宣传和倡导。开始着手机构、人力、政策等方面的能力建设，如举办研讨会、参加海外培训、向政策制定者建言献策及发展初期服务等	玻利维亚、卡塔尔等23个国家及地区
第3a阶段	有少部分安宁缓和医疗服务提供，且多为居家照护模式，缺乏足够支持，资金多来源于慈善捐赠；吗啡等药物供应有限	巴西、泰国等74个国家及地区

续表

阶段	特　征	代表国家及地区
第 3b 阶段	有场所提供安宁缓和医疗服务、资金来源增多、阿片类药物可获得性有所提高。在社区层面，开始有一些独立于医疗卫生系统之外的机构提供服务；相关机构提供专业教育培训	印度、土耳其等 17 个国家及地区
第 4a 阶段	安宁缓和医疗服务与主流的医疗卫生服务提供开始进行初步整合；在许多场所开始提供相当数量的服务；服务提供者及服务模式多元化；部分医疗工作者和社区提供安宁缓和医疗服务的意识有所提升；吗啡和其他强镇痛药物的可获得性提高；政策扶持安宁缓和医疗服务的供给还有一定局限；相当一部分组织开展持续性的专业教育培训；全国性的安宁缓和医疗服务专业协会成立	中国、新西兰等 25 个国家及地区
第 4b 阶段	安宁缓和医疗服务与主流的医疗卫生服务提供能够全面整合；社会各个层面广泛提供不同模式的安宁缓和医疗服务，并受到足够重视；吗啡和其他强镇痛药物不受极量限制；安宁缓和医疗服务对于公共卫生政策有重要影响；教育培训得到社会认可；与大学开展学术合作；拥有国家级安宁缓和医疗服务专业协会	英国、日本等 20 个国家及地区

时隔8年，中国已经跻身至第4a阶段，与马来西亚、新西兰、荷兰、西班牙等国家并列，但仍与美国、英国、日本、新加坡、德国等第4b阶段的国家及地区存在一定的差异。

无论是这个对比性研究，还是被更多作者引用的《经济学人》发布的“2015年全球死亡质量——安宁缓和疗护排名”（中国在80个国家与地区的综合排名中位列第71位），都是发生在中国以指导身份加入缓和医疗的发展之前；如果按照世界卫生组织提倡的缓和医疗发展的公共卫生模式（图5-1），由于中国相关政府部门自2015年以来对缓和医疗发展主体的大力支持，以及由此带动的全社会的积极响应，评价如今的中国缓和医疗发展水平，将得到与上述文献相比已经大幅进步的结果。

当然，即便如此，中国缓和医疗的发展仍然面临着许多困难。这项与人类发展指数水平密切相关的事业，只有来自政策主导、药物可获得性、教育和培训以及实施细则的全面配套，同时拥有合理的发展机制和以此为依托的资源配置安排（图5-1），方可避免昙花一现而获得延绵不绝的可持续性前进。

政策主导
- 缓和医疗纳入国家医保计划、政策及相关规定
- 资金/服务支持缓和医疗的开展
- 关键药物
- 政策制定者、监管部门、世界卫生组织、非营利组织机构

药物可获得性
- 阿片类药物，基本医疗药物
- 进口医疗配额
- 成本
- 处方
- 经销
- 药物分发
- 监管

（药剂师、药品监管机构、执法人员）

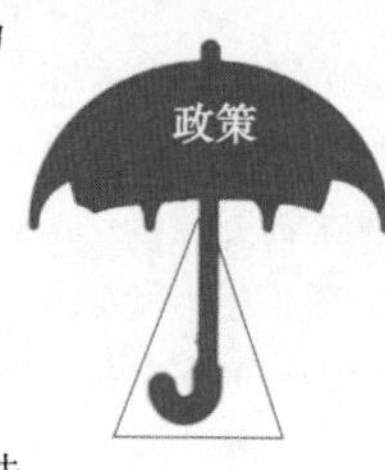

教育和培训
- 媒体与公众倡导
- 专业课程，培训课程（专业人员、受训人员）
- 专业培训
- 家庭照护培训与支持

（媒体和公众、卫生保健提供者和学院、缓和医疗专家、家庭照护者）

实施细则
- 领导者倡导
- 给予培训的人力资源
- 策略与业务计划（医院，基础医疗建设）
- 标准，指导方针

（社区和临床领导、管理员）

图5-1　缓和医疗发展的公共卫生模式图

第六章　中国缓和医疗发展的难关与路径前瞻

高　山

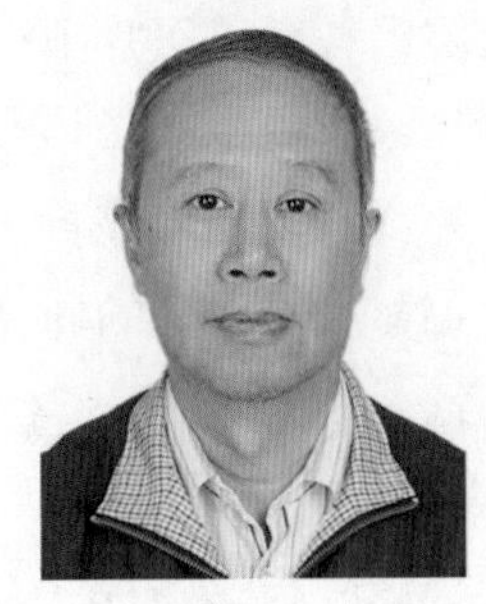

高山

国家卫生健康委统计信息中心特聘专家；农业农村部农产品质量安全专家委员会、农产品质量安全风险评估委员会委员。

曾任国务院农村发展研究中心发展研究所发展研究室主任，信息室主任。

缓和医疗作为医疗服务的一种手段，已经被中国的大多数医生所接受；作为医学的一个分支，正在引起医学界日益增长的兴趣；作为蕴含人类生死观的一个意识载体，正在不断地被越来越多的社会群体所崇尚；作为一项体现人类生存权利的具体表达，正在被国家立法及行政当局所关注。不过，作为我国现实的医疗实践，缓和医疗却在发展中呈现出不可小觑的困难，甚至有些被实践者视为在现有环境下难以逾越的障碍。显然，这种困境与我国现行医疗卫生制度的环境密切相关。

本章以政策研究的视角和方法，通过对现行医疗卫生体制的分析和梳理，寻找制约缓和医疗发展的深层次原因。不仅力求客观描述这些涉及发展机制的关键问题，更在改革背景下探索中国缓和医疗发展的正确路径。

一、我国缓和医疗当下的生存条件

（一）我国现行的医疗服务体系

我国现行的基本医疗服务体系是按照社区基层医疗卫生机构、县及县级市域医院以及县以上医院分级构建的。

1.基层医疗卫生机构　我国城市地区以社区卫生服务中心为主体的医疗服务网络和农村地区以乡镇卫生院、村卫生室为基础的医疗服务网络，是与全体城乡居民关系最为密切的医疗机构。其主要职能是提供预防、保健、健康教育、疾病管理，为居民建立健康档案，常见病、多发病的诊疗以及部分疾病的护理、康复，接收医院转诊患者，向医院转诊超出自身服务能力的患者等基本医疗卫生服务。这类医疗机构数量多、分布广、与居民最接近，理应成为承担缓和医疗服务的主体机构。

2.医院 这类机构是我国提供基本医疗服务的主体，主要承担急危重症和疑难病症的诊疗、突发公共卫生事件医疗处置和救援，以及健康教育等医疗卫生服务，并开展对基层医疗卫生机构的业务指导、医学教育、医疗卫生人员培训和医学科学研究等工作。由于公立医院按照政府的医疗服务资源规划，在自身服务人口及服务半径内，对基层医疗卫生机构负有业务指导和人员培训的职责，因此，医院应该成为缓和医疗服务的推动者和技术供给者。

分析表明，我国现行的基本医疗卫生服务体系为缓和医疗服务留有足够的发展空间。在2016年中共中央和国务院发布的《"健康中国2030"规划纲要》中，甚至把缓和医疗与康复、老年病、长期护理、慢性病管理并列，作为有待加强的接续性医疗机构来建设。在《中华人民共和国基本医疗卫生与健康促进法》中，进一步把安宁疗护与预防、保健、治疗、护理、康复并列，作为各级各类医疗卫生机构必须提供的基本医疗服务内容。显然，缓和医疗服务目前遇到的主要障碍因素，不是法律认定、行政许可、体制包容和道德意识方面的问题，而是运行过程中的具体制度安排和深层机制作用问题。

（二）我国现行的医疗支付体系

我国的医疗支付体系在历史上有过多次重大变化。进入21世纪以来,在政府推动下，逐步建立了由公费医疗、城镇职工医疗保险、新型农村合作医疗和城镇居民医疗保险共同组成的社会医疗保险制度及其支付体系。

支付体系的设计，关乎医疗机构的行为方式和医疗服务人员的行为动机，是形成特定管理制度下所有参与主体运作机制的主要因素。遗憾的是，目前医保无论针对基层服务、急危重症住院医疗还是长期照护，全部实行按国家定价、按项目支付；加之政府定价中对体现医务人员劳动价值的项目定价过低，对大型设备使用定价偏高；政策规定公立医院可以通过医疗服务获取一定收入以弥补财政投入不足。这些政策的综合作用制约着我国缓和医疗服务的实践进程。

（三）缓和医疗的技术标准

1. 缓和医疗机构设置标准 按照我国医疗机构管理的相关规定，机构获得行政部门审批的前提条件之一，是该机构具备的条件和配置必须符合医疗卫生行政部门制定的技术标准。

我国卫生部在1994年发布的医疗机构管理条例实施细则中规定了12类医疗机构的设置标准，其中第11类是护理院、站。文件指出：护理服务机构是指由护理人员组成的，在一定社区范围内，为长期卧床患者、老人和婴幼儿、残疾人、临终患者、绝症晚期和其他需要护理服务者提供基础护理、专科护理、根据医嘱进行处置、临终护理、消毒隔离技术指导、营养指导、社区康复指导、心理咨询、卫生宣教和其他护理服务的医疗机构。护理院基本设置标准如下：床位总数在20张以上；至少设有治疗室、注射室、处置室、消毒供应室。每床至少配备0.6名护理人员，每10床至少配备1名具有主管护师职称以上的护士，护士与护理员之比为1∶2，至少有1名专职或兼职的具有主治医师以上职称的医师。每床建筑面积不少于30平方米；病房每床净使用面积不少于5平方米。有必要的医疗护理用具及设备；有物品、环境的消毒和灭菌设备；有洗澡设施；应配备80种以上基本药品。

尽管准入标准并不高，但由于政府对以医护人员劳务为主的服务定价过低，这类机构根本无法维持基本运营和生存，因此发展严重迟滞。以北京市为例，2009年登记注册的护理院仅有3所，共170张床位。

2011年，卫生部对1994年发布的护理院基本标准进行了修订，形成了《护理院基本标准（2011版）》，设置条件大幅提高。这一新版标准使不少社会投资者望而却步。近年来，尽管政府在宣传提倡这项工作，但北京市登记注册的护理院及床位仍然增速缓慢（表6-1），与拥有2000多万常住人口的人口规模与社会需求严重不符。

表6-1 北京市护理院建设发展统计表（2009—2018年）

项目	2009年	2010年	2011年	2012年	2013年	2014年	2015年	2016年	2017年	2018年
机构数（个）	3	3	3	5	6	6	7	8	9	9
实有床位（张）	88	20	20	70	70	100	100	150	240	190
编制床位（张）	170	20	20	70	70	100	100	150	240	190
出院人次（人次）	279	19	19	36	72	1	0	7	7	56

注：数据来源于北京市卫生信息中心医疗卫生机构年报表，机构范围为护理院。

2. 缓和医疗操作技术指南 2017年国家卫生和计划生育委员会相继发布了《安宁疗护中心基本标准和管理规范（试行）》《安宁疗护实践指南（试行）》。《安宁疗护实践指南（试行）》相当于一套完整的缓和医疗操作手册，基本涵盖了缓和医疗所涉及的症状控制、舒适照护、心理、精神及社会支持等方面。在症状控制指南中，对缓和医疗患者可能发生的疼痛、呼吸困难、咳嗽/咳痰、咯血、恶心/呕吐、呕血/便血、腹胀、水肿、发热、厌食/恶病质、口干、睡眠/觉醒障碍（失眠）、谵妄13种主要症状，分别就评估观察、治疗、护理的具体操作方法和注意事项做了细致的指示。在舒适照护指南中，对缓和医疗机构的病室环境管理、病床单位管理、口腔护理、肠内营养的护理、肠外营养的护理、静脉导管的维护、留置导尿管的护理、会阴护理、协助沐浴和床上擦浴、床上洗头、协助进食和饮水、排尿异常的护理、排便异常的护理、卧位护理、体位转换、轮车与平车使用等诸多内容进行了指导。在心理支持和人文关怀指南中，缓和医疗特有的心理社会评估、社会支持、死亡教育、哀伤辅导也尽在其中。

这套机构建设标准、管理标准及医疗技术指南发布后，我国各地相继出现现有医院中的缓和医疗病房，也出现了一些新报批的专业缓和医疗机构，为数不多，带有明显的试探性质。但是无论如何，这套标准和指南都是我国缓和医疗发展中的一个重要事件。

（四）关于缓和医疗机构的多种办医形式

1. 政府支持 在国务院2019年6月发布的《关于促进社会办医持续健康规范发展意见的通知》中，大幅度放宽了对社会办医的各方面制约，在政府支持、简化审批、公立医院合作、优化运营管理医疗保险支持、发展互联网医疗等各个方面，消除过去民营医院与公立医院无法公平竞争的规定和做法，提出服务范围“非禁即入”、行政审批“应减尽减”的原则。意见在拓展社会办医空间、扩大用地供给、推广政府购买服务、落实税收优惠政策等方面做出了很多承诺。特别是提出要严格控制公立医院的数量和规模，为社会办医留足发展空间。支持向社会办基层医疗机构购买服务，开展养老照护、家庭病床、上门诊疗等方便居民的项目。显然，这种支持有利于缓和医疗服务的发展。

2. 社会办医限制降低 意见要求各地政府对社会办医不再做区域总量和空间布局方面的限制，取消床位规模方面的要求。乙类大型医用设备配置实行告知承诺制；对环境影响很小、不需要进行环境影响评估的，实行环境影响登记表备案管理。这些措施大大降低了社会力量进入医疗卫生领域的门槛。

3.允许与公立医院合作　社会办医可以选择加入以公立医院为主的医联体网络，组建专科联盟，承接三级公立医院下转的康复、护理、缓和医疗等业务。对在社区提供这类服务业务的机构，给予税费减免、资金支持、水、电、气、热价格优惠等扶持。实行医师、护士电子化注册；支持医师多机构执业；允许在职、停薪留职的医务人员申请设置医疗机构。

4.扩大社会办医的医保定点覆盖面　基本医疗保险、工伤保险、生育保险、医疗救助等社会保障的定点医疗机构实行动态化管理，将更多符合条件的社会办医机构纳入定点范围。不得把医疗机构的举办主体、经营性质、规模和等级作为定点的前置条件。营利性医疗机构使用符合规定的发票，可以作为医疗保险基金支付的凭证。

5.支持“互联网+医疗健康”的发展　出台互联网诊疗收费政策和医保支付政策，形成合理的利益分配机制。支持医疗卫生机构、符合条件的第三方机构搭建信息平台，开展远程医疗、健康咨询、健康管理服务。

二、制约我国缓和医疗发展的主要因素

（一）公立医院的现行激励机制的影响

按照我国卫生行政部门的统计，在我国居民的医疗卫生支出总额中，有70%用于医院支出。按照国际经合组织国家的可比口径统计，这个比例也高达54%，远高于经合组织国家38%的比例。这说明大多数人寻求医疗服务，首先选择医院。在医院中，公立医院又是医疗服务的主要提供者。从数量上看，我国公立医院占医院总数的一半（2013年为54%），但是拥有的病床数却占了84%，拥有的卫生专业人员占了85%，服务的住院患者占了88%，具有绝对的统治地位。研究缓和医疗服务的发展环境，不研究我国公立医院的行为模式，是没有正确答案的。

1.很强的财务自主权　2009年医改实行“政事分离”“管办分离”原则后，医院在财务财产管理、结余资金使用、服务项目开设、医疗设施建设、医疗设备购置、银行贷款偿还等方面，获得了很大的自主权。加之基本医疗保险的支付比例逐步趋于稳定，政府医疗财政补贴的占比越来越小（全国平均少于业务预算的10%），医院基本建设财务压力普遍增大。

2. 薄弱的问责机制 在制度安排上，医院在改善医疗效率、提高服务质量、履行社会责任方面，需要接受政府及其多个职能部门的监管，但是我国公立医院的主要管理者要由上一级人事部门任命，其行政级别与监管他们的政府官员相同，许多情况下甚至要高于这些官员，在这种管理体系下的公立医院，问责机制是十分薄弱的。

（二）社会办医政策环境的限制

我国社会办医的规模正在急速增长，但是社会资本进入缓和医疗领域的却很少。这与我国医疗制度环境的影响有关，也与社会办医普遍遇到的挑战相一致。

1. 民办医疗机构逐利机制的作用明显 几乎所有省份都鼓励社会力量在公立医疗机构服务不足的地区开办服务，特别是农村地区、偏远地区、新建城镇以及城乡接合部。很多省份鼓励民间资本在目前资源缺乏或能力薄弱的领域进行投资，如康复医疗、疗养护理、老年病和慢性病管理等。一些省份鼓励民营机构在社区和乡镇卫生服务中心提供基本服务。有些省份比较重视传统中医、回医或藏医。但是民营机构都愿意留在医疗资源本来已经很充分的城镇地区，投资在能带来较高利润的非基本服务领域，如VIP服务、过度处方、整容手术、体检业务上。这种状况不利于缓和医疗领域的社会资本进入。

2. 民办医疗机构医保定点难 民营医院面临着医保报销方面的制约，导致患者倾向于去公立机构就诊。不是所有城市都允许民营机构参加医保定点医院网络；而在医保报销涵盖民营机构的城市，医保资金也是首先面向公立机构，只有当资金有富余时，才面向民营机构。最新的改革措施将改变这种做法，正在考虑将越来越多的民营医院列入社会医疗保险网络，采用与公立医院相同的报销条件。那些被批准加入医保报销的民营机构表示，加入医保报销网络后患者数量大幅增加，包括很多远道而来寻求专科治疗的患者。

3. 税收政策不一致 达到加强社会办医的政策目标需要一致且透明的税收政策的支持。重要的是要澄清民营医疗机构是否应享有与其他行业相同的优惠税收待遇；医疗服务属于基本公共服务，但使用类似于其他商业行业的税收政策，这两者之间是否存在矛盾。

4. 进入医疗服务市场困难 尽管近年来国务院一再强调鼓励社会办医的政策，如放宽准入门槛、拓宽融资渠道、促进资源流动、改善监管环境等。但是在公立医疗机构的挤压下，民营医疗机构的发展仍面临着很多制约。例如，公立医院对于医务人员的隐形垄断，使民营医疗机构招聘合格专业医务人员难、扩张业务审批难、分支机构合并财务难。

下面是一位参与缓和医疗机构开办工作的同事发表在《健康报》上的文章摘录：

笔者所在的中心是武汉市第一家安宁疗护中心。笔者认为，在我国开展安宁疗护工作是非常必要的，是一项利国利民的好事。然而，对这个行业有了一定的了解后，很有必要对目前的安宁疗护热泼点冷水。

第一，安宁疗护赚钱难。

安宁疗护实行的是缓和医疗，很多检查和治疗是不做的，每位患者的收费只有几千元，不是一个赚钱的科室。国内某医院一个7张床的安宁疗护病房，去年的亏损达到200万元。如果按照国家卫生健康委的《安宁疗护中心基本标准（试行）》和《安宁疗护中心管理规范（试行）》的标准，50张床的安宁疗护中心每年的亏损将会达到1400万元。

尽管安宁疗护是需要爱心和耐心的专业，但长期的亏损，医院承受不了，职工的收入得不到保证。因此，光有情怀是不行的，饿着肚子做公益总是不会长久的。事实上，许多医院开设了只有几张床的安宁疗护病房，安宁疗护只是医院的一个点缀罢了，真正作为一个专业开展起来，还需时日。如何让安宁疗护服务盈利，是安宁疗护持续发展的关键所在。

第二，从业人员稳定难。

由于职称晋升中没有安宁疗护这个专业，加上经常和终末期的患者打交道，大多数医务人员不愿意从事这个专业。同时，由于护理员的待遇低，整天接触患者的排泄物，许多安宁疗护中心与养老机构一样，长期存在招护理员难的问题。护理质量得不到保证，直接影响安宁疗护工作的效果。

如何稳定从业者是这个专业可持续发展的重要条件，应该引起我们的重视。能否通过AI技术解决安宁疗护患者的生活护理问题？这恐怕需要多学科专家共同努力。

第三，灵性关怀难。

安宁疗护的重要内容之一就是对患者和家属的灵性关怀。这不仅需要医生和护士有这方面的专业知识，而且需要专业的心理师、营养师、宗教人士和社工的帮助，但实际上，除了一些知名医院和大型中心外，能够得到这些支持的机构很有限。配专职人员，会增加运营的成本；配兼职人员，则难以管理和落实。

第四，心理支撑难。

从事安宁疗护工作的医务人员，经常接收负面的信息，会对自己的身心造成一定损害。他们需要专业人员帮助疗愈，但事实上，大多数机构都难以做到这一点。只有为安宁疗护人员专业疗愈“伤口”，帮助清理身上的“垃圾”，他们才能重新起航。

第五，政策扶植难。

安宁疗护的亏损是限制其发展的重要原因，其亏损的原因，除了不做许多检查和治疗外，还有许多灵性关怀的服务是没有收费标准的，许多居家的服务更无收费。因此，及时调整和制定安宁疗护的相关收费标准势在必行。这是解决目前安宁疗护工作开展困难的有效方法之一。

第六，行政许可难。

国家卫生健康委关于安宁疗护的标准颁布已经有两年多了。尽管一些地区可以办理相关的行政审批手续，但我中心开办一年多来，一直无法办理行政许可，理由是没有行政审批流程，如果要办理就按照新增医院办理。如果按新增医院办理审批，一是不合适，二是要求更高，无疑不是最优的选择。

（三）基本医疗保障基金支付缓和医疗项目缺乏有效途径

我国现行医疗保险支付方式的不足已经有目共睹。新的改革思路是，以收付费为切入点，在整体打包付费制度下，将药品、耗材、检查检疫转化为医疗服务成本，而不是创收手段；逐步实现住院从按医疗服务项目收付费过渡到按病种收付费，从“后付制”过渡到“预付制”。若如此，缓和医疗服务没有任何理由被排斥在医保支付的范围之外。事实上，按照目前医保支付的管理，如果患者能够实现在公立医院住院，缓和医疗服务所形成的费用，多数也是可以医保报销的。在一家公立医院的缓和医疗中心收付费目录中，缓和医疗服务所涉及的110项服务项目中，只有14项不能纳入医保报销。在不能报销的项目中，擦浴和床上洗发不能报销，但是坐浴、会阴冲洗却属于能够报销的项目。因此，缓和医疗目前遇到的支付问题，不是服务项目未被列入医保报销的问题，而是医院不愿意开展缓和医疗业务，不为缓和医疗患者分配病床，使其根本无法接受医保福利的问题。

客观地讲，缓和医疗这种服务方式并不必然需要全部配置医院的病床。按照美国同行的统计，接受缓和医疗服务的患者，住在医院的不到5%，住在社区相关养老机构的不到15%，住在自己家里的超过80%。可见，参与缓和医疗服务的主体往往不是单一的，而是分级纵向一体化整合的：由医院接诊并制订医疗方案，转诊至基层社区医疗服务机构组织医疗力量，安排患者在家庭病床或相关机构病床接受具体医疗服务。在这个过程中，公立医院、社区基层医疗服务机构、社会办医机构、其他养老机构和家庭病床都会参与，而这种复杂的付费关系，我国现行医保支付政策是无法应对的。因此，除非患者住进公立医院，否则他（她）在缓和医疗服务上支付的费用无法享受医保报销。

近年来，我国少数城市开始试验把家庭病床纳入医保支付的范围。天津市是发展家庭病床较好的一个城市，最近就医养结合中家庭病床医疗费的医保报销问题制定了相关政策。这个政策规定："开展医养结合的医疗机构、养老机构内设的医疗机构以及其他基层医疗机构，凡具备家庭病床服务资格的，都能申请建立家庭病床。""开设家庭病床的病种范围，包括患有糖尿病伴有冠心病等严重并发症、脑血管意外及其后遗症、慢性肾病、肝硬化伴腹水或其他严重并发症、恶性肿瘤晚期伴其他系统疾病、脑血管病导致偏瘫的60周岁以上行动不便老年人。"显然，如果这项政策能够切实执行下去，缓和医疗服务还是很有希望的。但是从较早已经试探把家庭病床纳入医保支付的城市看，如青岛市、合肥市，执行效果都不太理想，主要原因还是基层医疗服务机构力量薄弱，积极性不高。

（四）基层医疗卫生机构尚无开展缓和医疗的动力

兴办遍布城乡社区的基层医疗机构，无疑是一件了不起的事。按照规划要求，以这个公办的基层机构为骨架，将构成我国全体居民15分钟基本医疗卫生服务圈，使每千常住人口拥有注册护士4.7人，实施分级诊疗制度，建立基层首诊、双向转诊、上下联动、急慢分治的就医秩序，形成治疗—康复—长期护理服务链。这个体系，可以构成我国缓和医疗服务良好发展的物质基础和组织基础。

然而在现实运行中出现了这样一种状态。

1.行政化特点强　基层医疗卫生机构的职责主要是负责本社区范围内的公共卫生事务和所辖居民的健康管理。收支均实行预算管理，人员编制和工资由上一级卫生行政管理部门统一核准，奖金在收支结余中按规定比例提取；政府交办的公共卫生事务都有专项资金或专项财政补贴；由于自身在人权、财权、事权上面的自主性很小，所以他们并不愿意去办没有专项资金支撑的业务。缓和医疗服务目前在卫生健康系统不属于这类业务，而在民政系统的“医养结合”项目中有财政补贴专项，却不能补贴到这里来。

2.基层医疗机构能力弱 存在着严重的医务人员短缺现象。在全国所有医务人员中，在基层医疗机构工作的只有30%；注册护士只有21%。这个比例目前还在逐步减少。一项调查显示，这些流失的医师和注册护士，50%转移到了县级以上医院工作。留在基层特别是农村地区的医务人员，持有大学本科以上学历的仅有6%，而城市地区会超过20%。社区卫生站和乡镇卫生院的绝大多数医务人员只受过职高培训或高中教育。在基层医疗机构招聘高资质的医务人员，通常是很难的。患者绕过基层医疗机构到正规医院就诊，一个最主要的顾忌就是这类机构缺乏合格的医务人员。

3.患者对基层医疗机构缺乏信任 患者对不同层级的医院具有不同的信任评估本来是正常的。但是由于基层医务人员招聘难，造成对在这里工作的人员长期使用较低的培训和认证标准，使有些医务人员缺乏有效诊治普通病症的基本技能。1990年大医院占全部医疗卫生支出的比重为56%，到2012年上升为63%；而同期乡镇医院的比重却从11%下降到6%，门诊量的比重从21%下降到9%。2014年我国医院的病床使用率高达88%，而基层医疗机构的病床使用率不到60%，闲置现象明显。

我国规模庞大的基层医疗卫生服务体系，是我国医疗资源配置的典型代表，也是下一步医疗卫生体制改革必须解决的一个重要领域。就像计划经济时代以举国之力对江河湖海农田的治理工程，在农村体制改革的激活下，为我国20世纪末的经济奇迹提供物质基础一样；在未来医疗卫生领域改革的激活下，这个组织化程度很高的基层医疗服务体系，也将为我们在新时期创造出新的民生工程奇迹。在那样的条件下，我国缓和医疗服务的发展前途是不可限量的。

三、我国医疗体制改革可能对缓和医疗发展的预期

目前我国医疗体制改革的方向已经确定，要点包括以下三方面。

（一）以人民健康为中心

立足全人群和全生命周期两个着力点，提供公平可及、系统连续的健康服务。突出解决好妇女儿童、老年人、残疾人、低收入人群等重点人群的健康问题；针对生命不同阶段的主要健康问题及主要影响因素，强化干预，实现从胎儿到生命终点的全程健康服务和健康保障。

（二）以基层为重点

构建整合型的医疗卫生服务体系，推进区域医疗资源配置的均衡化，建立不同层级、不同类别、不同举办主体医疗卫生机构间的分工协作机制，形成基层首诊、双向转诊、上下联动、急慢分治的就医秩序，加强康复疗养、老年病、长期护理、慢性病管理、安宁疗护等接续性医疗机构建设。

（三）坚持共建共享

发挥市场机制作用，加快关键环节改革步伐，破除利益固化藩篱，消除体制机制障碍，优化要素配置和服务供给，补齐发展短板；健全以基本医疗保障为主体、其他多种形式保险和商业健康保险为补充的医疗保障体系；推进医保支付方式改革，推进按病种付费、按人头付费，探索按疾病诊断相关分组付费、按服务绩效付费，形成总额预算管理下的复合式付费方式。

上述改革的方向无疑是令人期待的。目前，《中华人民共和国基本医疗卫生与健康促进法》把诸如以人民健康为中心、以基层为重点、发挥市场机制坚持共建共享、改革原有医保支付方式等原则用法律形式固定下来，必将全面改观我国缓和医疗现有的处境。

可以预期的变化包括以下几点。

（一）将诊疗服务纳入成本

现有医保支付方式的改革方向，是要把医疗服务过程中的投入消耗，包括药品、耗材、检查检验、技术手段，从过去的收入来源改变为成本要素；从事后报销改变为事前预付。在总额预付的条件下，无论是按病种付费还是按人头付费，抑或是更为复杂的按疾病诊断相关分组付费，都更有利于运用缓和医疗手段。

当医疗机构的绩效主要取决于服务质量和成本控制的时候，缓和医疗很可能成为受医生欢迎的服务手段。这时，加强对适合采取缓和医疗的病种确定和评估，对缓和医疗处置技术标准的制订和实施，就变得十分重要了。美国缓和医疗推广组织提出适合采用缓和医疗的42个病种目录，对医疗机构、保险机构和社会福利机构的指导性就很强。天津市为家庭病床医保报销所规定的6类疾病，也是采用了相似的办法，虽然其主要针对行动不便的老年患者，又欠缺必要的医疗技术规范标准，但其思路是值得借鉴的。

为了缓和医疗得以持续发展，科学合理地规范缓和医疗服务中基本医疗保险支付的成本要素是十分必要的。缓和医疗过程涉及基本医疗服务、特殊医疗服务、生活照料和精神慰藉等多项内容，而且基本医疗服务的比重要低些，其他服务的比重要高些。在确定基本医疗保险付费数额时，无论是按病种付费还是按人头付费，似乎只适合支付基本医疗服务的成本，而将其他服务内容交由专项社会保险、商业保险或患者家庭自付来解决。缓和医疗审慎的成本自律，是它顺利发展的必要条件。

（二）医院与基层医疗卫生机构的纵向整合

缓和医疗服务需要医院与基层医疗机构及其他健康服务机构充分合作，以解决确诊、评估、制订方案、实施医疗、实施照护、安抚家属等一揽子工作的有机整合和有序衔接问题。由于缓和医疗的技术特性，往往需要把医院的技术支持与基层医疗服务机构的日常疗护结合在一起，才能优化医疗资源的配置，因此，改变我国医院与基层医疗服务机构互不相干的现状是十分必要的。

其实，要求区域医疗中心与社区医疗服务机构、社区卫生站一体化、县医院与村镇医院、村卫生室一体化，一直以来都是政府配置现有医疗服务体系的初衷，只是由于行政机制的制约而将这两级机构的职能碎片化了。近些年推行医疗体制改革，各地启动了不少试点，在这方面开展了一些有益的探索。这些试点都试图提高城市的社区卫生服务中心和农村的乡镇卫生院的能力。医院轮流派出专科医生去基层提供培训和技术支持；转诊制度得以完善；为附属的下级医疗机构建立了“绿色通道”，帮助患者从基层卫生院上转到医院。少数试点设计了旨在激励服务协作的付费制度。上海瑞金—卢湾医疗联合体与镇江康复医疗集团都推行了横向整合，将一部分诊断服务合并到单一的地点，借助信息化手段进行远程会诊，通过电话会议提供培训和临床指导。息县和杭州的试点都推出了电子化会诊安排，这样在基层医疗卫生机构就诊的患者就可以同医院专科医生互动。而镇江与河南建立了电子病历系统，加入医联体的供方都可以进行查询。

深圳罗湖区的两级公立医疗机构整合是比较彻底的。罗湖区以罗湖中心医院为核心，划入辖区26个社区卫生服务中心和4个区属公立专科医院，共同组建成一个紧密型的医疗集团公司，统一资产、财务、人事管理。为解决基层医疗机构力量薄弱的问题，集团公司以年薪30万元的代价统一招聘了326名全科医生，配置在社区，平均每人承担2500个居民的家庭医生工作。由于罗湖区是国家医保资金总额预付制的试点，因此集团内各级医疗机构的药品、耗材和服务价格统一、核算统一、绩效奖励统一。这样做的结果是分级诊疗、双向转诊自然实现，而且下行转诊的数量是上行的两倍。罗湖区这种模式最适合缓和医疗服务的开展，由上级医院进行诊断和评估，由社区医疗机构负责接续疗护，家庭签约医生负责具体管理，以家庭病床为主，社区机构病床为辅安置患者，医保报销与个人自费交付一体实施。若如此，缓和医疗发展的环境将好很多。

（三）将家庭病床纳入医疗体系

缓和医疗发展对家庭病床的偏好是与生俱来的，这不仅因为大多数患者更愿意选择在家庭接受缓和医疗，而且是由缓和医疗的技术特性决定的，缓和医疗不太需要配置昂贵的医疗设施，可以在更加经济的场所实施。在过去的医保支付条件下，脱离医院场所的医疗服务就意味着失去了医保支付的权利，但是在按病种付费或按人头付费的新支付制度下，实现“医院—基层医疗机构—家庭病床”的一体化运行，应该没有技术性障碍。前面提到的青岛市、合肥市和天津市的示范，说明这种整合是完全可行的。

将家庭病床纳入现有的医疗服务体系，一方面减少了缓和医疗对医院病床的需求，降低了住院费用在医疗卫生支出的比例，从而减少了缓和医疗的直接成本；另一方面也客观上扩展了基层医疗机构及全科医生的服务空间，促进了基层医疗机构与各种上级医院医疗技术的互动，带动个人健康档案的激活、基层医生健康管理签约的发展、社会健康管理机构参与服务市场的实现等过去不容易推进的工作。

缓和医疗家庭病床的一体化管理，要求上级医院支持基层医疗机构对患者的疾病风险级别进行评估。风险分层是主动识别目标人群的疾病风险，以及医疗服务使用率，特别是转入住院治疗的可能性，从而针对个体情况主动进行干预，在基层和家庭为他们提供服务。同时，服务使用率高的人也可以通过制定个性化方案，减少昂贵的重症服务。德国金齐希河谷综合护理服务联盟（GK）的医生在签约过程中针对每个新患者都要填写风险状况问卷，然后运用这些信息计算出现不良健康结果的风险，并据此设计出个性化的服务计划。荷兰的马斯特里赫特糖尿病服务和丹麦哥本哈根的慢病患者综合服务（SIKS）项目通过识别成本高、管理复杂或风险高、健康结果差的具体疾病，来进行风险分层。SIKS设立了4种疾病的康复中心，包括慢阻肺、糖尿病、心衰和髋骨骨折，并明确界定了每种疾病的临床收治标准。基于疾病进行风险分层使得SIKS住院量减少了18%，门诊量减少了24%。基于哥本哈根SIKS中心的成功经验，丹麦将该方法拓展成为国家疾病管理项目，为慢病患者提供综合一体的服务。

（四）实现缓和医疗服务专业的横向整合

横向整合旨在提供更加全面、完整的服务，包括保健、预防、治疗、康复和临终关怀服务，由基层医疗机构进行协调。这样的整合是以患者的需要而不是以医疗机构的需要为核心，可以提高医疗服务提供的有效性以及服务的协调性。

从系统层面看，横向整合的主要形式可能是将服务整合到同一个机构。例如，挪威佛森的大区医疗中心（DMC）将公共卫生、基层卫生服务和急诊服务整合到一个机构，人们可以在同一个地点获得从疫苗接种到急诊等不同服务。我国的杭州目前主要在社区卫生服务中心建立了慢性病联合服务中心，整合了公共卫生、慢性病的专科以及基层医疗服务，成功地转变了之前碎片化的服务提供。此外，联合中心给患者带来更多方便，到一线机构单次就诊即获得多种服务。横向整合能实现更高水平的规模经济。镇江的“大卫生”项目将所有医院和社区卫生服务中心的临床诊断及实验室合并为单一机构，减少了重复服务，提高了资源利用效率。

横向整合融合了缓和医疗所需要的医疗或非医疗机构的各类服务，关注的不是疾病本身而是整个人的安适状态，可为患者提供全面连贯的服务。在患者层面上，综合全面的服务模式不仅包括传统意义上的医疗，还涵盖了疾病的心理因素和背景因素。例如，美国老人全包护理计划（PACE）既要求提供综合全面的医疗服务，又要整合各个领域服务以便提供全面关怀。PACE通过居家服务、餐食提供、密集型社会工作以及对脆弱老年人独自居家生活面临困难的细微理解，做到了对老年人全面关怀。我国杭州基层卫生服务项目中，医生与本地居民签订服务合同，服务内容包括居家综合服务、生活支持以及社区日间服务/老年人护理中心。服务基于本地居民的需要确定，包括医疗服务、生活支持和护理。安徽肥西的"加强基层卫生服务能力"项目强调将一体化医疗服务纳入现代医疗服务的重要性。在安徽省肥西县的紫蓬，中医院和一家乡镇卫生院建立了合作关系。由此，肥西中医院紫蓬分院全面整合了包括中西医在内的各级各类医疗卫生机构。由于很多居民对中医非常认可，中西医结合模式能够更好地契合患者的愿望和信仰，鼓励他们全面参与治疗方案的确定。

（五）推动"互联网+缓和医疗"的发展

很多卫生体系是通过建立信息化平台及其网络实现纵向整合的。完善的信息化网络能够提供全方位的持续性服务，覆盖各级别的服务需求，实现无缝衔接。这种完全一体化的网络，通常还为服务人群的健康结果承担经济风险。

建立缓和医疗的信息化网络不是为了强化医院的控制，而是为了服务供方与需方之间实现多种方式的沟通。挪威佛森的大区医疗中心和St Olav二级医院通过日常的员工/供方电话会议以及对患者的远程会诊建立了虚拟服务网络。两地间的日常会议有助于巩固二者之间的虚拟关系。我国河南省息县的县乡村一体化服务项目的目标，旨在提高农村卫生服务的可及性、可负担性以及质量。息县的一体化服务还建立了更为正式的医疗机构网络，由各供方联合为患者提供服务，同时还通过经济激励强化了机构间的一体化，促使供方将信息系统充分相连。此外，息县模式非常强调遵循临床指南和统一服务指南的重要性。指南中明确建议有某种疾病的患者应该由哪一级医疗机构怎样提供服务，并针对各级供方的100多种疾病详细规定了转诊和出院服务标准。乡镇卫生院设立了联络员，负责管理服务协调和转诊，监督村卫生室在后续服务中对定制化服务计划的使用情况。项目还开发了统一路径实施情况的评估标准，并建立了全县范围都能查询的电子健康档案。县医院、乡镇卫生院和村卫生室签订的服务协议体现了上述特点。息县建立了县医院和乡镇卫生院共同分享住院服务保险支付的付费机制，鼓励供方将服务向下转出，确保出院后的连续性服务以及医院和乡镇卫生院的协调。

缓和医疗服务信息化的核心是电子健康档案。事实证明它有利于提高临床决策、登记、团队服务、服务转诊、个人健康记录、远程医疗技术和测量。这些关键因素顺利发挥作用时，供方和患者都能够享受到协作性更强的服务。各级供方可以实时沟通，在一个地方就能便捷地获取患者的健康信息。河南息县通过电子健康临床档案管理系统，乡镇卫生院可以监测村卫生室的临床服务。乡镇卫生院的医生可以查看预约随访的结果，以及接收下转患者的医生是否遵守了临床路径和上级机构医生制订的个性化服务方案。另外，该系统还包括患者的转诊信息。浙江杭州“十二五规划”给本地居民发放了居民卡，卡片内包括了居民所有健康信息的“智能服务”数据库，支持供方共享这些信息。数据库的设计是要将生活支持与护理服务整合起来，因此包含了孕妇产前检查和分娩记录，儿童保健，健康筛查，慢性病管理、诊断和治疗，住院以及实验室化验等信息。

电子健康档案系统支持患者查询自身健康记录，这也有助于加强患者赋权，参与自身健康管理。例如，美国退伍军人健康管理局开发了名为“My HealthVet”的患者门户网站，支持患者对健康需要进行自我管理。患者在此门户网站可以查询自己的个人健康档案，重新填写处方，查看化验结果，向医生发送安全信息，以及查看医嘱。门户网站在协调及整合退伍军人卫生服务方面发挥了重要作用。近期研究表明，门户网站改善了患者的服务体验，加强了患者与个人健康团队的联系。

分报告

探索中国缓和医疗的发展之路

于世英

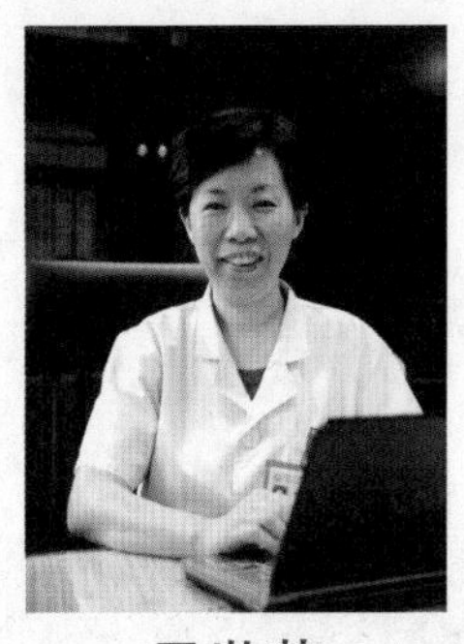
于世英

华中科技大学同济医学院附属同济医院肿瘤中心主任医师。二级教授，博士生导师。

国务院政府特殊津贴专家，中国抗癌协会癌症康复与姑息治疗专业委员会荣誉主委，中国抗癌协会癌症康复与姑息治疗专业委员会第三届和第四届主任委员。2012年“十佳全国优秀科技工作者提名奖”获得者，2012年“全国优秀科技工作者”获得者，2015年“中国肿瘤姑息治疗杰出贡献奖”获得者。*Oncology and Translational Medicine*主编，《全球肿瘤快讯》总编。

缓和医疗（palliative care）又称为姑息治疗、安宁疗护（hospics care，end of life care）、临终关怀（图1、图2）。关于“姑息治疗”和“临终关怀”的专业术语翻译及中文用语，长期存在争议。其争议焦点在于，多数人认为中文翻译的字面上带有较明显负面信息。该负性医疗用语，不利于医患沟通交流，也在一定程度上阻碍了姑息治疗，尤其是早期姑息治疗事业的推广与发展。因此，越来越多的人认同将姑息治疗更名为“缓和医疗”，临终关怀更名为“安宁疗护”。

中国开展缓和医疗工作，从愿望到行动，探索中国缓和医疗发展之路，已有30余年。关于中国缓和医疗的发展，基于本人从事临床肿瘤学工作，下面主要以肿瘤缓和医疗为切入点，进行回顾与讨论。

一、中国缓和医疗现状

中国缓和医疗始于20世纪80年代。少数城市开始初探成立开展缓和医疗的老年护理院、肿瘤康复院等小型专科及专科医院，如1988年建立的上海南汇老年护理院，但因技术、资金、政策及社会支持的限制，未能持续发展。1990年，卫生部与世界卫生组织共同组织全国性专题会议，正式开

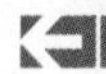

启了在全国范围内推行WHO癌症三阶梯止痛治疗原则及缓和医疗的工作。

（一）进步

1. 观念更新 缓和医疗的知识和观念的更新，是推动缓和医疗发展的第一步。通过对医护人员、管理者、患者及家属、公众的宣传教育，让大家充分认识向患者提供缓和医疗的重要性和迫切性。教育宣传是观念更新的手段。近年缓和医疗的内容也已纳入医学本科生及研究生的国家统编教材。缓和医疗的知识及观念更新，重点强调以下三点。

观念更新一：缓和医疗是一项基本医疗

面对威胁生命的疾病，尤其是晚期疾病，缓和医疗是改善患者及家属生活质量的治疗方法。实施缓和医疗，可以及时诊断、评估及防治患者的疼痛和其他躯体、心理和精神问题。缓和医疗是针对威胁生命疾病的患者，进行积极全面的医疗照顾。

缓和医疗承认生命是一个过程，死亡是生命的终点；缓和医疗主张既不加速死亡，也不延缓死亡。缓和医疗反对放弃治疗，反对安乐死，反对过度治疗，反对任何不尊重生命的做法。

缓和医疗的目的：改善患者的生活质量，帮助患者以较平静的心境和较强的毅力面对困难，帮助患者积极生活直至死亡，帮助患者家属面对现实，承受打击。

缓和医疗的基本医疗任务：缓解癌症本身和治疗所致的症状及并发症，减轻患者的躯体痛苦和精神心理负担。

缓和医疗服务对象：患者、家属及照顾者。

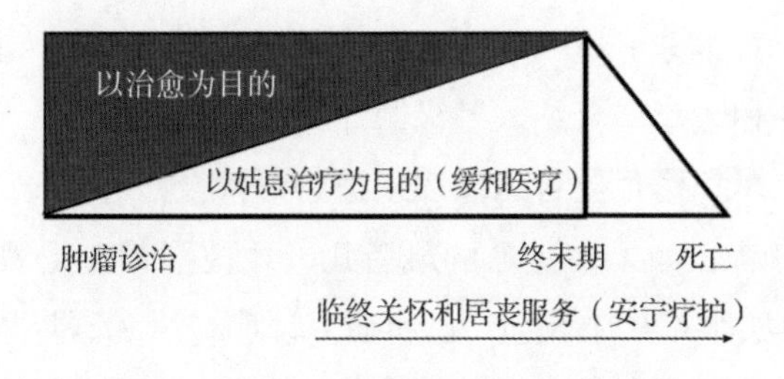

图1 缓和医疗贯穿癌症诊治全过程

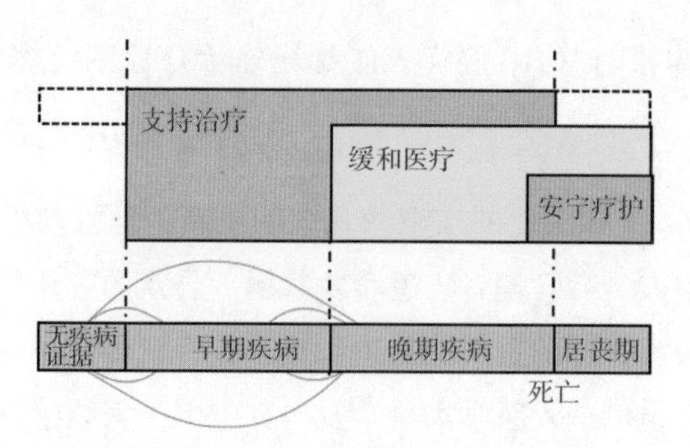

图2　缓和医疗、支持治疗与安宁疗护

观念更新二：缓和医疗是一项人权

缓和医疗可能通过积极的对症支持治疗，缓解患威胁生命疾病患者的身心痛苦，改善生活质量，同时减低总体医疗成本。对于身患重症，尤其是生命终末期的重症患者，缓和医疗及安宁疗护，不仅能获益，而且有时还可能是他们唯一可能获益，甚至唯一可能耐受的治疗方法，例如晚期癌症患者的止痛治疗。虽然缓和医疗如此重要，但因世界多数国家政府未采取措施保障患者获得缓和医疗的权利，以至于数百万身患重病或濒死的患者遭受极度痛苦折磨，长期陷入痛苦、残忍、不人道或有辱人格的困境，未获得或仅获得十分有限的缓和医疗。正因为如此，身患威胁生命的重症疾病患者，获得缓和医疗，生命终末期患者获得安宁疗护，应该被视为一项基本人权，以保障这些患者能获得基本的缓和医疗。

国际临终关怀和缓和医疗协会（IAHPC）、世界缓和医疗联盟（WHPCA）、欧洲姑息治疗协会（EAPC）、人权观察组织（HRW）发布“缓和医疗是一项人权”联合宣言，并向各国政府提出4项呈请：①制定医疗政策，确保威胁生命疾病及终末期患者医疗需求；②确保缓和医疗基本药物，包括麻醉性镇痛药等特殊管控药品的医疗需求；③确保医务工作者接受充分的缓和医疗和疼痛治疗培训；④确保将缓和医疗整合纳入各级医疗保健系统。

观念更新三：缓和医疗整合入重症疾病的诊疗全过程

重症疾病的患者，如果在生命的最后几天才被推荐接受缓和医疗及安宁疗护，患者和家属其实很难从中获益。已有研究证明，缓和医疗早期整合入晚期癌症治疗，可以明显减轻患者焦虑抑郁等症状，甚至还可能延长患者的生存时间。因此，缓和医学不仅需要专科医护人员，更需要从事重症疾病的医护人员将缓和医疗知识早期整合入疾病诊治的全过程。缓和医疗早期整合服务，及时减轻患者因疾病和诊疗所致的症状负荷，避免或减少过度治疗，改善生活质量，提升满意度，减轻家人和照顾者负担，而且能预先恰当安排生命末期的安宁疗护。

2. 探索发展模式 在缓和医疗知识与观念更新教育的基础上，过去30年临床医疗界、政府、学术团体、社会团体、媒体及公众，一直在探索中国缓和医疗及安宁疗护的发展模式。从医疗专业的角度看，当前中国缓和医疗的发展模式大致归为三大类。

模式一：缓和医疗与疾病专科整合服务模式

以肿瘤学的缓和医疗整合模式为例，其措施是通过让所有肿瘤专科医护人员具备缓和医疗基本技能，达到将缓和医学理念和技能整合入肿瘤诊疗规范及日常诊疗工作，即将缓和医疗列入肿瘤综合治疗重要组成部分的目的。整合模式要求肿瘤专科医生护士不仅关注抗肿瘤治疗，而且也关注肿瘤本身及诊疗过程所致躯体和精神心理症状的防治。整合模式的最大优点是让重症疾病患者在疾病诊治的漫长过程中，尽可能维持较好的生活质量。缓和医疗理念整合入肿瘤综合治疗的医疗决策，能减少过度治疗，尤其是减少生命终末期的无效医疗，帮助患者积极生活直至生命终点，安详离世。

癌症疼痛规范化治疗（GPM）在全国广泛推行，就是缓和医疗与肿瘤学科整合服务模式的典型例证。癌症疼痛不仅常见于生命终末期，也常见于非终末期，甚至常见于早中期癌症及癌症治疗相关的患者。临床上，让所有癌痛患者转诊到疼痛科或麻醉科，既不现实，也不能解决日常问题。肿瘤专科医生学会有效安全的止痛治疗，不仅能及时缓解患者的痛苦，还能将缓和医疗技术早期整合入癌症综合治疗全程，以利于改善和维持癌症患者的生活质量。癌痛诊疗技能的整合模式探索，经历了从肿瘤专科医护人员的继续教育开始，到临床应用及建立临床规范化诊疗流程的发展过程。推行癌症疼痛规范诊疗工作，涉及的重点和难点之一是麻醉性镇痛药（也称为阿片类药物）合理应用与管理。麻醉性镇痛药是缓和医疗止痛治疗必不可少的基本药物，也是国家严格管理和控制的药品。因此，整合模式要想让所有的癌症疼痛患者在疾病过程中都及时得到足够的止痛治疗，需要教育所有的肿瘤专科医护人员熟知麻醉性疼痛药的合理用药及不良反应防治知识和技能，确保癌痛患者麻醉性镇痛药合理治疗需求的可及性，还需要从政策法规层面教育医务人员，确保麻醉性镇痛药的严格管理，避免药品滥用的流弊。自1990年起，开展了全国性及各地举办各种类型的学术研讨和继续教育，如癌痛与缓和医疗骨干培训班，特殊管理药品合理应用培训，网络视频交流，癌痛规范化治疗示范病房创建和推广工作。所有这些工作，都让肿瘤科医生护士普遍具备癌痛治疗基本理念与技能，在肿瘤日常临床工作中能及时评估与缓解癌症患者的疼痛。目前，全国已有67家三级和二级医院创立了国家级癌痛规范化诊疗示范病房，1000余家医院创建了省级癌痛规范诊疗病房。

推行癌痛规范化诊疗以来，国务院、国家卫生健康委（卫生部）及药品监管部门，前后发布20项涉及癌痛治疗特殊药品管理、推行缓和医疗和安宁疗护及管理改革的红头文件。麻醉性镇痛药品的供应，从过去的限制性计划供应，改进到保障医疗合理用药的印鉴制按需供应；临床麻醉性镇痛药的门诊处方，从过去仅限1天用药的处方限量，改进到可处方15天用量。全国吗啡医用消耗量已从1990年的0.00 mg/人，增长到2015年的1.21 mg/人，吗啡当量（羟考酮、芬太尼等6种麻醉性镇痛药总消耗量折算成吗啡当量）的医用消耗量已从1990年的0.00 mg/人，增长到2015年的7.05 mg/人。中国麻醉性镇痛药绝大多数用于癌症疼痛治疗口服吗啡缓释剂、羟考酮缓释剂、芬太尼透皮贴剂和麻醉性镇痛药复方口服剂，而且大多由肿瘤专科医生处方。因此，麻醉性镇痛药的医用消耗量变化，也反映缓和医疗与肿瘤学整合的进步，更反映了越来越多的癌痛患者从这种整合模式中获益，即在肿瘤诊治过程中获得了必要的基本止痛治疗。

模式二：缓和医疗专科或学组

缓和医疗早已被公认为是一门独立的交叉学科。建立专业化的缓和医疗专科或学组，有利于缓和医疗的专科化发展，也有利于缓和医疗的普及教育与科学研究。相对于学组而言，缓和医疗专科的人员稳定，发展的紧迫性和动力也大于缓和医疗学组。建立缓和医疗专科或学组，需要整合缓和医疗涉及的多学科力量，包括专科医生、护士、疼痛科、精神心理学、康复科、临床药师、社会工作者等学科。

在我国，肿瘤专科医院或大型综合医院已开始探索成立缓和医疗专科。例如，华西四院、复旦肿瘤医院、北京肿瘤医院、新疆肿瘤医院、云南肿瘤医院、郑州市第九人民医院、昆明医大三院、大连中心医院等。这些医院的缓和医疗学科命名多样，包括姑息医学科、姑息关怀科、姑息治疗中心、关怀科、关爱病房。缓和医疗在中国的专科化发展，更多是探索成立缓和医疗学组。例如，武汉同济医院肿瘤科、解放军总医院肿瘤科、北京协和医院老年科和癌痛规范化示范病房的癌痛治疗组。

模式三：安宁疗护机构

安宁疗护就是帮助患者安详过世，帮助患者尊严死。缓和医疗起源于对生命终末期患者的终极医疗关怀，即安宁疗护。因此，安宁疗护是缓和医疗的核心技术，也是其重要的亚专科。生命终末期的安宁疗护，需要依据患者疾病状况、个人意愿等因素，提供不同场所及医疗照护方式。场所大致分为三种形式：居家，住院，医养结合。我国的安宁疗护机构形式大致分为四类：居家医疗模式，社区医院模式，二三级医院模式，医养/养老模式。

（1）居家医疗：李嘉诚基金会宁养院是较成功的居家医疗模式。李嘉诚先生与全国30多家三甲公立医院合作建立的宁养院，是免费上门为贫困的晚期癌症患者提供镇痛治疗、护理指导、心理辅导、生命伦理等方面关顾服务，以及开展临终关怀知识的宣传教育、哀伤辅导、咨询服务的医疗慈善机构。宁养院现分布于全国27个省，发展宁养义工超过2万人，每年服务患者约1.6万人。该宁养院为探索中国安宁疗护的居家模式积累了大量的经验。

（2）社区医院：由政府主导支持社区医院开展安宁疗护，应该是解决安宁疗护普及化发展的主体。2012年，上海市政府开始把“开展社区临终关怀服务”列入政府要完成的与人民生活密切相关的实事项目予以资助和全力推动，18家社区卫生服务中心开展安宁疗护试点。2018年，上海市社区医院开展安宁疗护工作已发展到76家。近两年，北京、河南、江苏、长春、西安等省、市，也已开始社区医院安宁疗护的试点工作。

（3）二三级医院：在二三级医院建立安宁疗护专科及安宁疗护病房，有助于提升安宁疗护专业水平，建立安宁疗护教学示范基地，加强安宁疗护的学术推广工作。近年，少数三甲级肿瘤医院和综合医院的肿瘤科、中西医结合科、老年科，开始探索建立安宁疗护专科或学组。如复旦肿瘤医院、华西四院、首钢医院、大连中心医院和昆明三院。2017年国家卫生计生委开始在北京市海淀区、吉林省长春市、上海市普陀区、河南省洛阳市、四川省德阳市5区、市开展安宁疗护病房试点工作。近年来，全国许多医院开始着手筹建安宁疗护专科及专科病房，其发展大有雨后春笋之势。

（4）医养/养老：在社会步入老龄化的年代，养育独生子女的老年人，将越来越多地选择养老院。然而，对生命晚期患者来说，在养老院会担心缺乏专业医疗护理服务，到医院又担心过度医疗，而且也不可能长期住院，居家休养又担心家人压力大，且无专业医疗护理。医养结合模式，即生活护理+医疗支持+心理关怀，是较理想的颐养模式。北京松堂关怀医院（1987年至今）是我国最早建立颐养与安宁疗护服务相结合的机构。从建院31年来帮助3.6万名老人安详离世的数字，看到该院模式的社会需求，但从该院7次搬迁及医务人员不足等艰难经历，也看到该模式发展的不易。上海南汇老年护理院建于1988年，1997年停业。医养结合势在必行，但进展却困难重重。其面临的困境包括：医疗属性缺失，政策支持乏力，烦琐的多头监管，医保未覆盖，薄利经营，人才失衡等一系列问题。近几年，随着社会需求和养老政策导向的变化，探索健康养老“最后一公里”的医养结合模式，开始在中国受到关注。民营养老产业开始兴起，并将医养结合的模式列为中国养老产业当下的重点。

探索中国缓和医疗发展模式的工作，尽管还在初步发展的路上，但值得高兴的是已聚集了较多的各方力量。这些力量包括医学专业人员、学术和社会团体、管理人员、志愿者、民间机构和公司、保险金融、媒体、公众。在全国的缓和医疗学会及协会中，有中国抗癌协会癌症康复与姑息治疗专业委员会、中国抗癌协会肿瘤心理康复专业委员会、北京生前预嘱推广协会、中国临床肿瘤学会支持与康复专家委员会、中国医促会肿瘤姑息治疗与人文关怀专业委员会、中国老年保健医学研究会缓和医疗分会、中国生命关怀协会等。在这些学会和协会中，中国抗癌协会癌症康复与姑息治疗专业委员会是推动缓和医疗整合模式发展和医学科普教育的先锋，北京生前预嘱推广协会则是推动安宁疗护发展和动员社会力量参与缓和医疗的先锋。

（二）挑战

中国缓和医疗及安宁疗护与患者的需求相比，与全球发达国家和地区相比，我们的进步还远远不够。从2014年版世界临终缓和医疗地图集可以看到，我国缓和医疗仅位于4a水平，尚处于缓和医疗服务整合入主流医疗服务的初级水平。根据《经济学人》发布的“2015年全球死亡质量——安宁缓和疗护排名”中，中国在全球缓和医疗排名中居倒数第10位，安宁疗护的公众认知度则居末位。中国缓和医疗面临的极大挑战主要来自四个方面。

1. 社会层面的挑战 一是对缓和医疗的巨大社会需求，二是提供缓和医疗及安宁疗护服务的社会体系尚未建立，三是公众对缓和医疗认知不足及态度保守。

缓和医疗适用于任何身患威胁生命的重症疾病人群，而这一人群主要在患慢性病的老年人群。联合国人口司数据显示，2017年中国60岁以上人口数达到1.88亿，预计2030年将超过3.5亿，老年人口占比增速远远高出世界平均水平。目前，我国慢性病人数已达1.5亿，癌症新发病例数429万/年，死亡数281万/年。医学的进步，使慢性病患者的生存期延长。与此同时，身受重症疾病折磨无法根治的患者，如果得不到足够的缓和医疗全程支持服务，他们的生命末期及死亡过程就可能变得更加漫长和艰难。饱受疾病迁延折磨的晚期疾病患者，何处是他们最合适的最后栖息地？他们需要家的温暖，也需要随时缓解疾病折磨的身、心、灵、社的缓和医疗服务。中国受20世纪80年代开始的人口政策影响，家庭三代人口比已变成“四二一”家庭结构。孝道文化及传统的家庭支持式养老模式已难以支撑当今敬老养老的需求，也会让时间、经济、精力有限，还要传承孝道文化的独生子女们压力重重。受传统观念的束缚，人们忌讳谈论死亡，“不知生，焉知死”，当不可治愈的疾病发生时，不能正确地认识和接受死亡。

人口老龄化、慢性疾病发病及疾病进程变化，家庭结构改变等客观因素，必然加大人们对缓和医疗服务的需求。当前，慢性重症疾病的漫长诊治及生命末期的送往医院、养老院，或居家照料选择均存在若干问题，更谈不上无缝隙社会服务。中国亟待建立社会化服务的养老、医养结合、缓和医疗、安宁疗护等机构体系，要鼓励更多社会力量参与，建立与之相匹配的政策管理、法律、伦理、资金和医疗保险等一系列社会支持体系。

2. 医疗层面的挑战　一是缓和医疗未列入医疗政策优先项目，二是缓和医疗知识教育培训未列为医学生及医护人员继续教育的必修课程，三是医院未常规设立缓和医疗及安宁疗护专科及专科队伍，四是缓和医疗及安宁疗护的医保收费支付、伦理、法律法规等待建。

我国医疗资源紧缺是不争的事实，缓和医疗资源更是稀缺。例如，北京生前预嘱推广协会推崇的尊严死，获得公众的广泛共鸣和认同，签署生前预嘱“我的五个愿望”的人数不断增加，但患者生前预嘱的愿望迫切，却一床难求。即使进入有一定条件的医院，却因医疗决策受限于现有医疗常规及法律、伦理、法规，医疗实施受限于医务人员缓和医疗及安宁疗护知识及技能，难以真正满足患者的五个愿望。再以癌痛治疗为例，持续推广癌痛规范化治疗已取得较大成绩，但各地医院发展并不平衡。我国医用麻醉性镇痛药的人均消耗水平离实际需要量还有较大差距。我国中重度疼痛患者人数至少225.12万/年。从麻醉性镇痛药医用年消耗量，按IHAPC的计算公式推算，我国仍然存在约61%的癌痛，即137.32万名癌痛患者未得到足够的止痛治疗。

当前，缓和医疗未列入健康政策优先事项，也未列入医疗的优先项目。缓和医疗不是医学教育的必修课程，医护人员缺乏缓和医疗的基本知识与技能。缓和医疗及安宁疗护未列为医院发展学科齐备的必设专科，也未建立缓和医疗及安宁疗护专科队伍或专业学组。建设缓和医疗及安宁疗护专业机构，因政策、经费、人力等支持不足，难以维持良性运行和发展。安宁疗护的临床实施率仅0.3%，而且仅在部分一二线城市开展。在以救死扶伤为宗旨的国内医疗环境中，对于生命终末期患者，过度抢救、安宁不足、让患者医疗程序化死亡的现象仍然普遍存在。

3. 探索发展模式的挑战

（1）整合模式：以缓和医疗与肿瘤学科整合服务模式的发展为例，存在的不足主要表现在两方面。一是肿瘤专科医务人员的缓和医疗技能的整体水平有待进一步提高，二是对肿瘤患者生命终末期的安宁疗护工作还相当薄弱。其实这两方面的不足，都源于缺乏专注于肿瘤缓和医疗的专科医务人员，而肿瘤专科医务人员又缺乏增强缓和医疗技能的动力和保障。前一方面，需要普及培训每一位重症疾病专科医务人员。这是一项需要不断努力的巨大工程。后一方面，需要医院在传统建制缺乏安宁疗护专科，在缺乏安宁疗护的收费与医保支付项目情况下，加强安宁疗护培训和专业队伍建设工作。这是一项涉及政府和医院决策性很强的系统工程。

（2）缓和医疗专科或学组模式：缓和医疗在我国作为真正意义上的独立学科，一直未能成气候。例如，已挂牌成立的肿瘤缓和医疗科，不少机构收治患者和实施的工作与普通肿瘤内科差异不明显，其主要任务仍然是姑息性抗肿瘤治疗。已成立的肿瘤缓和医疗专科命名不一，除因译名不统一原因外，也与人们对缓和医疗的接受度有关，更与我国医疗机构编制、医疗服务收费缺乏缓和医疗项目等客观状况密切相关。缓和医疗不仅改善重症患者的生活质量，而且节省医疗开支，优化医疗资源分配。然而，按现有的医院成本核算及绩效考核制度、医疗收费项目及标准、专科认证及职称晋升制度，专科从事缓和医疗不仅在经济上难以维系良性发展，而且从业人员也难以在精神层面获得职业成就感。这也是为什么许多热心于缓和医疗宣传教育的医务人员，却无法下决心专职从事缓和医疗工作的主要原因。

（3）安宁疗护模式：安宁疗护专科模式是中国缓和医疗最薄弱的环节。当前，我国资源水平高的大型教学医院还未将安宁疗护设置为必建学科；社区基层医院又受限于较低的学术等医疗资源，难以支撑和满足患者对高品质安宁疗护服务的需求；养老院则因缺乏安宁疗护专科医疗服务，更是难以满足重症疾病终末期患者的医疗需求。因此，安宁疗护需要探索发展能满足多样式、多层次健康需求，保障合理医疗支出，提高医疗资源效率的多种安宁疗护服务模式。

4. 科学研究的挑战　特别需要提到的挑战是缓和医疗和安宁疗护的科研问题。缓和医疗是一门待发展的学科，从基础到临床，从临床具体问题的解决到发展模式的探索研究，从医疗到社会的无缝隙服务，从伦理到法律，都有许多难题未解决。然而，政府、医院及社会对缓和医疗的科研资金和人力投入极其微弱。中国需要投入推动缓和医疗的研究项目，需要投入鼓励探索适合中国多元文化习俗、生活背景及资源状况的缓和医疗发展模式。

二、中国缓和医疗发展未来

缓和医疗在中国的发展未来，一是在国家政策、临床医疗和社会层面，让缓和医疗成为人人可享有的基本医疗项目；二是提升缓和医疗服务水平，为需求者提供优质的缓和医疗。中国缓和医疗的普及与提高，需要重视下列四个方面的问题。

（一）四要素：政策，药品，教育，社会

WHO提出，缓和医疗是重大公共健康策略的重要组成部分。缓和医疗的成功推行和实施涉及四大要素：合适的政策，充足的药品供应和基本缓和医疗，医务工作者及公众教育，全社会各层面开展缓和医疗（图3）。四大要素缺一不可。基本药物目录、教育、社会支持构成缓和医疗发展金三角的稳固三边，政策支持则是金三角的保护伞。

1. 要素一：合适的政策　缓和医疗是一项基本医疗，缓和医疗减轻患者及家人痛苦，合理医疗决策，避免过度医疗，节省医疗资源。2016年发布的《“健康中国2030”规划纲要》，提出建立从胎儿到生命终点全程健康服务保障。2017年，国家卫生计生委发布安宁疗护中心基本标准、管理规范及实践指南。生命终点的缓和医疗及安宁疗护，正是我国现行健康服务体系中最薄弱的短板。因此，缓和医疗应该成为国家和地区公共健康及临床医学政策的优先发展项目，并应形成与之相配套的医疗及社会服务体系，出台医疗及健康保险支

付政策。

2. 要素二：充足的药品供应和基本缓和医疗服务 缓和医疗基本药物的充足供应，如麻醉性止痛药，各级医疗机构提供缓和医疗的基本服务项目，是缓和医疗可及性的基本保障。

3. 要素三：医务工作者及公众的教育 通过对医务工作者的教育培训，普及缓和医疗知识，建立缓和医疗及安宁疗护的专业医疗队伍。加强对公众缓和医疗的普及宣传教育工作，让更多公众了解认知缓和医疗。

4. 要素四：全社会各层面开展缓和医疗 缓和医疗及生命终末期安宁疗护的实施，不是仅靠患者个人的意愿、医院的工作就可以实现的。缓和医疗的推广实施，既是一项专业性工程，更是一项巨大的社会工程。需要动员社会力量，探索适用于不同群体及个体需求的缓和医疗服务和安宁疗护服务模式。此外，有必要建立由政策管理、法律伦理、医疗学术、医疗保险、公众社团、企业、慈善、传媒等各方人士参加的缓和医疗智库。该智库针对缓和医疗公共策略，以公共利益为导向，以社会责任为准则，为政府决策提供参考信息。

建议：缓和医疗发展四大要素，缺一不可。确保缓和医疗列为国家公共健康及临床医学的政策优先发展项目，确保缓和医疗基本服务项目及基本药物的可及性，确保医务人员获得足够的缓和医疗培训及公众宣传教育，动员全社会力量支持缓和医疗和安宁疗护工作的全国普及。

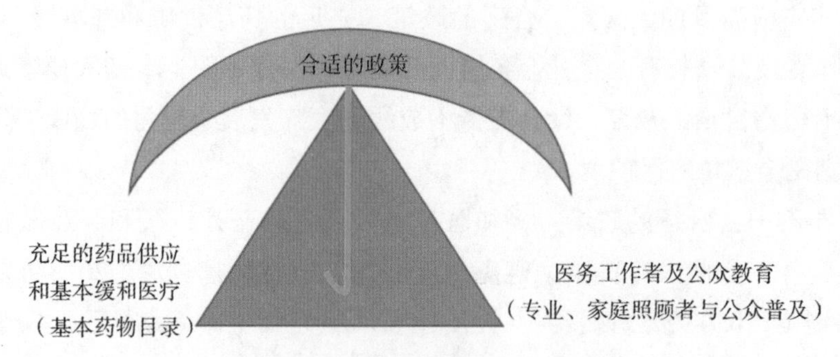

图3 WHO缓和医疗公共健康策略的四要素

（二）三保障：基本药物，基本技能，路径指南

缓和医疗优先关注的基本服务任务项目和基本药物目录，既是姑息医学临床关注的重点，也是姑息医学研究及政策支持的重点。建立国家缓和医疗基本药物目录、基本任务与技能目录、临床路径指南是开展和落实缓和医疗工作的基本保障。

1. 缓和医疗基本服务任务项目　缓和医疗贯穿重症疾病诊疗全程，意味着缓和医疗需要解决困扰患者生活质量的身心痛苦症状，包括疾病本身及疾病治疗所致的所有症状。国际缓和医疗协会提出的缓和医疗23项基本任务（见表1）既是姑息医学临床关注的重点，也是姑息医学研究及政策支持的重点。

表1　缓和医疗基本任务目录

缓和医疗优先关注的基本任务	
躯体	
	疼痛（各类）
	呼吸问题（呼吸困难，咳嗽）
	胃肠道症状（便秘，恶心，呕吐，口干，黏膜炎，腹泻）
	谵妄
	皮肤伤口、溃疡、皮疹及损伤
	失眠
心理、情绪、精神及灵性	
	心理困扰
	家人和（或）照顾者的痛苦
	焦虑
缓和医疗基本任务	
躯体	
	乏力
	恶病质
	贫血
	嗜睡或镇静
	多汗
心理、情绪、精神及灵性	
	灵性需要和痛苦
	抑郁
	家人和照顾者的哀伤问题

续表

其他	
照顾计划和协调	
	按患者需要、可利用的资源及支持系统，制订医疗照顾计划
	提供生命最后数天或数周的照顾
	评估治疗方案，以促进基本药物的可获得性（尤其是阿片类药物）
	确定个人和其他参与照顾之专业人员的心理、社会和灵性需求
沟通问题	
	与患者及家人照顾者沟通终末期诊疗问题
	与患者和照顾者沟通需要重点解决的问题
	信息及引导，提高其他医护人员的临终关怀意识

资料来源：L.De Lima et al.: *International Association for Hospice and Palliative Care*（*IAHPC*）*List of Essential Practices in Palliative Care*，J.Pain Palliat Care Pharmacother，2012，26（2），118-122.

2. 缓和医疗基本药物目录 基本的关键措施是建立缓和医疗基本药品目录，并将其列入国家基本医保目录，列入医务人员培训教育的必修内容。从解决缓和医疗基本药物的可获得性，到临床合理应用，再到支付体系的完善，将满足缓和医疗的基本需求。目前，WHO及国际缓和医疗协会推行的缓和医疗基本药物目录共计40种（表2）。这些药物涵盖严重干扰晚期及终末期患者生活质量及生命的18种痛苦症状：疼痛、食欲减退、恶病质、焦虑、便秘、谵妄、抑郁、腹泻、呼吸困难、乏力、呃逆、失眠、口腔问题、恶心、呕吐、多汗、终末期烦乱不安、终末期呼吸问题。

表2 缓和医疗基本药物目录

阿米替林	比沙可啶	卡马西平	西酞普兰
可待因	地塞米松	地西泮	双氯芬酸
苯海拉明	芬太尼（透皮）	加巴喷丁	氟哌啶醇
丁溴东莨菪碱	布洛芬	左美丙嗪	洛哌丁胺
劳拉西泮	醋酸甲地孕酮	美沙酮	甲氧氯普胺
咪达唑仑	矿物油灌肠剂	米氮平	吗啡
生长抑素	口服补液盐	羟考酮	对乙酰氨基酚
泼尼松龙	番泻叶	曲马多	曲唑酮
唑吡坦	阿司匹林	赛克利嗪	氢溴酸东莨菪碱
昂丹司琼	乳果糖	多库酯钠	氟西汀

建议：尽快建立我国缓和医疗服务项目和基本药物目录，并将其列入国家

医疗健康及医保支付的优先发展项目，以确保身患重症疾病的患者人人可获得缓和医疗服务，确保生命终末期的患者人人可获得安宁疗护服务。

（三）多模式：全程管理，专科发展

为满足不同人群对缓和医疗的需求，为优化医疗资源配置，需要探索多样、多层次的缓和医疗服务模式。晚期慢性疾病的缓和医疗和安宁疗护服务，不仅是生命终末期短期内的工作，也是随病情起伏而需求不断变化的漫长过程。随着医疗的不断进步，如肿瘤分子靶向治疗及免疫治疗等抗癌疗法进步，疾病的晚期过程也必将延长。因此，为满足晚期疾病患者的全程缓和医疗及安宁疗护服务需求，需要从整合服务、缓和医疗专科服务、安宁疗护专科化服务三大类型模式的建设来探索。

1. 整合服务模式 疾病诊治的目标，一是根治疾病或延长生存，二是提高生活质量。缓和医疗的核心任务是提高生活质量。整合模式要求疾病专科（如肿瘤科）医生护士必修缓和医疗学科基本技能，并将缓和医疗理念和技能，早期整合入疾病专科医疗决策和日常医疗服务工作中，提高和维持患者疾病诊疗全程的全身心生活质量。

2. 缓和医疗专科服务模式 要求综合医院或专科疾病医院必设缓和医疗学科或学组。该学科或学组除为患者提供缓和医疗服务外，还负责医院的缓和医疗会诊及医务人员的缓和医疗培训。缓和医疗专业人员需发展的10项核心胜任力包括：以患者及家属为基础确定姑息治疗核心任务，提高患者在疾病诊治过程中的身体舒适度，满足患者的心理需求、社会需求和精神需求，满足家庭照顾者的需求等。要应对临床决策与伦理的挑战，建立跨机构跨学科合作团队，实现全方位医疗照顾，发展人际关系和沟通技能、自我意识和专业持续发展。

3. 安宁疗护专科化服务模式 在现有的综合及疾病专科医院内建立安宁疗护专科及病房，除直接为患者提供安宁疗护服务外，还为院内院外会诊，为医务人员提供安宁疗护培训。此外，为满足不同的需求，还要建立居家安宁疗护服务和医养结合安宁疗护服务模式，建立居家、社区、医院三级联动无缝隙健康、养老、安宁疗护服务体系。要做到让晚期患者从地理和心理双重层面都离家越来越近，前提条件是保障不同地区、不同医疗服务机构能够提供同质化的医疗服务。

建议：积极探索建立满足不同需求的缓和医疗服务模式，全程管理，专科

发展。医院疾病专科与缓和医疗整合服务模式（必修：缓和医学基本技能）；缓和医疗专科服务模式（必设：缓和医疗专科及学组）；安宁疗护专科服务模式（必建：安宁疗护病房，居家，医养结合）。

（四）分层推：基于资源水平分层推进

中国幅员辽阔，经济发展及医疗资源分布不平衡。缓和医疗及安宁疗护工作的普及与提高，需要基于经济发展及医疗资源水平，逐步分层推进。分层推进的基本要求：首先考虑保障缓和医疗的可及性、可支付、基本质量。保障缓和医疗的可及性，才能让晚期疾病患者人人可享有缓和医疗服务。缓和医疗可支付，即缓和医疗基本药物及基本服务收费项目列入全民医疗保险支付目录，才能保障缓和医疗的可及性。目前，缓和医疗及安宁疗护医疗服务的大多数项目，尚未列入我国医院服务收费项目清单，即使列入的服务项目收费也与实际工作付出相距甚远。支付问题在相当程度上阻碍了缓和医疗专科在医院的设立和持续发展。无论患者身处哪个级别的医疗机构，都期望得到最基本的缓和医疗服务，能有同等的质量保障。以癌症疼痛治疗为例，各级医院基于资源水平，开展癌痛评估、基本止痛治疗、复杂性难治性癌痛综合治疗服务的情况，（见表3）。中国需要基于资源水平分层推进缓和医疗策略及培训，（见图4）。

表3　基于资源水平分层推进癌症疼痛规范化诊疗

资源	评估	药物供应	专科干预
高级	综合评估（疼痛、缓和医疗、物理及心理），影像检查	≥3种强阿片药 各种神经病理性疼痛治疗药 双膦酸盐	各种干预治疗
中级	疼痛评估，缓和医疗评估，影像检查	≥2种强阿片药 ≥2种神经病理性疼痛治疗药	微创/心理治疗
初级	疼痛评估，缓和医疗评估，影像检查	≥1种阿片缓释剂 神经病理性疼痛治疗	骨转移放疗
基本	疼痛评估	对乙酰氨基酚，非甾体类消炎药，可待因，曲马多，吗啡，激素	——

资料来源：Sheila Payne et al.：*Lancet Oncol* 2012；13：492－500.

1. 缓和医疗专科级　在三甲及教学医院设立缓和医疗专科或学组，处理缓和医疗复杂问题，如难治性疼痛和其他躯体症状，处理复杂的抑郁、焦虑、悲伤等精神心理问题，会诊协助处理有争议的治疗目标或方法，并承担全院缓和医疗会诊及协助医疗工作，承担全院其他医务人员和基层社区医疗机构的缓和医疗指导和教育培训工作，并将缓和医疗及安宁疗护教育纳入医学本科及研究生的必修课程。

2. 缓和医疗普通级 在肿瘤科等重症疾病学科中，缓和医疗不是临床及学科发展的焦点，但将缓和医疗理念及技能纳入标准的综合治疗。例如，熟知处理疼痛和其他症状，处理抑郁和焦虑，医患沟通讨论预后、治疗目标、诊治困难、是否执行抢救等缓和医疗及安宁疗护类的问题。

3. 缓和医疗入门级 内科、老年科、社区及家庭医疗，将缓和医疗基本知识整合入常规医疗。与普通级一样，在疾病诊治过程中，积极处理患者的躯体和精神心理症状，与患者及家属良好沟通缓和医疗相关事宜。

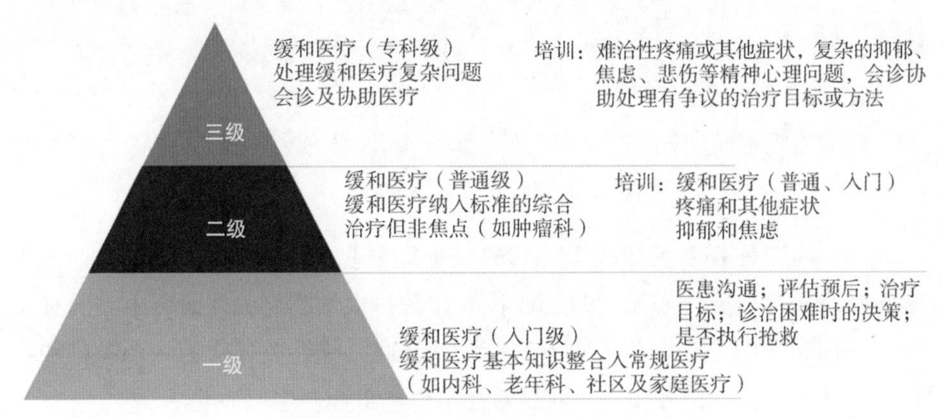

图4 基于资源分层推进缓和医疗及培训

综上所述，缓和医疗的真谛是我们不能阻止死亡，但我们可以最大限度减轻痛苦和悲伤。缓和医疗的核心技术之一的安宁疗护，通过医学科学改变人们对死亡的恐惧，成为现代医学的颠覆性创新。在缓和医疗领域，中国经历了从愿望到实践，从观念更新到发展模式探索，从长期不受重视，到开始逐步受到多方支持，并初现发展新貌的过程。面对“健康中国2030”发展战略短板的缓和医疗及安宁疗护现状，面对巨大人群对缓和医疗及安宁疗护服务可及性、可支付、保质量等需求增长的挑战，未来我们要把握住政策、药品、教育、社会这四个关键要素，将缓和医疗作为公共健康及临床医学的政策优先发展项目，保证缓和医疗基本药物充足供应，全程管理，专科发展，基于资源水平分层推进这项事业。

临终关怀在中国

史宝欣

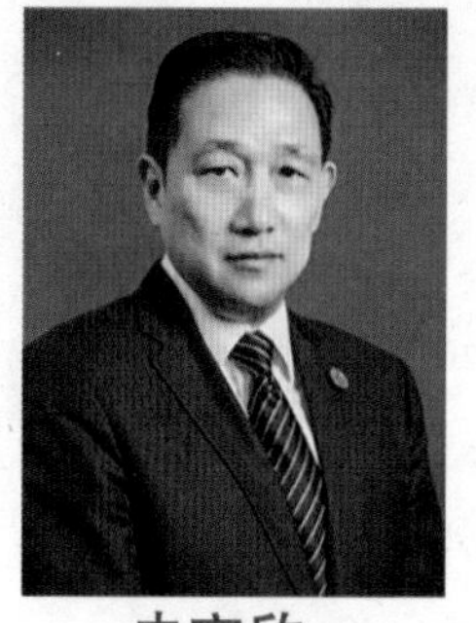

史宝欣

天津医科大学临终关怀研究中心主任。教授、研究生导师。

自1988年开始在国内最早开展临终关怀理论研究与临床实践，参与创建中国第一家临终关怀研究机构和第一家临终关怀临床机构。担任中国生命关怀协会副理事长兼老年护理和临终关怀专业委员会主任委员，中国心理卫生协会临终关怀专业委员会副主任委员兼秘书长，中国生命关怀论坛秘书长，全国高等医学教育学会护理教育分会秘书长。主编教材15部，其中普通高等教育“十一五”规划国家级教材2部，普通高等教育“十二五”规划国家级教材1部；出版专著12部，其中主编9部，撰写3部；发表北图核心期刊论文43篇；SCI论文5篇。承担国家级科研课题2项，省部级科研课题9项。

在1988年7月15日天津医学院1983级护理专业本科学生毕业典礼上，天津医学院临终关怀研究中心（1994年改称天津医科大学临终关怀研究中心）宣布成立，它标志着中国临终关怀服务的肇始。自此，临终关怀作为一个学科和一项具有崇高人道主义精神和文化内涵的社会公益事业在中国兴起。

一、临终关怀的含义

临终关怀（Hospice Care，英文同义词为 Palliative Care）在香港地区称宁养服务和善终服务，在台湾地区称舒缓疗护和安宁照顾，虽然译法各异，但均准确表述了其核心内涵。

（一）临终关怀的概念

临终关怀是20世纪60年代发展起来的新兴医疗保健服务项目，由医生、护士、心理学工作者、社会工作者、宗教人员和志愿者等多学科、多领域专业人士组成的团队，提供对晚期患者及家属的全面照护，其宗旨是提高晚期患者的生活质量，使之能够舒适、安详、无痛苦和有尊严地走完人生，同时使家属的身心健康得到保护。

晚期患者的确定原则，凡在现有医疗技术水平条件下，所患疾病无治愈希望，且不断恶化濒临死亡，预期生命不超过6个月即被视为晚期患者。

临终关怀服务范围，包括疼痛和症状管理、心理精神关怀、社会支援和居丧照护四部分。随着社会进步和公众健康意识的不断提升，灵性关怀越来越受到全社会的普遍关注，成为心理精神关怀的重要组成部分。

在中国，临终关怀服务机构主要有独立临终关怀机构、附属于医院和护理院的临终关怀病房、家庭临终关怀机构三种形式。

（二）临终关怀的译名

自1988年起Hospice Care 被译为临终关怀，虽然翻译用词不太符合我国社会习惯和文化传承，但临终关怀作为新兴的医疗项目已成为医学领域的一个重要分支逐渐被医卫界和公众接受。目前，无论是新闻媒体还是政府正式出台的文件都采用了临终关怀称谓。Hospice Care 和Palliative Care 就其内涵和外延，从学科角度而言翻译成临终关怀能更准确地反映其学科内涵、服务目标和最终结局。

Hospice Care 和Palliative Care服务在临床和社会服务领域的名称在不同地区被翻译为不同的中文，如香港地区一般翻译为“宁养服务”“善终服务”，台湾地区翻译为“舒缓疗护”和“安宁照顾”，澳门地区翻译为“临终关怀”，都是一个意思。

（三）临终关怀学术团体

自1988年临终关怀学术研究和临床实践在中国开始后，国内众多高等医学院校和医疗机构的教师、医生、护士、医学伦理学研究者和实践者纷纷开展临终关怀及相关领域的学术研究和学术普及工作，相应成立了全国性临终关怀学术团体。最先是中国心理卫生协会临终关怀专业委员会于1993年5月14日在烟台第二届全国临终关怀学术研讨会上宣布成立。

在老一辈党和国家领导人的关怀下，原卫生部部长陈敏章教授的夫人李家熙研究员联合耿德章教授、吴蔚然教授和崔以泰教授多方协调，经国家民政部批准，由原卫生部主管，以临终关怀为核心内容的中国生命关怀协会于2006年4月26日在北京人民大会堂成立。

中国生命关怀协会的成立标志着临终关怀作为医疗卫生领域的一个新兴分

支学科正式在中国确立。2008年，当时的国家卫生部和中医药管理局联合发文进一步明确临终关怀作为医疗机构内设科室可以在社区卫生服务机构根据需求，只要符合设置条件不必通过省一级卫生行政主管部门审批即可设立。

二、临终关怀兴起

从1988年开始，在全国各地陆续出现了临终关怀服务机构和具有临终关怀服务模式或服务元素的医疗机构及护理机构。

（一）天津医学院临终关怀研究中心

1988年5月，时任天津医学院副书记兼副院长的崔以泰教授在接待到访的美国俄克拉何马大学副校长黄天中博士时了解到，黄天中是德瑞克大学乔治·莱尔教授的临终心理专业研究生。崔以泰教授是从事人类高级神经活动领域学术研究的专家，当时正筹备建立天津市首家心理卫生机构。在交谈过程中黄天中博士向崔以泰教授介绍了在欧美兴起的服务于晚期患者及家属的临终关怀机构和临终关怀服务模式，鉴于中国改革开放已历经近10年，人民群众生活水平和对医疗服务的需求不断提高，临终关怀服务必将成为中国的刚性需求，这对增强公众幸福感和提高整个社会的精神文明水平具有重要意义，于是筹划在天津筹建临终关怀机构。天津医学院与俄克拉何马大学经过认真协商，报请天津市高教局批准，经过两个多月的紧张筹备，中国首家临终关怀机构于1988年7月15日在天津成立。

天津医学院临终关怀研究中心成立后即组织校内外专家开展了中国城乡居民濒死及死亡态度和基督教、天主教信徒濒死及死亡态度的相关调查研究，为开展临终关怀学术研究和临床实践以及科学普及工作奠定了基础。经过多方筹备，于1992年3月5日在天津医学院（1994年改称天津医科大学）第二附属医院专科医院基础上设立中国首家临终关怀病房，这标志着临终关怀临床实践在中国正式开展。

（二）北京市朝阳区朝阳门医院第二病区

时任北京市朝阳区朝阳门医院副院长的郭浩明主任医师在长期的临床工作中深感晚期患者看病难、住院难，在生命临终阶段遭受巨大痛苦的种种现状，在医院尝试设立了以服务晚期患者为主的临终关怀病房。该病房于1992年7月设立，对外名称是北京市朝阳区朝阳门医院第二病区。

（三）上海市总工会退休职工管理委员会下属退休职工护理院

上海是我国老工业基地，历来重视退休工人的晚年生活。鉴于身患重病尤其是独身和无子女的退休工人患病后的困难境遇，上海市总工会退休职工管理委员会成立了22所退休职工护理院。上海市退休职工南汇护理院创办于1988年10月，是最早成立的专门收治晚期肿瘤患者的护理院。1990年10月 8日由上海市总工会退休职工管理委员会秘书长付惠霖带队，南汇护理院于俊朔院长等5人到天津医学院临终关怀研究中心参观学习，将临终关怀理念和临床技术引入护理院服务流程。在南汇护理院试点取得经验后，又在其他21所护理院全面铺开，开创了在护理院中开展临终关怀服务的先例。

（四）台湾地区马偕纪念医院安宁病房

位于台湾地区台北市淡水镇的马偕纪念医院淡水分院安宁病房成立于1990年3月13日，由钟昌宏医生创立。安宁病房初创时共有18张病床，收治生命不超过3个月的终末期患者。

（五）香港地区白普里宁养中心

香港地区的临终关怀运动始于20世纪80年代初。1982年圣母医院成立了临终关怀小组为终末期肿瘤患者及家属提供临终关怀服务，而后律敦治医院、基督教联合医院、南朗医院、灵实医院先后开展了临终关怀服务。1987年香港成立了善终服务促进会统筹推动香港的临终关怀服务。1990年利用募捐的资金在沙田建立了香港第一家临终关怀机构，即白普里宁养中心，该机构共有病床28张，专门收治晚期肿瘤患者。

（六）其他具有临终关怀服务内容的医疗机构

在1991年由天津医学院临终关怀研究中心主办的第一届“全国临终关怀学术研讨会暨讲习班”后，国内一些医院相继开展了临终关怀临床服务，如解放军沈阳208医院、原解放军新疆军区总医院、海军青岛409医院、武汉中南医院、蚌埠肿瘤康复院、义乌稠州医院、烟台肿瘤康复医院、成都华西医科大学第四附属医院、昆明第三人民医院、广州友好医院等。

经过近30年的艰难发展，到2016年年底，中国（未包括台湾省）共设有临终关怀及相关机构10183家，其中在医疗机构单独开设临终关怀病房的有2103家；在医院内虽没有开设专门的临终关怀病房但在医疗护理过程中提供临终关怀专门服务的医院有7791家，提供临终关怀服务的护理院有289家；从事临终关怀临床工作的医护人员约8万人，志愿者约10万名，至今为中国近100万名晚期患者提供了临终关怀服务。

三、临终关怀发展历程

临终关怀服务引入中国之初，便受到国内新闻媒体的广泛关注。《新华社》《人民日报海外版》《中国日报》（*China Daily*）、《健康报》《天津日报》《北京日报》等中央和地方报刊，中央电视台、天津电视台、北京电视台、凤凰卫视等电视媒体，对天津医学院临终关怀研究中心及其开展的工作进行了深入报道，引起海内外巨大反响。

临终关怀学科发展和临床服务在中国历经了四个发展阶段。即艰难起步阶段（1988—1997年），困难维持阶段（1998—2005年），稳步发展阶段（2006—2015年），蓄势腾飞阶段（2016—2018年）。

（一）艰难起步阶段（1988—1997年）

自1988年临终关怀研究中心成立后，虽然海内外新闻媒体进行了广泛报道，但并没有引起社会关注。

在中国，由于传统文化影响和经济社会发展程度的限制，无论是卫生主管部门的领导还是医疗机构的管理者和医生护士，乃至全社会公众，对临终关怀理念和服务内容还很不理解。一部分否定派，认为是超前消费；另一部分社会公众囿于传统观念，恐惧和回避死亡，对临终关怀服务持回避态度，认为临终关怀用词不符合中国文化传统，不符合公众追求长寿的愿望，因此极力回避。

临终关怀研究中心（以下简称中心）开展“中国城乡居民濒死和死亡态度研究”时遇到很多困难，调查对象不愿回答涉及死亡和临终的相关问题。而医务人员大多认同临终关怀的理念和服务。中心在1991年3月26日举办了首次“全国临终关怀学术研讨会暨讲习班”，来自国内20个省、自治区、直辖市的126名代表参加会议，美国德瑞克大学乔治·莱尔教授、中国香港善终服务促进会钟淑子女士、西安医科大学校长石大璞教授、天津医学院院长吴咸中院士等中外专家出席会议。此次会议对普及临终关怀知识、促进临终关怀事业在中国开展与传播具有划时代的意义。

1992年4月26日至28日，天津医学院临终关怀研究中心与美国死亡教育研究会联合举办了首届“东西方临终关怀国际研讨会”，时任国家卫生部部长陈敏章教授出席大会开幕式并致开幕词。8个国家和地区的400多名临终关怀及相关领域的专家到会。世界首家现代临终关怀院英国圣克里斯多弗临终关怀院医疗部主任安东尼·史密斯博士，美国东西方死亡教育研究会主席，美国德瑞克大学死亡心理学教授乔治·莱尔博士，日本临终关怀学科创始人、大阪大学医学部教授柏木哲夫博士，中国台湾安宁照顾（临终关怀）基金会理事长、台北马偕纪念医院临终关怀病房创始人钟昌宏博士，中国临终关怀事业发起人、天津医学院副院长崔以泰教授等中外专家出席会议并作大会主旨报告。研讨会设置了10个分会场，就死亡态度与死亡教育、临终心理关怀、专科患者临终关怀、临终护理、疼痛控制、临终患者家属关怀、中医临终关怀、临终关怀与伦理学、临终关怀模式、临终关怀与相关学科（文化学、社会学、经济学、哲学）议题展开了充分研讨。

陈敏章部长在开幕词中充分肯定了临终关怀服务的地位和作用，指出：“对晚期患者的完善照护，不仅体现对人的尊严的维护，也可以在一定程度上减轻家庭和单位的负担，也是发展社会生产力的一部分内容，是一件有百利而无一害的善举。卫生部准备将临终关怀作为全国医疗卫生工作第三产业的重点之一列入事业发展规划。并与有关部门商定有关的法规政策，促进这一事业的健康发展。”

陈敏章部长前瞻性地指出：“现在各国都在关注人口老龄化问题。到本世纪末我国的人口老龄化也将日趋明显，由于我国特定的国情和人口状况，保障人民的健康水平和生命质量，从各方面对老年人加以照顾，特别是对晚期患者的照护，不仅仅是医疗卫生部门的责任，而且是社会各界共同的责任。”

会后英国圣克里斯多弗临终关怀院与天津医学院临终关怀研究中心共同举办了“临终关怀临床技术研习班”，邀请英国圣克里斯多弗临终关怀院医疗部主任安东尼·史密斯博士和天津医学院第一附属医院（后改称天津医科大学总医院）李文硕教授等国内外专家，就晚期患者常见症状管理等临床技术对国内17个省、市的43名临床医生、护士进行了培训。

此后，通过召开全国研讨会在国内普及临终关怀知识，促进专业人士和社会公众对临终关怀的认识和理解。天津医学院临终关怀研究中心先后在烟台、杭州、桂林、深圳、昆明、北京等地召开了全国临终关怀学术研讨会。1993年5月14日在烟台召开的第二次全国临终关怀学术研讨会上，成立了全国性学术组织——中国心理卫生协会临终关怀专业委员会，黄天中博士参加会议并受聘为该委员会顾问。

在举办全国性学术研讨会的同时，天津医学院临终关怀研究中心还与中国台湾地区安宁照顾基金会共同举办了4届学术研讨会，共有约1800人次医护人员参加研讨会，海峡两岸临终关怀领域的专家就存在的热点问题进行深入交流。

在教学领域，天津医学院于1992年在国内最早开设了护理学专业本科必选课《临终护理》共18学时，主讲人史宝欣编写了国内第一本临终关怀讲义。同年，天津市卫生局卫生职工医学院护理专业专接本层次开设必修课《临终关怀》，邀请临终关怀研究中心成员史宝欣主讲。中国香港地区于1995年开设临终关怀领域的研究生课程；天津医学院于1993年招收了第一个临终关怀方向硕士研究生，截至2019年共培养了25名硕士研究生。

在科研方面，各领域专家在资料不足、信息不畅的困难条件下，陆续出版了临终关怀专著，在理论上促进了临终关怀事业的发展。崔以泰、黄天中出版了中国首部临终关怀系列专著:《临终关怀学理论与实践》和《临终关怀学生命临终阶段之管理》(中国医药科技出版社，1992)，崔以泰、孟宪武、史宝欣出版了《中国临终关怀研究》(天津科学技术出版社，1997)。

1993年，天津医学院临终关怀研究中心与北京科教电影制片厂(后并入中央电视台科教部)共同投资拍摄了国内唯一的科教影片《临终关怀》，并于1994年12月26日在北京人民大会堂天津厅举行了首映式。在首映式上成立了中国老年基金会临终关怀募集部。

在临床领域，除前文提到的天津医学院第二附属医院专科医院、北京市朝阳区朝阳门医院第二病区、上海市退休职工南汇护理院等医疗机构外，1993年山西省太原市人民医院和太原市中心医院先后设立了临终关怀病房。

(二)困难维持阶段(1998—2005年)

虽然在2000年国家卫生部在《卫生部关于在医疗机构改革中加强护理工作的通知》中将临终关怀列入护理工作范围，但全国各地在实际执行中临终关怀项目少有实施。

临终关怀机构只有天津医科大学第二附属医院专科医院、天津市肿瘤医院中医科、北京市朝阳区朝阳门医院第二病区、上海市总工会退管会所属22家职工护理院、烟台市肿瘤康复医院、昆明市第三人民医院关怀科、北京市欧亚医院、四川大学华西第四医院、昆明市第三人民医院关怀科、北京松堂关怀医院、复旦大学附属肿瘤医院姑息关怀科、上海市临汾社区卫生服务中心、上海市中原护理医院、河南大学淮河医院西病区、天津鹤童老年医院、天津延安医院等医疗机构开展临终关怀服务或含有临终关怀内容的服务。

在教学领域，1998年开始由香港内科医学院对在职的医生和护士开展临终关怀及相关领域的非学历教育培训，2002年香港放射科医学院也开展了肿瘤学和缓和医疗双专科培训工作。

在科研领域，孟宪武出版了《死亡学纲要》(陕西人民教育出版社，1998)，李义庭、李伟、刘芳出版了《临终关怀学》(中国科学技术出版社，2000)，孟宪武出版了《临终关怀》(天津科学技术出版社，2002)。

(三)稳步发展阶段(2006—2015年)

随着我国经济社会发展，社会公众对健康的需求从病有所医提升到注重生活质量，既要生活得健康幸福，还要安详无痛苦走完最后的人生，临终关怀服务重新被社会广泛关注。

2002年，崔以泰、史宝欣在拜会原卫生部部长陈敏章夫人李家熙研究员时，专门提起已经筹备了14年的全国性临终关怀学术组织，李家熙与罗冀兰欣然应允会同京津地区相关专家积极努力推动该组织启动。在李家熙研究员的不懈推动下，经国家民政部批准，由耿德章、吴蔚然、李家熙、崔以泰4人共同发起，联合国内热心临终关怀事业和从事临终关怀工作的社会各界人士，于2006年4月26日在北京人民大会堂重庆厅召开了“中国生命关怀协会成立大会”，聂力、邓楠等中外知名人士及临终关怀领域的专家学者120余人参加会议，会议选举李家熙为中国生命关怀协会第一届理事会理事长、罗冀兰为秘书长。

中国生命关怀协会成立后，相继开展了多项学术活动，2006年10月28日在广州市举办“第一届中国生命关怀论坛”。时任中山大学肿瘤医院院长曾益新教授、中国生命关怀协会李家熙理事长和美国库克大学副校长黄天中教授共同担任论坛主席，132名中外专家参加会议。

2006年，国家卫生部与中医药管理局联合发文将临终关怀科正式纳入我国医疗卫生机构科室设置序列。

2007年，中国生命关怀协会组织相关领域专家制定了我国第一部《临终关怀示范基地标准》和《临终关怀培训基地标准》，建立了第一批6个全国临终关怀示范基地和2个临终关怀培训基地。

2011年，国家卫生部在《中国护理事业发展规划纲要（2011—2015年）》中首次提到除了老年病、慢性病外，将临终关怀纳入长期医疗护理中。

2011年，中国生命关怀协会举办了7期“生命论坛”，100多期“临终关怀理论与实践”“姑息医学进展”“人文医疗与护理”“疼痛关怀百城巡讲”“舒缓疗护岗前培训班”等活动，近9000名医护人员参加相关学术活动，促进了临终关怀事业的普及与推广。

由中国生命关怀协会和美国托马斯大学共同主办，天津医科大学临终关怀研究中心、中国生命关怀协会老年护理和临终关怀专业委员会同美国托马斯大学中国校区共同承办的“2015厦门中美老年护理高峰论坛”于2015年8月22日至23日在厦门举行。来自美国、中国的230余名临终关怀领域临床、教育和科研专家会聚厦门，就老年护理与临终关怀的前沿和热点问题展开研讨。中国香港中文大学老年研究所郭志锐教授、中国澳门镜湖医院简雪冰护士长、中国台湾马偕纪念医院林怡吟博士、美国德瑞克大学乔治·莱尔教授、天津医科大学临终关怀研究中心史宝欣教授、厦门市卫生计生委医政医管处副处长兼厦门大学医学院护理系主任张锦辉教授做学术报告。

在科研方面，由黄天中、史宝欣任主编的《生命关怀系列丛书》（重庆出版社）出版刊行，其中史宝欣撰写的《生命的尊严与临终关怀》和《老人关怀与家庭护理》（重庆出版社，2007）荣获国家西部图书出版一等奖。史宝欣主编的本科教材《临终护理》（人民卫生出版社，2010）入选普通高等教育“十一五”规划国家级教材。迄今为止共有56所本科医学院校、278所高职高专院校开设了“临终关怀”或“临终护理”课程。

在临床方面，2008年国家卫生部和中医药管理局联合发文明确了临终关怀作为第26个科室设置名称，并规定社区医疗卫生机构开设临终关怀科不需省级医疗卫生主管机构审批，临终关怀服务已列入政府卫生政策。此后，全国各地医疗卫生机构纷纷开设临终关怀服务项目，社区卫生服务中心、区县人民医院、老年护理院等医疗机构开展临终关怀服务的机构数量逐年增加，由2006年的20家发展到2018年的1万余家。临终关怀服务开始受到政府与社会的高度重视。

如2002年深圳市社会福利中心康复医院开设临终关怀病房，2006年复旦大学附属肿瘤医院成立舒缓治疗科，2006年杭州市小河湖墅地段社区卫生服务中心成立临终关怀病房。2012年上海市选取18家社区卫生服务中心开展临终关怀服务试点，总共开设病床226张，同年，上海市将临终关怀服务列入上海市24项民生实事项目。

在科研方面，中国生命关怀协会2014年承担国家卫生计生委医政医管局委托项目“中国临终关怀医疗体系建设研究”，该项目于2017年结题，研究成果得到国家卫生计生委家庭司高度评价。

（四）蓄势腾飞阶段（2016—2018年）

2016年4月21日，全国政协在北京召开双周协商座谈会，围绕“推进安宁疗护工作”建言献策，在听取了相关部门和机构代表的发言后俞正声主席发表讲话。在会上，韩启德副主席提出三点建议：①成立专门的“安宁疗护”协会；②在全国建立20个“安宁疗护”示范基地；③为了提高医护人员开展“安宁疗护”积极性，建议临终关怀患者医疗费用每人每天500元列入医保支出。

国家卫生计生委在2016年工作要点中明确指出实施健康老龄化工程，启动医养结合项目试点，大力发展健康养老等生活性服务业，推动发展护理、康复、临终关怀等延伸服务。在政策上促进了临终关怀事业的发展。

2016年9月，上海市卫生计生委委托中国生命关怀协会从政策框架、保障机制、人力资源3个方面对开展临终关怀政府实事项目的16个区、76家试点机构进行综合评估，并发布《上海市2015年度临终关怀质量指数排名》。

国家卫生计生委2017年2月出台了《安宁疗护中心基本标准和管理规范（试行）》和《安宁疗护实践指南（试行）》，同年7月国家卫生计生委家庭发展司就《安宁疗护试点工作方案》广泛征求意见，初步形成了开展安宁疗护服务国家级指导意见。由此，我国的临终关怀事业进入了快速发展阶段。

2017年5月由天津医科大学临终关怀研究中心承担的国家卫生计生委和中国生命关怀协会委托的研究项目“临终病人准入标准构建研究”通过第一轮专家鉴定，初步成果撰写的论文刊发在北图核心期刊《中国全科医学》上。

在学术交流方面，2016年4月16日在天津医科大学举办了“首届尊严生·安乐死国际论坛”。来自中国、美国、荷兰、日本、韩国5个国家的临终关怀专家齐聚天津，深入研讨了临终关怀与安乐死等社会热点问题。1991年应聘天津医学院客座教授，在中国开展临终关怀和死亡教育理论传播的美国德瑞克大学乔治·莱尔教授25年后重返天津，重续中国临终关怀情结。

在科研方面，郭航远出版了《安宁疗护理论与实践》（浙江科学技术出版社，2015）；史宝欣与中国红十字总会联合出版了《艾滋病临终关怀工作手册》（中国社会出版社，2016），并制作发行了宣传片《艾滋病与临终关怀》（时长10分钟）；李金祥出版了《引领姑息关怀导航安宁疗护》（人民卫生出版社，2017）。

遵义医学院第五附属医院（珠海）的邓仁丽教授通过竞标中标国家自然科学基金面上项目：癌症病人“预立医疗照护计划”干预模式的构建研究。

四、临终关怀发展过程中存在的问题与遇到的挑战

到2018年，中国临终关怀事业已历经30年发展，其间既有快速发展的欢愉，亦有停滞不前的彷徨。临终关怀发展过程中主要遇到以下问题。

（一）社会公众对临终关怀的认知偏差导致临终关怀理念传播受限

虽然临终关怀服务在中国已经开展了30年，但由于舆论宣传和文化模式等因素影响，再加上对euthanasia（安乐死）的意译，使社会公众混淆了“临终关怀”和“安乐死”的概念，将临终关怀等同于安乐死。中国传统文化中的善终理念，导致安乐死的字面解释更符合临终关怀的文字含义，但安乐死提前结束生命的结局又使社会公众无法接受，因而最终排斥临终关怀理念和服务。2017年天津医科大学的一项调查显示，在1209名被调查者中有85%的人认为临终关怀就是安乐死；有63%的人不知道临终关怀服务的内容，有89%的人希望自己和家人在生命终末期得到临终关怀服务，其中的90%不知道如何得到这项服务。

（二）临终关怀相关政策制定与实施滞后

临终关怀相关政策制定与实施滞后主要体现在临终关怀相关政策呈碎片化状态，国家民政部、国家卫生健康委和国家发展改革委，以及各省、区、市都有相关政策文件出台，但临终关怀的服务对象并没有成为上述政策的受益者。再者，临终关怀领域的相关政策可操作性不强，现有政策中提及临终关怀工作的表述过于含糊，缺乏具体界定，限制了可操作性。如《城市社区卫生服务机构管理办法（试行）》中提及“有条件”的社区卫生服务中心除了登记预防、全科、中医、康复、检验影像科目以外，还可登记临终关怀科。对于“有条件”并没有给出具体标准，社区卫生服务中心应具备哪些硬件条件可以开展临终关怀科服务，在人力资源配备方面，具有什么资质的医务人员可以从事临终关怀

服务等均未提及。因此在实际操作中缺乏指导意义，在临终关怀医疗服务时存在各种“空白区域”。另外，临终关怀相关政策缺乏财政支持，主要是因为临终关怀服务没有纳入基本公共卫生服务范围，政府没有对此投入财力，因而没有提供一般性转移支付，无法使临终患者群体的基本公共卫生服务得到相应保障。

（三）社会公众死亡教育不足

由于传统文化的限制，死亡禁忌是绝大多数中国人的普遍认知，导致大多数中国人回避和恐惧死亡，因而使临终关怀服务难以广泛开展。由于受传统文化影响，即使是医务人员由于缺乏死亡教育和临终关怀专业培训，导致对死亡和濒死缺乏正确认知。虽然医务人员自己对死亡持顺其自然的态度，但在工作中很少与患者和家属谈论死亡及相关话题，通常对患者隐瞒真实病情，仅与家属沟通，形成医生—患者—家属互相隐瞒加剧对死亡的禁忌感和神秘感，严重影响医患间的有效沟通，导致临终关怀及相关服务质量难以保证。

（四）医护人员临终关怀专业教育缺失

根据国家统计局的数据，我国每年死亡人口约890万，减除320万非正常死亡人口，大约570万人死亡，庞大的临终关怀社会需求，凸显了临终关怀专业人员数量严重不足。由于我国高等医学教育体系中没有生命终末阶段的相应专业设置和课程设置，使得目前从事临终关怀服务的医务人员没有受过临终关怀专业教育和临床训练，导致从事临终关怀服务的医务人员在医学教育阶段缺乏临终关怀专业知识培训，临床知识和能力不能满足临终关怀临床要求。

（五）志愿者等社会资源介入不足

发达国家临终关怀服务的经验表明，社会工作者和志愿者在临终关怀服务过程中承担了大量工作，是临终关怀社会支持服务的重要组成部分，可以满足临终者的最后愿望，还可以重建家庭及社会功能，是实现家庭和社会稳定的有效途径。我国现阶段由于临终关怀知识科普严重滞后，使得社会公众对临终关怀认识不足，难以借助更多的社会组织和志愿者的力量开展临终关怀服务。

（六）养老医疗资源匮乏

随着我国老龄化进程的加快，到2050年，我国60岁以上人口数量将超过4.8亿，医养结合成为未来养老领域的核心服务。医养结合服务涉及医疗机构和养老机构，如何使医疗服务和养老服务有机结合和无缝连接，关系到社会稳定和人民福祉。由于医养结合是全新的服务，没有成功经验和现成模式遵循，因此，在充分利用现有医疗、养老资源前提下，为老年人提供科学适宜的医养结合服务具有巨大挑战性。

五、临终关怀展望

今后的临终关怀发展主要体现在以下几个方面。

（一）建立完善的临终关怀医疗保障体系

世界发达国家临终关怀发展的成功经验在于通过健全的社会保障体系对临终关怀服务各个领域实施科学管理，通过医疗保险计划为临终关怀机构提供财政支持，通过医疗救助计划为低收入人群提供医疗救助。我国应借鉴发达国家的经验，形成符合我国临终关怀医疗服务客观规律的投入、保险、收费、绩效等机制。应建立科学的临终关怀服务机构分类管理机制，建立和完善政府对临终关怀医疗服务的经费划拨机制。

（二）建立临终关怀人才培养体系

在高等医学院校中设置临终关怀教学体系，制订临终关怀教学大纲，编写出版高水平教材和参考资料，制订临终关怀课程体系评估标准。

在本科教学中开设临终关怀必修课程和选修课程，在研究生教学中设置临终关怀专业方向。在临床医务人员继续教育中增加临终关怀课程内容，在全科医生培训中增设临终关怀课程。

在综合院校的心理学、社会学、人口学等专业方向开设临终关怀课程，在研究生教育层次设置临终关怀专业方向。

（三）建立广泛的公众教育体系

临终关怀普及与推广的基础是广泛的、科学的死亡教育，因此应建立科学的不同生命阶段的死亡教育体系，包括幼儿园、小学、中学、大学，以及成人、老年人等不同阶段的死亡教育模式。利用大众传播媒体和自媒体广泛开展生命教育和死亡教育，提高全社会的精神文明水平。

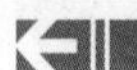

（四）建立全国性临终关怀基金

大力开展临终关怀科学普及工作，充分利用大众传媒和自媒体，多形式、多渠道、多层次地开展临终关怀宣传和普及。充分发挥社会力量的优势，充分利用非政府非营利组织即NGO组织的影响力，建立全国性临终关怀基金，开展对低收入群体和弱势群体中晚期病人的精准救助，使他们能够舒适安详无痛苦有尊严地走完生命的最后一程。

临终关怀事业是利民利国的善举，希望通过全社会的共同努力，为每一个有尊严的人生画上完美的句号。

上海市安宁疗护现状及发展趋势

施永兴

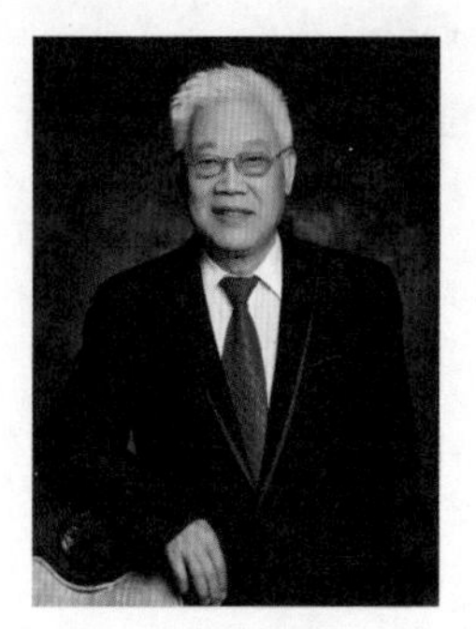

施永兴

中国生命关怀协会调研部常务副主任、上海市中医药社区卫生服务研究中心常务副主任、上海市社区卫生协会老年保健与临终关怀专业委员会主任委员。副教授、硕士研究生导师。

从事临终关怀实践25年，在社区临终关怀领域开展理论研究，建立临终关怀病区，探索形成本土化社区临终关怀体系网络与运作机制，提出临终关怀模式。主编《老年护理医院实用手册》《安宁护理与缓和医学》《让生命享受最后一缕阳光》《人生终站的陪伴——临终关怀百题》《老年护理理论与现代老年护理实践》《中国城市临终关怀服务现状与政策研究》《缓和医学理论与生命关怀实践》等16部专著。参编社区卫生专著7部，以第一作者或通讯作者在《中国全科医学》等刊物发表论文130余篇。

先后主持国家级、省局级课题30余项，其中获上海市科技进步奖一项，局级科技进步奖十余项。被评为上海市闸北区优秀拔尖人才和闸北区社区医学首席专家、上海市劳动模范。

随着物质生活的提高，我国与世界各国和地区不断地交流合作，安宁疗护（临终关怀）逐渐走到大众视野中。上海于全国较早启动临终关怀工作，在政府为主导的政策措施、制度保障、队伍建设、服务内容和新闻媒体宣传等方面做了有益的探索并取得了长足进步。

一、上海安宁疗护发展简要回顾

（一）上海市临终关怀运动

始于1988年，至今已逾30年，这个历程大体经历了5个阶段。

1.早期探索实践阶段 1988年7月天津医学院临终关怀研究中心正式成立，这是中国（未包括台湾地区）第一家临终关怀研究机构。同年10月，上海市南汇老年护理医院诞生了我国第一家机构型临终关怀医院。

2.临终关怀试点阶段 1994—2012年闸北区红十字老年护理医院，设立临终关怀床位28张。

3.临终关怀推广阶段 2012年上海市人民政府实事舒缓疗护（临终关怀）项目设18家试点单位，设立临终关怀床位234张。

4.进一步推广阶段 2014年上海市人民政府实事舒缓疗护（临终关怀）项目设58家单位，共设立临终关怀床位1000张。

5.深化和完善阶段 2016年年底共有76家临终关怀项目机构，住院床位890张，居家床位801张，共计1691张。

上海市临终关怀运动始于老年护理和临终关怀研究，继而走向临终关怀服务实践探索：

· 1993年上海市闸北区红十字老年护理医院获上海市卫生局医学特色项目立项“上海市老年护理医院安息护理模式研究”。

· 1998年上海市卫生局立项，由上海市闸北区红十字老年护理医院为组长、联合普陀区和奉贤区红十字老年护理医院“老年护理医院安宁护理模式研究”。

· 2002年上海市卫生局立项，由上海市闸北区红十字老年护理医院承担“老年护理医院安宁护理服务政策研究”。

一位中学老师致信时任上海市委书记俞正声，推荐开展临终关怀运动并获得支持，开启了上海市的临终关怀事业。

2016年全国政治协商会议第49次双周协商座谈会主题是“推进安宁疗护工作”，由时任主席俞正声召集主持。会上，委员们认为安宁疗护主要为患有不可治愈疾病的患者在临终前提供减轻痛苦的医疗护理服务，给予充分肯定。

（二）上海市安宁疗护需求现状

根据2017年上海卫生年鉴数据，2016年户籍人口1450万人，与2015年户籍人口基本持平。60岁及以上人口457.8万人，同比增长5.01%，占总人口31.57%；80岁以上高龄人口79.66万人，同比增长2.06%，占60岁以上人口17.4%，占总人口5.49%。上海提前进入老龄化社会。

2016年全年居民死亡人数12.35万人，前十位疾病死亡原因中，肿瘤占第二位，占死亡总数30.79%，平均每天因肿瘤死亡人数为104人。结合上海的老龄化程度，安宁疗护工作势在必行。

二、世界临终关怀政策方针在上海逐步得到正确理解和全面实施

上海市人民政府（以下简称“市政府”）把安宁疗护作为与人民生活密切相关的民生工作，不仅列入2012年《政府工作报告》，而且连续作为2012年和2014年的市政府实事工程。上海市已形成以公立社区卫生服务中心安宁疗护服务体系为特色的安宁疗护服务模式。

（一）市政府工作报告把临终关怀列为政府工作任务和目标

1. 2012年1月11日，在上海市第三届人大会议上，市政府的《政府工作报告》提出“开展社区临终关怀”的政府工作目标和任务。

2. 上海市长韩正提出“开展社区临终关怀”的工作目标，将临终关怀列入政府责任主体。

3. 国家卫生部关于印发《护理院基本标准（2011版）的通知》（卫妇社发〔2011〕21号）。

4. 上海市人民政府办公厅下发《2012年市政府要完成的与人民生活密切相关的实事通知》。

5. 上海市卫生局、上海市财政局、上海市人力资源和社会保障局、上海医疗保险办公室、上海市民政局、上海市红十字会、上海市慈善基金会《关于做好市政府实事舒缓疗护（临终关怀）项目的通知》（沪基层〔2012〕10号）。

6. 上海市卫生局关于下发《上海市社区卫生服务中心舒缓疗护（临终关怀）科基本标准（试行）通知》（沪卫基层〔2012〕12号）。

7. 上海市卫生局关于印发《上海市舒缓疗护（临终关怀）工作规范的通知》（沪卫基层〔2013〕1号）。

（二）市政府实事项目的特点

1. 市政府实事项目是与人民生活密切相关的事情，列入市政府要完成的与人民生活密切相关的实事项目，体现了市区（县）两级政府必须全面完成的任务，是由市政府重大办负责的政府责任行为。

2. 市政府实事项目突出以下特点：①雪中送炭，主要表现为关心困难群体的生活，为百姓所关注；②每项实事要提高项目的受益面，实事的受益面尽可能涵盖较大的社会群体；③注重提高市民生活质量；④实事项目从群众中来，贴近广大市民的需求，项目实施得到市民的高度认可。

（三）市政府实事项目的意义

1. 上海市政府2012年和2014年实事舒缓疗护（临终关怀）项目被视作上海

进步和社会文明的标志，是一项民生工作和惠民工程，充分体现了城市良心，在全国开了先河。

2.上海市政府实事舒缓疗护（临终关怀）项目实施是上海市范围内老龄化和肿瘤等慢性病防治的迫切需求。上海市政府将临终关怀作为城市健康政策的重要组成部分，并将其纳入上海卫生体系社区卫生的政策和家庭医生制度中，真正成为卫生资源优先安排的社区卫生的新举措，同时通过政府的实事项目举措将临终关怀明确化。

3.上海市临终关怀服务试点项目表明了政府的责任与号召在临终关怀服务工作中的重要地位。

（四）上海安宁疗护模式处于国内领先地位

1.市政府实事试点项目76家，另有复旦大学附属肿瘤医院、新华医院宁养院、上海市儿童医学中心和上海市浦东老年医院共4家医疗机构开展临终关怀服务。目前，上海市共有80家临终关怀服务机构。上海市土地面积6340平方千米，平均每79.25平方千米就有一家临终关怀医疗机构。

2.中医药适宜技术在安宁疗护服务中应用。

用中医哲学思维构建上海临终关怀医学范式，以中医整体观及诊疗思路与安宁疗护结合，构建具有上海本土化安宁疗护服务模式。

3. 2014年，上海的安宁疗护工作荣获“上海市社会建设十大创新项目”之首。这个荣誉代表来自政府和市民双方的高度认可。

4.中国安宁疗护的“上海模式”形成了自己的鲜明特色。与安宁疗护诞生地英国及其他西方国家不同，上海的安宁疗护服务最终落实到公立社区卫生服务中心。上海这座一向开风气之先的城市，在安宁疗护服务探索上再次走在前沿。

2017年2月，国家卫生计生委发布的《关于安宁疗护实践指南（试行）的通知》明确了安宁疗护是以临终患者和家属为中心，以多学科协作模式进行，以及对患者及家属的心理支持和人文关怀等服务。同年，国家卫生计生委选定了上海市普陀区、北京市海淀区、河南省洛阳市、吉林省长春市和四川省德阳市五个地区作为安宁疗护工作首批试点。这使我国安宁疗护建设有了国家标准规范，表明了国家自上而下推行安宁疗护。在国家宏观政策指引下安宁疗护已经纳入了国家卫生体系。中国迎来了安宁疗护事业发展的春天，预示着安宁疗护将驶入快车道，具有里程碑意义。

安宁疗护护理在中国的发展

谌永毅

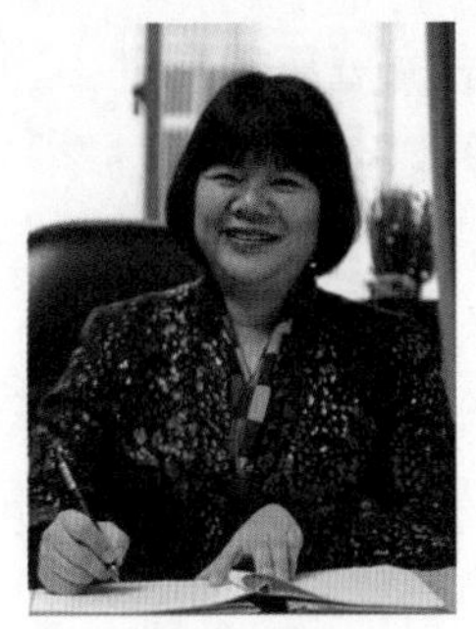

谌永毅

中华护理学会安宁疗护专业委员会主任委员。主任护师、护理专业博士、硕士生导师。

湖南省肿瘤医院副院长，国际肿瘤护理学会宣传部部长兼理事，国务院政府特殊津贴专家，湖南省首批医学学科领军人才。*Asia-Pacific Journal of Oncology Nursing*、《中华护理》《中国护理管理》等杂志编委。从事护理工作30余载，主要研究方向为护理管理、肿瘤护理学与安宁疗护。主持国家级、省级科研课题20余项，出版教材专著10余本，获实用新型专利6项，发表SCI论文8篇、CSCD论文70余篇，获省级科技奖12项。

一、中国安宁疗护护理发展简要回顾

（一）医疗机构层面

1987年，北京松堂关怀医院成立，是中国（未包括台湾地区）第一所民办临终关怀医院，集医院、福利院、敬老院三者职能于一体。

1988 年7月，中国（未包括台湾地区）第一家临终关怀研究机构——天津医学院临终关怀研究中心成立，标志着中国已跻身于世界临终关怀研究与实践的行列。

1988年10月，上海南汇护理院成立，为疾病末期老年人提供姑息性治疗，在一定程度上解决了“老有所依”“老能善终”的社会需求。

2010年，北京老年医院正式设立关怀病房，是北京市三级医院中的首家生命关怀病房，主要提供各类晚期疾病患者的姑息治疗和善终照护；北京市朝阳门医院临终关怀病区是北京市第一家由卫生局批准的老年关怀医院。

2010年9月，中国（未包括台湾地区）首个社区临终关怀科室——上海闸北临汾路街道社区卫生服务中心成立，是一家以老年护理、临终关怀、安宁护理为特色的红十字老年护理医院，成为融医、教、研、管为一体的新型社区卫生服务中心。

2013年8月，湖南省肿瘤医院设立疼痛安宁疗护病房，探讨三级肿瘤医院晚期肿瘤患者安宁疗护体系建设，提出身、心、社、灵四位一体全人照顾模式。

2017年6月，北京大学首钢医院安宁疗护中心成立，倡导“带着尊重让病人有尊严离开”的安宁疗护理念，积极推动我国安宁疗护事业发展。

（二）各级护理学会层面

2015年11月6日，中华护理学会肿瘤专业委员会安宁疗护学组成立，为安宁疗护领域护理水平的提升和研究方向奠定了基础。2018年5月，中华护理学会安宁疗护专业委员会成立，开启了我国安宁疗护护理新征程。在此前后各省、区、市学会也纷纷成立本省、区、市安宁疗护相关组织。

2013年6月，湖南省护理学会姑息护理专业委员会成立。

2015年6月，河南省护理学会安宁疗护专业委员会成立。

2015年7月，黑龙江省护理学会安宁疗护专业委员会成立。

2018年5月，江苏省护理学会安宁疗护专业委员会成立。

2018年7月，安徽省护理学会安宁疗护专业委员会成立。

2018年8月，内蒙古自治区护理学会安宁疗护专业委员会成立。

2018年9月，辽宁省护理学会安宁疗护专业委员会成立。

2018年10月，海南省安宁疗护护理专业委员会成立。

2018年10月，贵州省护理学会安宁疗护专业委员会成立。

2018年10月，新疆维吾尔自治区护理学会安宁疗护专业委员会成立。

2018年11月，青海省护理学会安宁疗护专业委员会成立。

2018年11月，甘肃省护理学会安宁疗护专业委员会成立。

2018年12月，广东省护理学会安宁疗护专业委员会成立。

各地安宁疗护专业委员会的成立拓宽了我国安宁疗护的发展空间，明确了安宁疗护护理的奋斗目标及肩负的使命，迎来了我国安宁疗护护理的春天。

（三）组织机构层面

1998年11月，“李嘉诚基金会”在汕头大学医学院第一附属医院成立全国首家宁养院，开展“人间有情”全国宁养医疗服务计划，致力于提高贫困晚期癌症患者的生活质量。截至2018年6月，该基金会资助30多家医院成立宁养院，范围广及全国27个省（自治区、直辖市），累计服务超过267万人次。

2005年，中国老龄事业发展基金会启动了以关注高龄老年人养老问题、建立和完善老年人临终关怀服务机制，开展“爱心护理院”试点工作。

（四）专家层面

1. 中华护理学会第26届理事长李秀华 2015年11月，李秀华主导成立中华护理学会肿瘤专业委员会安宁疗护学组。2016 年4月21日，在全国政治协商会议双周座谈会上做《护士是推进安宁疗护工作的重要力量》的主题发言，对我国安宁疗护护理工作的发展起到了积极的推动作用。

2. 中华护理学会第27届理事长吴欣娟 2018年5月，吴欣娟主导成立中华护理学会安宁疗护专业委员会，在全国进一步明确了安宁疗护专业委员会的职责、任务和目标，引领中国安宁疗护护理事业的发展。

3. 中华护理学会第27届肿瘤护理专业委员会主任委员徐波 2015年11月，中华护理学会肿瘤护理专业委员会成立安宁疗护学组，由时任主任委员徐波同时担任学组组长，启动了安宁疗护新知识、新技术的培训。

4. 中华护理学会第27届安宁疗护专业委员会主任委员谌永毅 2018年5月，中华护理学会正式成立中华护理学会安宁疗护专业委员会，谌永毅担任首届主任委员，从安宁疗护护理人才培养、学术交流、标准建设到学科发展，全方位推动安宁疗护发展。

二、中国安宁疗护护理的教育与培训

（一）本科教育

1998年，林菊英主编的《社区护理》是我国第一本引入“安宁疗护”概念的医学教材，但有关安宁疗护的教育内容仍只是散见于临床学科的有关章节中，尚未形成系统化、理论化的知识体系。

临终关怀专业课由山东省聊城职业技术学院护理学院首次设立。

安宁疗护护理人才培训班由四川护理职业学院首次设立。

2017年8月，中国中医药出版社出版全国中医药行业高等教育“十三五”规划教材《临终关怀护理学》，详细介绍了临终关怀护理学的基本理论与实践技能知识。

（二）研究生教育

湖南中南大学湘雅护理学院自2017年4月起开设安宁疗护方向研究生课程。

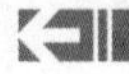

授课内容涉及肿瘤患者疼痛规范化管理、营养管理、血管通道技术、心理痛苦筛查、造口伤口护理、幸存者管理、灵性照护、心理护理与压力调适、哀伤辅导等身、心、社、灵四个维度的安宁疗护课程。

（三）培训

自2009年起，我国将安宁疗护内容纳入肿瘤专科护士培训教程中，在全国范围内推广普及，各省护理学会也相继开展肿瘤专科护士的培训和认证，但没有安宁疗护专科护士的培训。

2017年6月，全国安宁疗护（临终关怀）岗位执业资格培训，致力培养有利于推进城市临终关怀服务的高水平、高素质的临终关怀岗位执业资格人员。

2017年12月，国家卫生计生委家庭发展司委托北京协和医院老年医学科开展2017年全国安宁疗护试点工作人才队伍能力建设培训班。

2018年10月，辽宁省举办首届安宁疗护护理培训班，辽宁省安宁疗护教育培训基地落户中国医科大学附属盛京医院。

中华护理学会安宁疗护专业委员会于2018年10月举办全国安宁疗护护理新进展研讨会，参会者874人，遍布全国31个省、区、市。研讨会宏观把控国内安宁疗护护理发展方向，推动我国安宁疗护护理的新征程，详见图1。

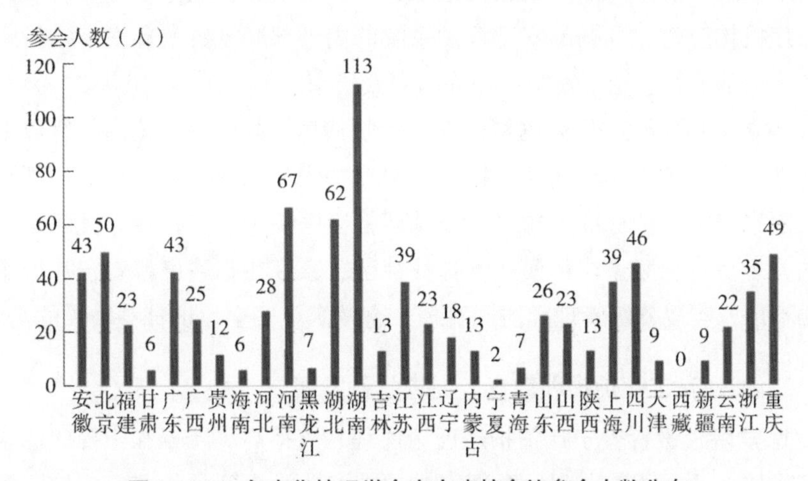

图1　2018年中华护理学会安宁疗护会议参会人数分布

2017年9月中华护理学会承办第三届亚洲肿瘤护理学术会议，设安宁疗护方面分会场，供国内外专家学者探讨亚洲安宁疗护发展动态。此次会议，我国参会人数共272人，详见图2。

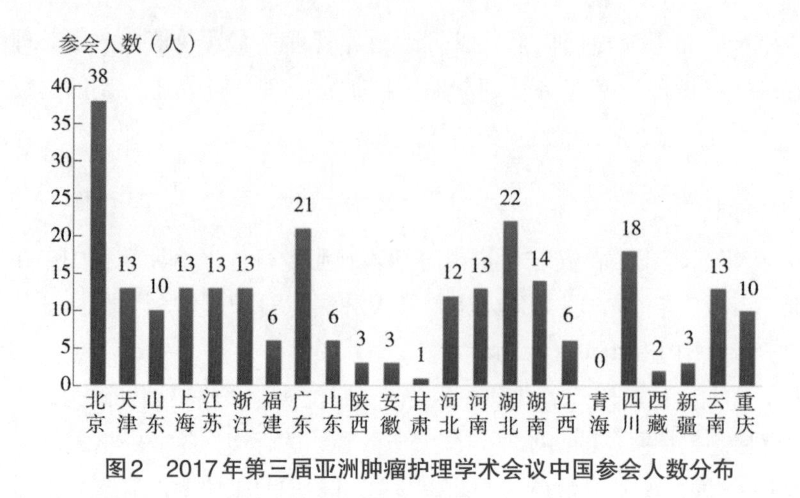

图2　2017年第三届亚洲肿瘤护理学术会议中国参会人数分布

三、中国安宁疗护护理发展方向

（一）探索中国安宁疗护护理实践标准

1. 形成专家共识，制定安宁疗护临床实践指南　要在以下若干方面由专家深入研讨，形成共识：安宁疗护服务的规划与管理、安宁疗护的团队要求与建设、医疗机构开展姑息照护服务的基本要求、安宁疗护服务指标应可观察和量化、医疗机构应建立顺畅的安宁疗护系统的内外部联系、实现安宁疗护顺畅对接，在此基础上着手制定安宁疗护临床实践指南。

2. 发展家庭护理和医院附属的安宁疗护病房　鼓励医联体内二级以上医院通过建立安宁疗护多学科团队，提供安宁疗护服务，提高安宁疗护护理服务能力。以国家安宁疗护标准为指导，以基层社区医院为重点，建立医院、社区和家庭的分工负责和联系协作模式，弥补社区、家庭在临终患者安宁疗护服务中各自的不足，实现分级管理和协同管理，有效满足安宁疗护日益增长的需求。

（二）加强安宁疗护护理教育，促进学科发展

1. 医学院校设置安宁疗护护理理论课程　支持高等院校和中等职业学校增设安宁疗护专业及相关课程，合理安排护理专业学生到具备安宁疗护资质条件的临床教学基地实习、实践，全面提高护理人才培养质量，加强安宁疗护护理学科能力建设。

2. 开展专科护士培训，加强人才培养　合理确定安宁疗护护理人才培养规模和结构，加快推进安宁疗护护士紧缺人才培养，适应安宁疗护护理服务业发

展需求。2019年，中华护理学会已启动首届安宁疗护专科护士培训工作。

（三）开展安宁疗护相关领域护理研究

临终患者及家属照护需求的多维性，如死亡教育、哀伤辅导等。

探索和验证干预措施的有效性，如症状管理、照护路径。

恰当地应用科学的研究方法可以量化信息，如症状的发生率、严重程度及对终末期患者生活质量的影响等。

准确地描述终末期患者及家属的主观症状和体验，如死亡焦虑、濒死觉知等，从而提供个体化支持。

（四）提高安宁疗护护理在非肿瘤疾病的覆盖率

我国接受安宁疗护服务的绝大多数为恶性肿瘤晚期患者。2012年全国居民慢性病死亡率为533/10万，占总死亡人数的86.6%。心脑血管疾病、癌症和慢性呼吸系统疾病为主要死因，占总死亡人数的79.4%。要提高心脑血管疾病、呼吸系统疾病患者在安宁疗护护理人群中的占比。鼓励、引导、支持社会力量推动安宁疗护工作，进而逐步形成符合我国国情的有价值、可借鉴、能推广的安宁疗护护理服务体系。

（五）加强舆论引导，加大媒体宣传力度，普及大众安宁疗护理念

充分利用广播、电视、报刊、互联网等新闻媒体形式，广泛宣传安宁疗护护理服务业发展的政策措施。大力宣传安宁疗护护理服务先进典型，增强职业荣誉感，营造全社会关注、重视安宁疗护的良好氛围。社会舆论导向是实施安宁疗护教育的关键，应充分利用大众传媒，广泛宣传实施安宁疗护教育的必要性、重要性、迫切性。行政措施和民间力量相结合，广泛开展安宁疗护教育，使广大群众普遍接纳“死亡”这一研究领域，并认可安宁疗护教育是群众的必修课程。

（六）充分调动广大安宁疗护护士积极性

医疗机构要建立健全安宁疗护护理人员管理制度。在护士岗位设置、收入分配、职称评定、管理使用等方面，对编制内外人员统筹考虑。建立健全护士绩效考核指标体系，突出岗位职责履行、工作量、服务质量、医疗质量安全和患者满意度等指标，将考核结果与护士岗位聘用、职称晋升、个人薪酬挂钩，做到多劳多得、优绩优酬。逐步完善激励机制，在绩效考核、职称晋升、教育培训等方面，向基层护士倾斜，调动基层护士的积极性。

安宁缓和医疗发展实例

李玲

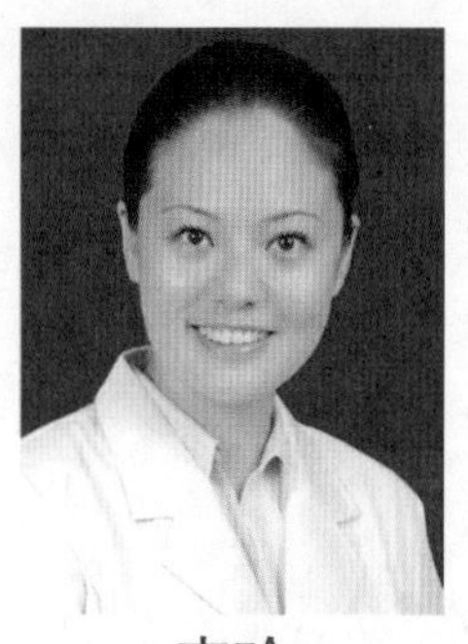

李玲

河南省安宁疗护示范单位郑州市第九人民医院常务副院长兼姑息（缓和）治疗暨安宁疗护中心创建人及专业负责人。博士、副主任医师、硕士生导师。

国家卫生健康委安宁疗护试点工作特聘专家，美国姑息治疗与临终关怀协会临床医生组注册成员，北京生前预嘱推广协会专家委员会委员。赴美国专门进修Palliative Care and Hospice Care临床专业，于2011年回国创建河南省首家姑息（缓和）治疗暨安宁疗护中心。英国圣克里斯托弗临终关怀医院QELCA 课程在华授课老师，中国老年保健医学研究会缓和医疗分会副主任委员，中国抗癌协会青年理事及癌症康复与姑息专业委员会委员，中国临床肿瘤学会肿瘤支持与康复治疗专家委员会委员等。

一、简介

河南省郑州市第九人民医院姑息（缓和）治疗暨安宁疗护中心创立于2011年11月30日。由医学博士李玲医师公派赴美专修安宁缓和医疗（Palliative Care and Hospice Care）的临床与管理专业后归国创建，是河南省首家专门为无法治愈的各种严重疾病终末期患者服务，同时帮助其家庭成员的安宁缓和医疗机构。在为他们改善症状、维持身体功能、提高生活质量、延长生存时间、提升尊严、避免过度诊疗的同时，合理降低花费。

中心现有床位75张，专职医师6名，护士32名，兼职音乐治疗师、心理咨询师、中医康复医师、康复护士、芳香治疗护士、临床药师各1名。肿瘤与安宁疗护方向在读研究生2名。

中心为独立4层建筑，开设全预约开放门诊和治疗。下设姑息缓和首诊单元、复诊及癌痛诊疗单元、郑州市癌症疼痛治疗中心、日间癌痛滴定治疗中心等。

多学科诊室包括：患者及家庭成员帮助和体验中心，营养支持评估诊断单元，预防及改善抑郁及肌少症的活力康复单元，改善衰老、延缓功能减退的康乐复健单元，传统医学治疗单元，芳香治疗单元，音乐及心理治疗单元以及体能评估单元等。

两个住院楼层按照病种结构分别设立：非癌姑息（缓和）治疗单元，非癌临终关怀单元，恶性肿瘤姑息（缓和）治疗单元，恶性肿瘤临终关怀单元。各层均有独立设置的医护患沟通单元。

综合楼层按照功能设有：国际合作交流站，研究生工作站，姑息（缓和）研究单元，安宁疗护研究单元，癌痛研究单元和医学、人文资料中心等。

创立至今，中心收治了数千位各种严重疾病的终末期患者。除来自河南省内的患者外，还有来自广东、重庆、湖北乃至叶落归根的海外华人。患者和家人在中心得到了规范的诊疗护理服务和专业的人文关怀。不但减轻了临床痛苦，还能享有更多尊严。许多患者和家人都说："在安宁中心做病人很幸运，不但治疗身体，还温暖心灵。"

二、创立背景

随着中国社会的发展和现代医学的进步，我国包括恶性肿瘤、高血压、糖尿病等在内的各种慢性病的发病率逐年升高，患者发病年龄不断提前，呈现年轻化趋势。这些慢性病往往难以治愈，当疾病发展到终末期时，会出现各种严重并发症，加之患者身心痛苦的多种症状无法得到及时有效的控制，导致他们的生活质量严重下降。

我国社会老龄化程度日益加剧，需要医护综合诊疗的老年"共病"（又称一体多病）人群数量日众且生存期长。因为对老年相关疾病的预防与治疗不够规范和有效，大量老年人在衰老终末期出现失能、失智、长期插管卧床的情形。一边是患者生活质量和尊严感的严重下降，另一边则是全社会的医疗和保障支出不断攀升。

中心自始至终紧扣社会需求，以填补医学空白精神，将建立符合国情的、造福全体公民的安宁缓和医疗作为自己的使命。

（一）学科建设

姑息（缓和）治疗暨安宁疗护中心从创立之初就严格收治和服务范围，确保患者和家人得到符合国际标准的规范而专业的服务。

欧美国家的姑息缓和医疗近年来主张在重大疾病诊断初期就可以介入医疗过程。但在我中心的发展初期，为符合社会文化心理和现有的医疗保障系统，收治的基本还是严重疾病终末期患者。我们严格按照疾病发展进程、使用国际专科的评估工具，对患者临床表现、体格检查、实验室和影像学等专业检查做出综合评价。由专科医护团队确定其属于姑息缓和医疗阶段或安宁疗护临终关怀阶段，并视其具体情况和诉求，分别给予不同的诊疗、护理以及人文关怀。

安宁缓和医疗是跨学科的系列医疗护理及人文关怀综合服务，虽然方法多样，但应该明确的是，凡不以治愈为目的，仅以减轻患者痛苦症状、提高生活质量为目的的治疗均可归入其中。例如，为肿瘤患者减轻压迫、疼痛、梗阻和其他症状的手术，以同样目的开展的放疗、化疗和分子靶向治疗等均可成为必要手段。当然，更为传统和经典的疼痛控制、营养支持、共病或多症状群控制、心理疏导、音乐治疗、康乐复健直至临终关怀都是标准的安宁缓和医疗的内容。重要的是，不同机构应视实际工作能力、水平，为患者提供有安全保障的规范服务。

令人欣慰的是，近年多种文献显示，接受安宁缓和医疗患者的生存期，并不比以治愈为目的治疗方式短。有相当多的患者还能在接受安宁缓和医疗后达到出院标准，回归正常家庭生活。正是这种极大降低医疗和护理成本的良性结果，让患者的生活质量与尊严感得到极大提升。

虽然各国和各地区存在一定差异，在郑州九院姑息（缓和）治疗暨安宁疗护中心里，服务的病患包括有姑息缓和与临终关怀这两个生命和疾病全周期的最后两个阶段。意义在于：无法治愈的疾病和衰老、预生存期较长的病患需要姑息缓和医疗；预生存期不超过6个月的病患需要安宁疗护（临终关怀）。患者处于上述两个阶段所需要的帮助，是其他专科所不能提供与涵盖的，且往往没有非常明显的分界线。但一般认为预期存活不超过6个月的患者应进入安宁疗护又称为临终关怀。我们对这部分患者的诊疗原则是仅作镇痛和镇静，确保患者临终前尽量无痛苦和不恐惧。对他们护理的原则是舒适、温馨和有尊严。患者去世后，标准程序是对丧亲者提供一到两次免费的悲伤辅导。

多年经验显示，在努力跟进国际业界飞速发展的同时，对这些安宁缓和医疗的核心概念持续地学习和厘清，不断地观察、修正和总结，对专科的科学化建设非常重要。至于对跨学科的安宁缓和医疗的多种方法能否融会贯通，能否针对个案有节奏地接续和使用，能否自始至终坚持以患者和家属的良好体验为中心，无论对学科带头人还是团队合作都是专业素养是否成熟的重要标志。

（二）团队建设和专业服务

中心初创时，无论姑息（缓和）医疗（Palliative Care）还是安宁疗护（Hospice Care）的概念在我们这里都非常陌生，更谈不上系统的临床实践。只有中心负责人李玲博士接受过系统教育和培训，其余医护人员均从各临床科室由医院行政指令临时抽调。他们的平均年龄低于30岁，教育、临床经验和生活阅历均明显不足。尤其他们对缓和医疗专业的了解和发展前景没有基本的概念，对终末期和老年“一体多病”的衰弱本质没有基本认识，不仅缺乏控制症状的基本技能，更对帮助家属和丧亲者束手无策。在极端困难的情况下，我们不急不躁，耐心为团队设定了初、中、远期的培养目标及计划，从人才、技术、人文、服务、管理、科研、教学、外联等方面全方位设定阶段性目标和实施计划。学科带头人李玲博士从翻译和编写安宁缓和医疗相关学习资料开始，带领大家历经重点学习临床症状、评估与治疗、舒适护理与沟通方式等阶段，将控制症状为临床首要任务和切入点。这些努力给初期收治的患者创造了良好环境和感受，具有全新特点的临床服务很快有了好口碑。我们没有想到，在创立3个月时，中心就实现了收支平衡。在创立6个月时就实现了自负盈亏。在创立不到2年时间内，医院就收回了前期建立专科的所有投资。

我们认为，培养和建立团队，正确选择切入点是初创时期的关键。当然，服务流程的精准设计和严格的成本管理也是必不可少的。

与此同时，学科带头人积极向外寻找在中国开展或推广缓和医学的机构和团体以及个人，争取更多的机会派出、交流和学习。团队成员逐步了解到自己服务的安宁疗护中心的理念和实践在中国处于较为领先的位置，很大程度上增强了岗位自豪感和继续努力的信心。该阶段漫长且艰辛，需视团队基础和所在机构及地区的实际情况做出明确而富有远见的安排和计划。所幸我们坚持住了。

当中心患者的数量较为稳定，专科特色也开始凸显和确立的时候，初期确立的规范运营管理和绩效分配方式发挥了越来越重要的良好作用。团队成员不仅获得岗位的尊严感，更对安宁缓和医疗从懵懂甚至排斥，逐步转变为理解和接受。在安宁缓和医疗基本用药、基本症状控制的培训与实践基础上，开始逐步进行更加全面的团队综合专业素质培训。在症状控制的理论和技能培训之外，逐步加入“诊疗决策评估与制定”、疾病与死亡观教育、音乐治疗培训、心理疏导培训、康复与沟通培训、管理流程培训、文学素养培训、人文精神培训等内容。

在初期运营的基础上，中心利用拥有独立建筑的优势，将病房按照楼层设置，分别收治恶性肿瘤和非癌终末期患者。在每个楼层内部按照病情发展阶段再细分为姑息缓和治疗单元和安宁疗护/临终关怀单元。从诊疗、护理、人文关怀、服务和收费等各个方面提供特色差异化服务和质量控制。培训团队的协作能力并摸索不同学组为同一位患者提供服务过程中的绩效分配方案，为体现团队价值，兼顾公平和可持续发展做出有效安排。

这时，我们更可以腾出手来，通过对外招募和对内选拔的方式，扩大团队力量，建立人才梯队。重点发掘在团队中表现优秀的医护人员进行各个岗位的专业精英培训，设置了总住院医师、总住院护士以及精英护理组长、康复医师、康复护士、营养咨询师、心理咨询师、音乐治疗师等职位，鼓励医护人员"一专多能"，多劳多得。同时和医院临床药学部长期联合，选拔培养Palliative Care and Hospice Care专科临床药师参与MDT多学科门诊、查房和会诊工作。每周二上午，由学科带头人主持进行"MDT临床教学大查房"及多学科病历讨论会。对所有住院患者病历展开专题讨论并制订诊疗决策。每周三、周五上午进行多学科门诊，对门诊预约患者进行多学科会诊，同时对门诊癌痛滴定患者的用药进行分析讨论。在专业安全、病患舒适、家属满意和收费运营管理等方面采取垂直层级管理和成本分析控制管理。逐步推进为患者和家人提供个性化服务，例如，对于入院后经过病情评估、收治到安宁疗护单元的病患，召开家庭会议的重点内容在于发现和倾听病患与家庭成员的诉求，制订临终的舒适化医疗和舒适化护理，同时由主诊医师和安宁疗护单元护理组长负责组织提供心理疏导和音乐治疗以及芳香治疗。学科带头人负责评估所提供服务的专业性和病患及家人满意度，以及改善和提高的建议与要求。并由住院总医师和总护士记入每个月的中心质量控制报告。所有数据和晋升、进修、评奖以及绩效薪酬水平挂钩，并在中心公示。每个员工可向护士长提出申诉和复议，由学科带头人管理下的质控管理小组负责裁决和回复，如有不满或疑问，可直接向中心学科带头人提出申请后，由中心学科带头人和护士长负责调查和解释。

在郑州大学研究生院招收肿瘤与安宁疗护专业方向的专业硕士研究生，2018年首位研究生已经毕业，现有3名在读。

（三）打造业界知名专科，推动安宁试点工作

由于在专业发展过程中的不懈努力，中心现已成为全国知名的缓和医疗暨安宁疗护临床专科。每年接待大量来自全国各地的医疗机构医护人员、医院和

部门管理者、大中专院校的师生和县市区基层单位同人参观和学习，7年来累计超过3800人次。

2015年8月30日，全国政协副主席韩启德院士率全国政协教科文卫体委员会专题调研组莅临我中心进行“安宁疗护”专题调研并对中心的工作给予高度评价。

2017年11月—2018年11月，国家卫生计生委党组成员、全国老龄委常务副主任王建军一行到中心进行“安宁疗护与医养结合”专题调研，对中心倡导实施的健康老化、积极老化诊疗方向给予了高度评价。国家卫生计生委家庭发展司蔡菲副司长等领导先后到中心实地调研并对中心进行的安宁疗护推广和示范工作给予了热情肯定和赞扬。

2017年至今，中心接待了包括北京、上海、德阳、洛阳、长春在内的所有国家安宁疗护试点地区的管理者和试点机构的负责人前来参观学习和交流。李玲医师和她的团队面对大家的学习热情，始终毫无保留地交流专业知识、人文理念、实践经验和管理流程，受到同行的赞赏、尊敬和肯定。同时因为在安宁疗护专业领域的探索始终走在全国的前列，中心在海外也有较高知名度，先后迎来美国、澳大利亚、英国和中国台湾地区的同行参观交流。

中心从2012年至今，每年坚持举行国家和省市继续教育项目，用以推广和教授姑息缓和治疗、安宁疗护和老年医学专业理念与知识。学员有来自全国各地的医护人员、医疗机构管理者、养老机构人员、社工、大中专院校的师生，累计超过4500人接受过相关培训。

中心分别于2015年、2017年成功举办了两届“海峡两岸・安宁疗护高峰论坛”，来自海峡两岸的专家和全国各省、区、市的学员600余人齐聚一堂，共同学习和探讨专业发展并交流经验，推进了缓和医疗事业的发展。

2016年，中心负责人李玲医师受国家卫生计生委相关处室邀请参与起草制定我国首部《安宁疗护中心基本标准、管理规范（试行）》《安宁疗护实践指南（试行）》的工作。上述文件于2017年由国家卫生计生委向全国公开颁布实施。

2017年，李玲医师被国家卫生计生委家庭发展司聘为安宁疗护试点工作特聘专家。并受邀参加国家卫生计生委安宁疗护试点工作研讨会、国家卫生计生委安宁疗护试点工作启动会。

2018年7月，中心在国家与河南省卫生计生委的支持下，成功举办了国家安宁疗护试点工作——临床技能进阶培训班。学员来自包括国家安宁疗护试点地区：北京、上海、四川德阳、吉林长春、河南洛阳等地的300余名医护人员，国家卫生健康委汪丽娟处长全程参加会议和培训。

中心始终坚持将临床与科研并肩发展，李玲博士带领团队不断刷新科研纪录。中心先后荣获河南省癌痛规范化治疗示范病房、河南省医学重点（培育）学科、河南省安宁疗护示范单位，成为河南省乃至全国安宁疗护中心发展的典范。李玲博士参与编写了一系列国家级的标准与教材，她主持的科研课题和项目多次获奖。

（四）一个重要成果

在发展安宁缓和医疗服务的过程中，支付是绕不过去的问题。时至今日，对这个问题的讨论也难以形成共识，并经常成为“不能发展”或“发展困难”的障碍。为了中心能够在提供标准安宁缓和医疗服务的前提下，步入良性生存与发展的轨道，在创建之初即注重紧密结合中国国情，立足医疗保险支付体系内已经涵盖的内容进行服务项目的推进。同时结合专业特色服务项目不断尝试获得政府部门的支持与帮助，如“癌痛评估收费”，由国家发改委指定试点省份的探索性收费，河南省有幸成为全国最早的试点省份之一。探索成熟后，癌痛评估收费项目，现已纳入医疗保险支付体系。

此外，自中心创立以来，我们不断通过细致的政策研究和医疗保险项目分析，将安宁缓和医疗临床支付与现有医保支付系统中的内容排列比对，发现两份清单中的内容实际上有很多覆盖与贴合之处，其比例之高足以使支付这个障碍不再难以跨越，使真心实意发展安宁缓和医疗的所有机构，在现有的国家医保条件下，提供各地区医保目录内的安宁疗护专业的基本项目，在未来可期的过程中，逐步扩大和延伸到更广更深的领域中来。

我们在运营过程中深深体会到，国家医保制度其实在保障支付的精准、合理方面做了许多努力，作为一名践行者，在此过程中首先需要不断提高自己的专业水平、政策研究水平以及现代化管理和运营的水平。把握上述几个重点，不仅能从符合安宁缓和医疗的核心价值和人道立场，保证患者充分享受到安全、舒适和有尊严的服务，同时有效地践行国家医疗改革过程中所提倡的：合理配置医疗资源、避免过度诊疗带来的医疗资源浪费；有效减轻患者的身心痛苦和经济负担，从而不断提高就医满意度，同时不断创造性地提高医护人员的职业荣誉感和成就感。

解放军总医院缓和医疗临床实践与研究

李小梅　黄海力

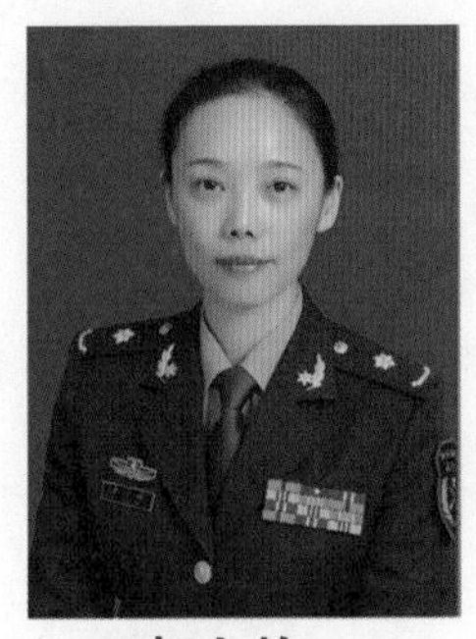
李小梅

解放军总医院国家老年疾病临床医学研究中心（第二医学中心）肿瘤科主任医师，博士、研究生导师。

长期从事肿瘤科临床工作，擅长恶性肿瘤的缓和医疗。主译《哈里森肿瘤学》，是《中国癌症疼痛诊疗规范》（2011版）主要执笔人，《中国原发性肺癌诊疗规范》（2015版）和《晚期原发性肺癌诊治专家共识》（2016版）缓和医疗章节的撰稿人。兼任中国抗癌协会（CACA）理事。中国临床肿瘤学会（CSCO）理事。北京癌症康复与姑息治疗专业委员会主任委员。中国抗癌协会肿瘤心理专业委员会副主任委员。中国老年病学学会肿瘤专业委员会副会长。

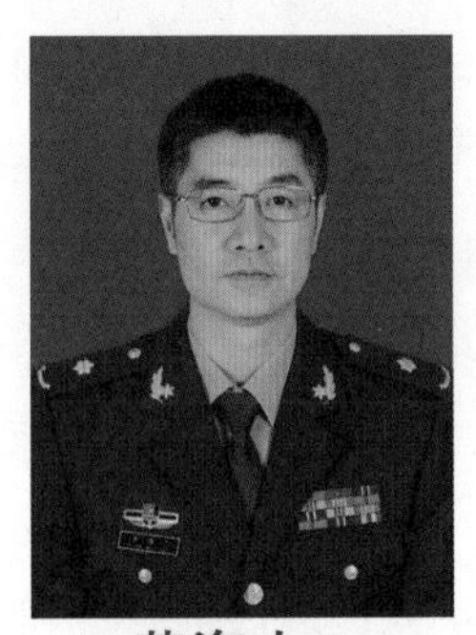
黄海力

解放军总医院国家老年疾病临床医学研究中心（第二医学中心）肿瘤科副主任，博士。

从事老年消化及肿瘤学20余年，以第一作者发表论文10余篇，主编科普书籍一部，参编参译专著10部，获国家实用新型专利一项。主持国家自然科学基金项目一项，中央保健委员会老年医学课题一项，参与课题多项，关注并践行安宁缓和医疗工作9年。中国抗癌协会肿瘤心理专业委员会委员。中国老年医学学会舒缓医学分会委员。中国医疗保健国际交流促进会肿瘤姑息治疗与人文关怀学会常委。

中国人民解放军总医院（301医院）创建于1953年，是集医疗、保健、教学、科研于一体的大型现代化综合性医院。医院主要承担军队各级官兵的医疗保健和疑难病诊治任务。2018年医院年门诊量400余万人次，收住院16.8万余人，住院手术2.5万余人。

解放军总医院的缓和医疗工作从癌症疼痛治疗起步，近年主要在国家老年疾病临床医学研究中心（以下简称国家老年医学中心）展开全面工作，随着新理念的普及和推广，缓和医疗工作逐步深入，在医疗、教学、研究方面取得了一定进展。以下重点介绍具有代表性的有关工作。

一、缓和医疗临床工作

解放军总医院国家老年医学中心的主要任务是为军队离退休人员提供医疗保健服务。由于其目标人群的特殊性，缓和医疗一直是其主要日常工作之一。早期的缓和医疗实践侧重于多学科会诊和协作、临终关怀以及细致的老年护理。近10余年来，缓和医疗拓展至症状管理、医患沟通、舒缓护理、终末期患者的安宁疗护等方面。在降低临终有创抢救、提升舒缓护理质量等方面取得了成效。

（一）临终有创抢救比例逐年下降

尽管现代医学的发展明显延长了人类的寿命，但仍无法逆转疾病终末期患者的病情进展，对终末期患者不遗余力地抢救治疗仅能维持有限生存，更多的是增加了患者和家人的痛苦、耗费了大量的医疗资源。发达国家和地区很早就意识到对临终患者过度抢救的弊端，并陆续立法保护患者的权益。如美国的《自然死亡法案》将处于不可治愈疾病终末期患者的临终抢救选择权交给患者本人和（或）代理人，推广“预立医嘱”，规定所有接受安宁疗护的患者均需签署拒绝临终时心肺复苏（do-not-resuscitation，DNR）的医学文书。即使没有签署DNR而进入ICU的患者，最终接受有创抢救和生命支持治疗的比例也大多在50%以下。

解放军总医院国家老年医学中心的患者具有完善的医疗条件，他们临终抢救的比例明显高于普通患者。近年来医学中心的管理人员和医护人员通过推广缓和医疗理念、加强教育和医患沟通，降低了临终有创抢救和生命支持治疗的比例，充分体现了逝者有尊严、亲人尽爱心、医者尽职责、资源应用合理。为了反映这一方面的工作，我们分析了近10年国家老年医学中心死亡患者临终抢救的数据。

自2008年1月至2017年12月，10年间共1235例患者离世，平均年龄为89岁，中位年龄90岁（64~106岁）。非肿瘤原因死亡患者777人（占比62.9%），肿瘤原因死亡458人（占比37.1%）。在1235例患者中，气管插管的总人数为966例，插管占比78%。其中非肿瘤患者插管683例，占比88%。肿瘤患者插管283例，占比62%，低于非肿瘤患者（$P<0.001$）（图1）。

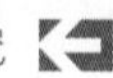

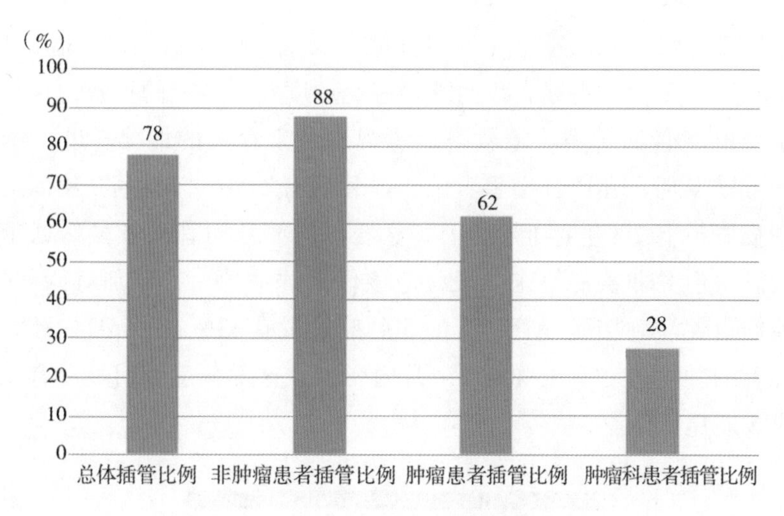

图1　2008—2017年死亡患者气管插管占比

虽然气管插管总体比例仍然较高，但从动态看，无论是肿瘤患者还是非肿瘤患者，插管比例均呈逐年下降的趋势，尤其是近5年肿瘤患者插管比例下降明显（图2）。肿瘤患者的插管和有创抢救比例自2008年的66%下降至2017年的44%，已从多数插管过渡到多数不插管，这说明医护人员已经认识到肿瘤的不可逆性及放弃临终有创抢救的意义。老年肿瘤内科更关注缓和医疗，自2014年1月成立以来就着力减少临终抢救，其插管占比仅为28%，显著低于整体水平，72%的患者放弃了临终有创抢救，转而侧重提高生活质量的安宁疗护。这一数据已同缓和医疗发达国家和地区持平，引领了国家老年医学中心缓和医疗的学科发展，也说明经过良好的理念普及和充分的医患沟通，即使在享有充分医疗保障的患者群中，降低无益的临终气管插管和有创抢救是可以做到的。

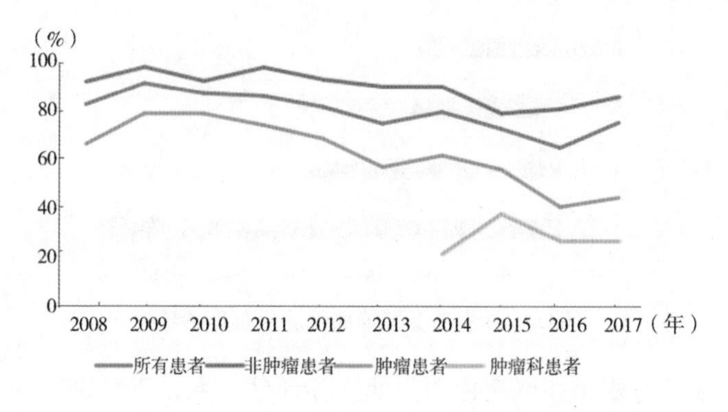

图2　2008—2017年死亡患者气管插管占比走势

尽管终末期气管插管率在一定程度上反映了医疗机构的缓和医疗水平，但还需考量更多细节指标。我们既要避免过度及无意义的抢救，也要避免单纯追求低的气管插管率、抢救率而忽视患者生存权的情况。进一步分析上述数据可以发现，在非肿瘤患者中，插管后有22%患者生存1年以上，肿瘤患者中插管后有7%生存1年以上。显然，这部分插管患者虽然处于高龄和病危状态，但并非疾病终末阶段，应该仔细评估预后，区别对待（图3、图4）。我们也关注到接受气管插管的非肿瘤患者有43%在1个月内死亡，接受气管插管的肿瘤患者有55%在1个月内死亡，这部分患者明显没有从插管获益，应该避免。

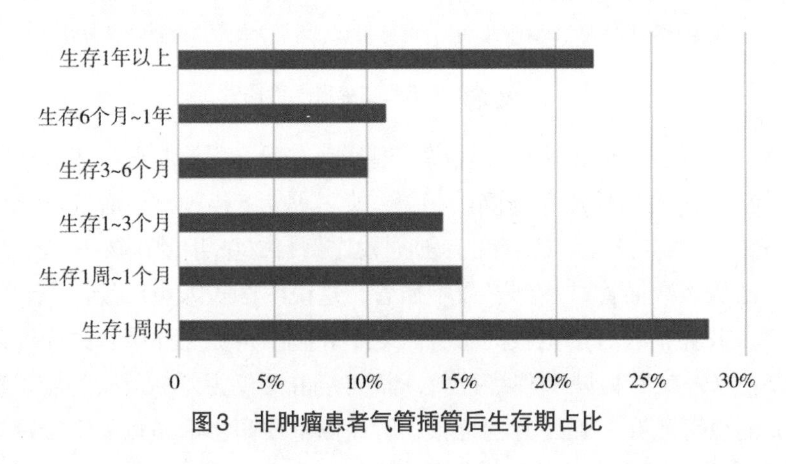

图3　非肿瘤患者气管插管后生存期占比

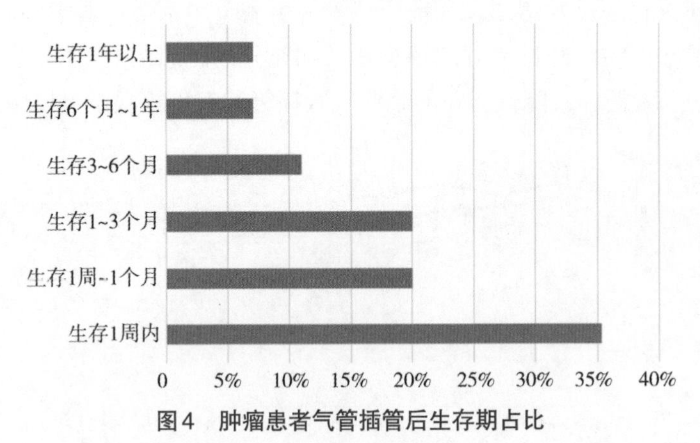

图4　肿瘤患者气管插管后生存期占比

由此可见，需要建立更完善的预期生存评估体系，以甄别出那些少数能从气管插管获益的患者，并在此基础上对插管的获益和痛苦进行充分医患沟通，让患者本人和亲属自主选择；要向多数插管肯定不获益的终末期患者亲属解释不建议插管的原因，避免无效抢救给患者带来的痛苦，避免亲属在选择上的困惑、痛苦和遗憾。

我们强调这一数据的意义，是因为：①中国现有的医疗资源分配还存在不平衡的情况，应该在享有充分医疗保障的患者群中提倡放弃无意义的临终抢救和生命支持治疗，以推动医疗资源的合理分配。②随着中国经济的发展和老龄化的加剧，会出现更多和这一人群类似的高龄/超高龄患者，即我们中心现在的数据很可能是未来中国老龄患者医疗趋势的反映，所以数据具有一定的前瞻意义。

（二）角膜捐献、病理解剖、遗体捐献

角膜捐献、病理解剖、遗体捐献并非缓和医疗直接相关的内容。但是，由于与缓和医疗相关的“生前预嘱”包含了上述内容，也反映了“生死教育”的接受度，所以，该数据仍能够从侧面反映缓和医疗的水平。在中国，由于传统文化的影响，角膜和器官捐献的比例很低，远远无法满足临床需求，和发达国家仍存在巨大差距，所以更应该关注此方面的数据。国家老年医学中心近10年死亡患者1235例，尸检251例，尸检率高达20.3%；角膜和遗体捐献86例，角膜捐献率高达6.9%。考虑到目前全国多数三甲医院的尸检率不足5%（据非正式统计），老年医学中心的数据在当前处于全国领先水平。能够达到这个高度，主要有以下几方面的原因：①管理层的决策和指引；②患方的奉献精神；③新理念的普及；④良好的医患沟通。这些为国家和军队建设做出过巨大贡献的老人在离世后继续惠及其他患者、医学生和医学事业，这是他们对缓和医学事业的支持，更是医学人文主义的升华。

（三）舒缓护理

舒缓护理是缓和医疗的重要工作内容。护理团队在痛苦筛查、医患沟通、症状管理、康复、安宁疗护、哀伤辅导等各环节中都能发挥重要作用。经济学人智库评估死亡质量指数的五项指标中有两项涉及护理，分别为医疗护理的可负担程度和护理质量。

国家老年医学中心的医疗保健对象享有充分的医疗保障，医疗护理的可负担程度不是问题，如何提高舒缓护理质量则是重要工作。作为全国老年医学中

心，自20世纪90年代就开展身心并护，老年护理工作一直走在全国前列。随着缓和医疗理念的普及以及自身发展需求，2015年在中心成立了舒缓护理专项组，专项组由各病区护士长组成。舒缓护理组学习吸收了缓和医疗的理念和经验，强调对患者身、心、社、灵全方位照护。为了实现这一目标，从团队组建、理念宣传、教育培训、舒缓护理四方面入手做了大量工作。如普及尊严死及优逝的理念，注重肿瘤患者健康宣教，注重老年康复、改变终末期患者抢救模式、为每一位患者的生日送上祝福、每年固定的医患联谊、联合志愿者为患者提供服务、在医患沟通中注重共同决策等。上述工作缓解了肿瘤及慢性病终末期患者和家属的心理痛苦，改变最为明显的是提升了安宁疗护质量，更多的患者和家属放弃了无意义的临终抢救，转向温馨告别。安宁疗护工作的开展不仅让患者善终，家属善别，还改善了医护耗竭感，让护士们体会到身心并护以及帮助他人的意义和成就感。

（四）缓和医疗相关科室及缓和医疗多学科模式

解放军总医院是大型综合性医院，医院现有的从事缓和医疗相关的科室包括肿瘤科、放疗科、骨科、疼痛科、心理科、康复科、中医科和营养科等。上述科室有人员关注和承担缓和医疗的部分工作，但这些科室的主要工作并非缓和医疗，并且目前还没有在上述科室之间组建缓和医疗团队来专门开展缓和医疗的会诊和临床工作，现有的模式仍然是科室根据需要申请会诊。

二、具有社会影响力的缓和医疗推广工作

中国的缓和医疗起步较早，但理念的推广和普及以及有关政策相对滞后，加之几千年来传统观念的影响，缓和医疗的进展举步维艰。最近几年中国的缓和医疗取得较大进展，解放军总医院也参与其中，做了有影响力的工作。

（一）参加缓和医疗的全国调研和政协双周座谈会

为推动缓和医疗/安宁疗护工作在全国的发展，我院范利副院长作为全国政协委员及教科文卫体专业委员会委员受邀于2015年参加全国政协韩启德副主席牵头的缓和医疗调研工作，并参加了2016年4月21日在京召开的全国政协“推进安宁疗护工作”双周协商座谈会，介绍了我院在老年休干病房开展有关工作

的经验和体会，和与会专家共同向政府管理者通报了安宁疗护的重大意义与迫切需求。在这些工作的基础上，国家卫生计生委于2017年2月颁布《安宁疗护中心基本标准及管理规范（试行）》和《安宁疗护实践指南（试行）》。

（二）联合举办缓和医疗国际高峰论坛

世界卫生组织的数据显示，全球86%患者的缓和医疗需求未获满足，83%疼痛患者未能得到有效的止痛治疗。在我国，导致这些迫切需求得不到满足的首要障碍来自公众对缓和医疗缺乏普遍认知，此外，政策制度的滞后、社会和文化差异、医务人员技能不足、止痛药物管制过严都是制约缓和医疗发展的重要因素。

我国缓和医疗理念和技术的推广工作绝大多数仅限于医务人员，将其拓展至国家公务员和民众将有力推动缓和医疗的发展。北京生前预嘱推广协会在2016年加入全球临终关怀与缓和医疗联盟（World Hospice and Palliative Care Alliance，WHPCA）并成为其正式会员，于同年10月首次举办了“世界缓和医疗日”纪念活动，产生了良好的社会影响。为进一步扩大影响，我院国家老年医学中心和中国老年医学学会与北京生前预嘱推广协会发挥各自在医疗卫生领域的卓越影响力和公众中的较高认可度，共同于2017年、2018年的“世界缓和医疗日”举办了缓和医疗国际高峰论坛。论坛邀请了来自英国、美国、澳大利亚、加拿大等国家和地区的缓和医疗专家、国内缓和医疗专家、社会工作者和志愿者等，论坛还特别邀请了关注和扶持我国缓和医疗事业发展的卫生管理部门领导参会。

有别于其他学术会议，联合举办缓和医疗国际高峰论坛有以下几个方面的考虑。①希望获得世界卫生组织、国际缓和医疗联盟等国际层面的支持。②希望从政府层面得到更多的政策性支持。③广泛邀请国内缓和医疗专家与会，希望能够进行深入讨论，为中国缓和医疗的发展提供更广泛的经验。④注重媒体采访和宣传，扩大缓和医疗在民众中的知晓度。央视和国内几十家新闻机构、学术媒体对高峰论坛进行了报道和宣传。2018年，高峰论坛的公众知晓人数已达200万人，已经成为国内缓和医疗领域有影响的会议，有力推动了公众参与和政府对缓和医疗战略的制定。

（三）国家老年疾病临床研究中心开展的缓和医疗工作

缓和医疗的对象并非仅局限于肿瘤患者，还包括衰老和慢性病终末期患者。中国的人口规模及日趋严重的老龄化使得老年人成为逐年扩大的人群，然而，该部分人群的缓和医疗需求却极易被忽视。国内有多家老年学术团体致力于老年疾病的诊治。解放军总医院范利副院长牵头成立的中国老年医学学会以及国家老年疾病临床研究中心均为国家级的学术机构，针对老年疾病及缓和医疗做了卓有成效的工作。学会和中心建立了中国近10年65岁以上37万余名老年患者的疾病数据库，2018年11月发布《中国老年疾病临床多中心报告》，为中国老年疾病防治提供了临床数据支撑。2017年4月发布了国家级规划系列教材《中国老年医疗照护》，同时还发布了《老年照护师》规范，2018年进行了首批老年照护师培训和资格认证。上述举措有利于改善我国在缓和医疗护理质量、人力资源配备、公众参与等指标评分落后的状况。

三、缓和医疗的教育和人才培养工作

死亡质量指数的评估中有一项重要指标为“人力资源”。涉及缓和医疗专业人员的教育、培训、认证和配备等。中国目前有从事缓和医疗的医护人员、志愿者、社工，但缺乏专业的缓和医疗专家，没有缓和医疗专业课程的设置和培训认证体系。如何改善“人力资源”评分落后的局面？我们主要开展了三个方面的工作。

（一）学习和借鉴缓和医疗国际上的先进经验

2016年9月，解放军总医院正式邀请世界卫生组织高级科学顾问、美国安德森肿瘤中心Charles S. Cleeland教授和安德森肿瘤中心缓和医学专家Wang Xin Shelley教授担任我院客座教授。两年多以来，两位教授对我院缓和医疗的学科建设、人才培养、医学教育和临床研究都给予了持续、具体、卓有成效的指导和帮助。另外，通过缓和医疗国际高峰论坛，我们得以和世界范围的缓和医疗专家建立联系，开展研究和培训工作。

（二）参与相关协会和社会团体的学术推广工作

中国老年医学学会、中国抗癌协会肿瘤康复与姑息治疗专业委员会、中国抗癌协会肿瘤心理学专业委员会、中国临床肿瘤学会肿瘤支持与康复治疗专家委员会是比较有影响力的国家级缓和医疗专业学术团体，北京生前预嘱推广协会是有影响力的公益社团组织。我们和上述团体建立密切联系，并分别被推选担任会长、副会长、副主任委员、常委、秘书长等学术职务，多次受邀在全国性学术会议上做报告，宣传和普及缓和医疗的理念和技术。

（三）开设缓和医疗选修课

目前，我国尚未将缓和医疗纳入医学生培训体系，这影响了缓和医疗人力资源的配备。2018年9月，解放军医学院正式将《缓和医学》列为硕士和博士研究生选修课，批准授课28学时。此外，缓和医学专业研究生导师增列工作也在2018年顺利完成，计划自2019年开始招收以缓和医学为主要研究方向的医学研究生。缓和医学选修课的开设和专科研究生的招生和培养目标就是改善缓和医疗人力资源匮乏的现状。

四、缓和医疗的研究和规范的制定

缓和医疗不仅需要政策支持、临床实践、教育培训、公众参与，还需要临床研究和规范制定来引领学科发展。解放军总医院在该方面最为突出的是癌症镇痛治疗和参与有关国家规范的制定。

（一）阿片镇痛治疗的完善和研究

阿片类药物的可及性及镇痛治疗的规范性是评估缓和医疗水平的重要指标之一。解放军总医院在此前世界卫生组织三阶梯镇痛普及的基础上，自2004年逐渐引入并向国内推广阿片滴定、阿片耐受、癌痛多维量表评估等理念，提升了中国对癌痛的评估和治疗水平。

虽然中国在20世纪90年代就开始推广普及WHO三阶梯镇痛治疗，但国内对阿片类药物的系统研究多数在2000年后开始。解放军总医院在阿片类镇痛方面的研究包括：①阿片联合HANS辅助镇痛研究，创新性建立了HANS辅助镇痛模式；②国人盐酸羟考酮缓释片的临床疗效及安全性研究；③盐酸羟考酮联合加巴喷丁治疗癌性神经痛的研究，初步探明我国癌痛患者加巴喷丁适合剂量范围；④儿童癌痛的强阿片治疗，初步明确了剂量和给药模式。

上述研究对中国癌痛规范化治疗起了积极和重要的推动作用。

（二）参与制定缓和医疗相关国家指南和共识

为进一步提高中国癌痛规范化治疗水平，国家卫生部组织专家制定了《癌症疼痛诊疗规范》（卫办医政发〔2011〕161号），并于2011年12月发布。这一规范是我国首部癌痛诊疗领域的国家级指南，多位专家参与规范的制定，我院李小梅主任是该规范的主要执笔人。2017年，北京和上海在全国2011年镇痛规范的基础上结合进展分别推出地区镇痛规范，我院李小梅、李方主任参加了《北京市癌症疼痛管理规范》的撰写工作。“规范”将为提升全国和地区的镇痛水平发挥作用。

此外，李小梅主任还受邀参与制定《中国原发性肺癌诊疗规范（2015年版）》《中国晚期原发性肺癌诊治专家共识（2016年版）》，负责撰写缓和医疗有关章节，黄海力主任受邀参与制定了《中国肿瘤心理治疗指南（2016年版）》。

五、我国缓和医疗的困难与挑战

中国巨大的人口基数以及日益加重的老龄化对缓和医疗产生了迫切的需求，然而缓和医疗发展相对缓慢，使得目前仍存在严重的供需矛盾。我们体会到的困难来源于以下三个方面。

（一）缺乏运行有效的平台和团队

缓和医学在全球历经半个世纪的发展，已正式成为一门医学亚专科。做好缓和医疗必须有专业的科室和团队。在缓和医疗发达的国家和地区，缓和医疗早已纳入政府对医院的质量控制和评价体系，综合医院的肿瘤中心或肿瘤专科医院必须成立缓和医疗科室并提供相关服务，由此可见缓和医疗专科建设的地位和重要性。中国绝大多数医疗机构没有专门的缓和医疗科室和团队，仅有几家较早开展缓和医疗的单位成立了缓和医疗科室和团队。解放军总医院在缓和医疗领域做了突出的工作，但这部分工作仍仅局限于为数不多的非缓和医疗专业的科室和人员，迫切需要建立缓和医疗平台来进一步推动缓和医疗发展。

（二）公众对缓和医疗的认知和接受度比较低

中国的传统文化避讳谈论“死亡”，家属对患有不可治愈疾病（如肿瘤）的患者往往隐瞒病情，理由多是担心给患者增加心理负担，或者患者知晓后放弃治疗。对于非肿瘤患者，当处于终末阶段时，家属也很难开口和患者沟通预后事宜，这使得患者很难对临终阶段的医疗处置做出自主选择，最终患者的自主权往往变成了家属的主导权，家属出于“孝道”会更倾向于选择患者不能获益的抢救性、有创性的治疗方案，这与多数患者的根本利益相背离。

 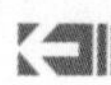

由于生死教育缺乏，缓和医疗宣传力度不够，缓和医疗机构匮乏等诸多原因，许多患者和家属还不了解缓和医疗。多数民众还认为缓和医疗是“放弃治疗”，当我们向患者家属推荐缓和医疗机构时，他们往往表现出怀疑甚至拒绝。有的则把“安乐死”当成是缓和医疗，从媒体民众的讨论中可以发现这样的想法非常普遍，临床也经常有家属要求医生对痛苦的患者使用药物促其死亡以求“解脱”的情况。

（三）过度抢救和放弃治疗现象比较突出

由于人口众多及老龄化加剧等因素，我国医疗资源的供需矛盾比较突出，而缓和医疗专业课程和培训的缺乏，导致能够提供缓和医疗服务的机构和人员寥寥可数。众多的缓和医疗需求者中只有不到1%能够获得相应服务。许多在家中离世的疾病终末期患者没有机会接受缓和医疗，他们的临终痛苦难以得到处理。与此相反，有一部分患者由于具有宽裕的经济条件或者充分的医疗保障，加之医生和患方对缓和医疗认知不足等因素，使得这些患者更可能接受“过度”的治疗和抢救，我们在此文前半部分提供的数据也说明了这一现象。虽然临终抢救的比例逐年下降，但从总体上看仍处于较高水平。

六、改善我国缓和医疗现状的建议

中国的人口规模大、老龄化严重等情况，使得中国成为缓和医疗需求最为迫切的国家。为改善我国缓和医疗落后的现状，有如下建议。

（一）加大深入宣传力度

近年，缓和医疗在媒体宣传和公众参与等方面获得了长足进步，但尚未达到理想水平，我们希望更广泛地开展公众生死教育。特别是以社会知名人物中的典型事例，弘扬进步的人生观，追赶国际先进水平。

（二）期待早日立法

政府层面已经开始推动缓和医疗的发展，如安宁疗护规范和标准等系列文件的推出、安宁疗护试点工作的开展等。管理层面出台的举措具有强制性、普遍性的特点，推动力巨大。我们建议条件成熟后能够尽快通过立法来保障缓和医疗的实施，在病情告知、医患沟通等方面能够有明确的法律和制度保障，DNR应该成为终末期患者必须签署的医疗知情文书之一。

（三）向社区和家庭延伸

基于我国现状，要尽快完善缓和医疗的分级诊疗体系，加大向社区和居家推广的力度，增加医保给付比例，以缓解缓和医疗供需不平衡的矛盾，减轻医患负担。

（四）在相关院校设立缓和医疗学科

在医学生和护理专业中进行常规的学习和培训，逐步建立缓和医疗从业人员认证体系。通过上述举措来提升医务人员对缓和医疗的认知、规范缓和医疗行为、提升缓和医疗水平、改善人力资源配备不足的现况。

七、总结

解放军总医院由于其医疗保障对象的特殊性，从20世纪70年代就建立了人文关怀的优良传统。近年来，我院针对肿瘤患者、老年慢性病终末期患者的缓和医疗需求开展了系列的研究和临床实践，加大了公众宣传和推广力度，提升了缓和医疗水平。尽管在国内缓和医疗领域已经处于领先地位，但从我们分析的数据中仍能看到有很大的提升空间。我院不同科室缓和医疗的理念及水平还存在很大差异，组建专门的缓和医疗团队，将缓和医疗惠及全院患者势在必行。在缓和医疗的科研、培训、教育、社会影响等方面，解放军总医院将基于现有优势，再接再厉，和国内缓和医疗界同道分享经验和成果，共同推动缓和医疗的发展。

北京协和医院安宁缓和医疗的发展

宁晓红

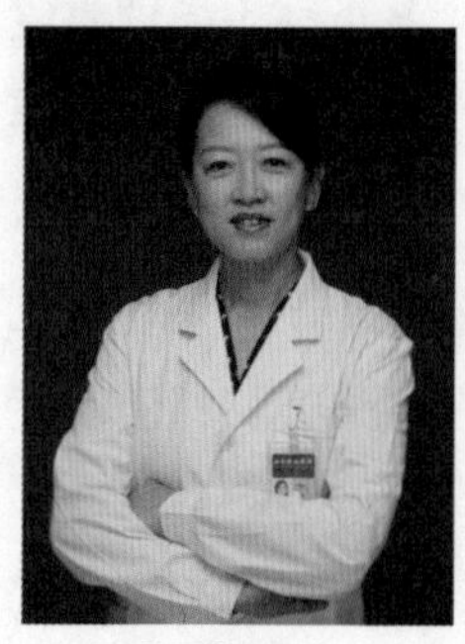

宁晓红

北京协和医院老年医学科副主任医师。2002—2014年从事肿瘤内科工作。2004年前往美国纽约哥伦比亚大学长老会医院肿瘤血液科访问学习。2012年带队前往中国台湾马偕“安宁疗护示范中心”进修姑息医学。担任北京协和医学院研究生“舒缓医学”课程负责人。2017年，被评为《南方人物周刊》魅力人物，在“敬佑生命·2017荣耀医者”公益评选中，获“人文情怀奖”。

APHN（Asia Pacific Hospice Palliative Care Network）会员，American Academy of Hospice and Palliative Medicine（AAHPM）会员，中国老年学学会老年肿瘤专业委员会癌症姑息与康复分会秘书长，中国老年学和老年医学学会老年肿瘤学分会第三届委员会理事，中国老年保健医学研究会缓和医疗分会副主任委员兼秘书长，北京生前预嘱推广协会专家委员会委员，中英联合QELCA培训执行主席，中国抗癌协会癌症康复与姑息治疗委员会青年委员，中国抗癌协会肿瘤心理专业委员会委员，北京抗癌协会癌症及姑息治疗专业委员会副主任委员。

发表论文44篇，主编《安宁缓和医疗症状处理手册》，参编《老年医学》《居家老人照护者手册》等10余部著作，主译《临床实践中的缓和医疗》，参与临床科研13项。

自2012年起，安宁缓和医疗作为医院现代化不可缺少的组成部分，取得令人瞩目的成果。由于显而易见的行业影响力，北京协和医院的这些成果对中国安宁缓和医疗的发展起到一定的引领作用。

一、团队建设

2012年，北京协和医院肿瘤内科宁晓红医生和郑莹护士长赴中国台湾地区参访回来，开始了北京协和医院缓和医疗的探索和实践。团队的最初成员是一组来自院内国际医疗部的有相同志向的护理人员。

2014年，由北京生前预嘱推广协会与英国圣克里斯托弗护理院（St Christopher）联合举办的中英联合QELCA（Quality End of Life Care for All）培训使我院团队建设有了较大发展。宁晓红医生担任此项目的中方执行主席，两批来自老年医学科、国际医疗部内科、急诊科、麻醉疼痛科、营养科、物理康复科共13名医护人员完成QELCA培训。培训使这些医生护士成为具有缓和医疗理念和初步实践能力的团队核心成员。他们中的大部分很快能在科室的日常工作中融入缓和医疗的理念。与此同时，众多科室中对安宁缓和医疗感兴趣的同道也被邀请加入。医院护理部更于2017年正式成立“缓和医疗护理小组”。上述几部分成员组成了北京协和医院安宁缓和医疗团队的主体。

团队成员利用各种机会，分别前往英国、新加坡、中国台湾、中国香港等多地参观学习。同时也邀请美国和中国台湾等地的学者来院开设培训班，以提高我们院内安宁缓和医疗团队的水平。这项工作得到了院级领导的认可和支持。2018年9月11日，在院方的支持下正式成立了“北京协和医院安宁缓和医疗组”，这个看上去松散的组织开始尝试在这个分科严密的顶级综合医院内开展改善终末期患者及家属生活质量的工作。

2012年年底，我们组建了安宁缓和医疗志愿者队伍。志愿者最初是从北京协和医学院临床医学专业的本科生中招募，然后扩展到护理学校的学生、研究生、医院工作人员、他们的近亲以及一些具有相同价值观的社会团体。我们为志愿者设计了培训课程，包括临终关怀理念、志愿者在团队中的作用、如何接触和帮助患者、角色扮演实践和管理等主题。截至2018年，共有620多名志愿者参与了各项活动，服务时间超过9645小时。志愿者不仅开展了病房服务，还参与有关安宁缓和医疗的科研和学术活动，对有关患者的电话随访、访谈和家庭随访，扩展服务时间将近100小时。北京仁爱慈善基金会、北京中医药大学、上海慈惠基金会护理学院、河北中医学院、北京世外园慈善基金会等组织都是我们的合作伙伴。大家互相学习和交流，志愿活动的品质不断提高。

2013年3月我们成立了专门的舒缓医学专项基金，从患者的一些亲密朋友那里筹集的资金被用于支持院内志愿活动和小组培训。

按照国际公认的安宁缓和医疗团队标准配置，除了医护人员和志愿者外，团队陆续吸纳社工、心理师、营养师、芳香治疗师。他们通常是在对病例进行会诊的时候按照需要加入进来。

协和医院是聚集了全国临床、科研和教学的顶级专家，以分科严密和掌握运用前沿技术闻名的医疗机构，在这样的地方，让各学科的学术权威们在自身专科发展之外配合开展安宁缓和医疗的日常工作，需要跨越太多的障碍。但现实给了我们巨大鼓舞。由于医患双方对生命和医疗本质的认识日益深入，对终末期患者的照顾日益成为临床工作的必需。医院的重点科室，如心内科、肾内科、消化内科、血液内科、神经内科、神经外科、急诊科、ICU等，都有人员在我们的邀请下欣然加入团队，连后勤部门都明确希望团队能在殡葬环节给予符合安宁缓和医疗原则的专业指导。安宁缓和医疗的概念和实践在临床刚性需求的背景下，就以这样的方式全面“渗透”到我院的临床实践中。

我们清醒地意识到，探索一个适合在分科严密的顶级综合医院中，开展安宁缓和医疗模式的时机来临了。

二、医疗实践

纵观国际安宁缓和医疗的进展，除了建立专门机构、独立科室之外，在综合医院中由一支具有专业技能的高效能团队为全院各科室服务的模式正在日益成为行之有效的手段。依照这种思路，我们开始进行符合本院实际情况的探索。

（一）门诊

在没有安宁缓和医疗专科设置的情况下，老年科的宁晓红医生率先开设的有关门诊首先引起关注和欢迎，她以缓和医疗的理念和技能帮助有需要的患者，方式新颖，服务有效，越来越多有需求的终末期患者和家属慕名前来。

自2016年2月至2018年，门诊共接诊有缓和医疗需求的患者1235人，总计2025例次（图1）。门诊内容主要包括：症状评估、症状控制、与患者和家人沟通和确定治疗目标，帮助患者和家人共同面对死亡相关困难话题等。

单次就诊时间明显超过各科平均门诊时间，达到20~30分钟。

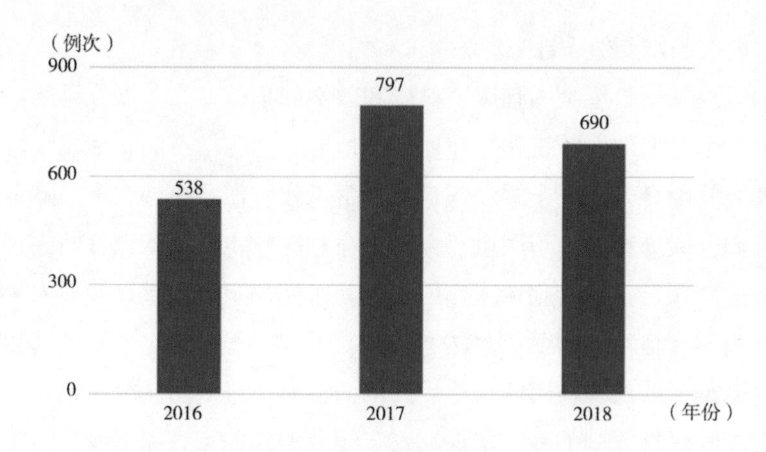

图1　就诊次数

患者来源分析显示，随机挂号来到诊室占比最高（图2）。

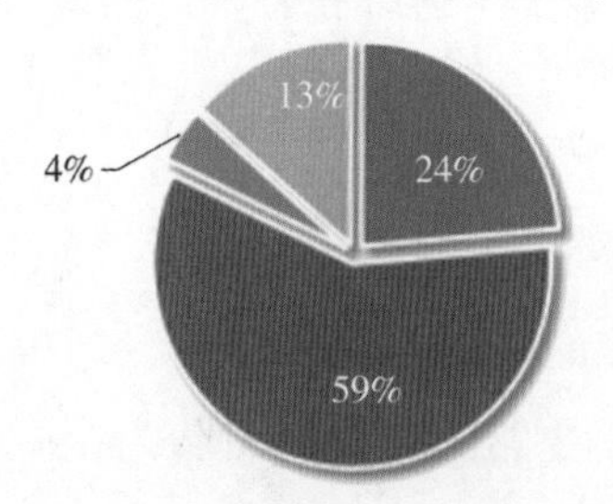

图2　患者来源

2017年记录的缓和医疗就诊病例中，恶性肿瘤占82.2%，各类型恶性肿瘤分布如图3。

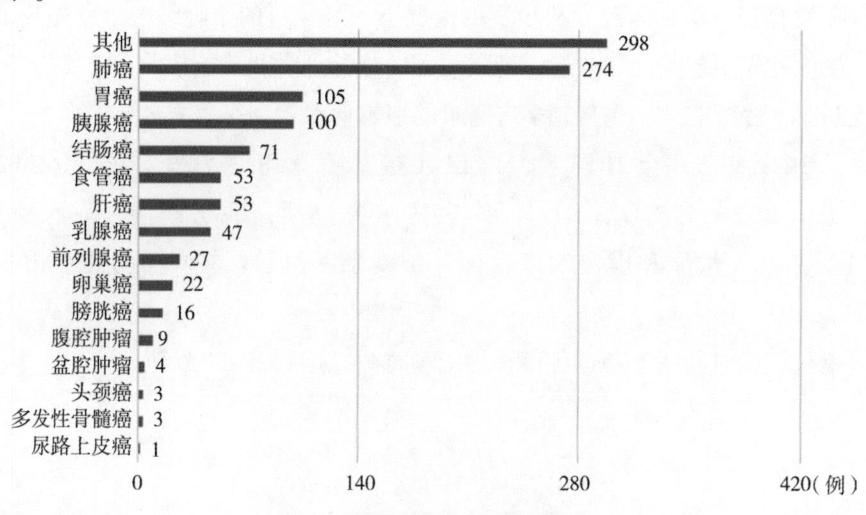

图3　恶性肿瘤分布（病例数）

非肿瘤缓和医疗患者235例，涵盖多种疾病，如图4。

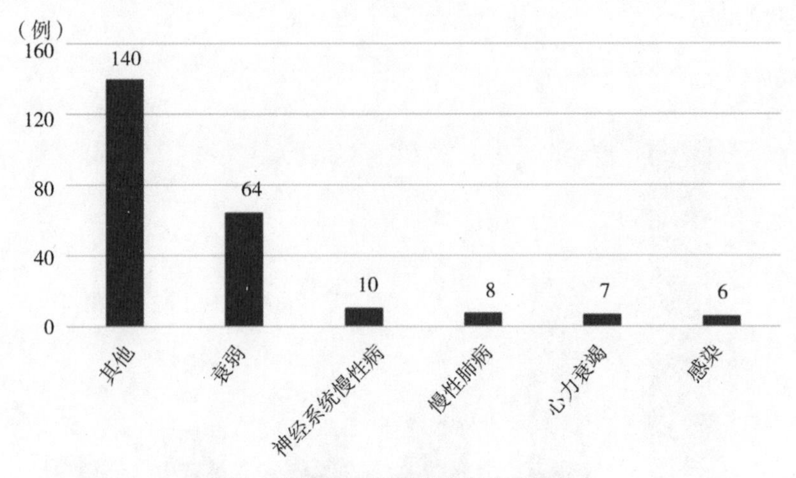

图4　非肿瘤患者疾病分布（病例数）

在就诊患者中，症状分布如图5。

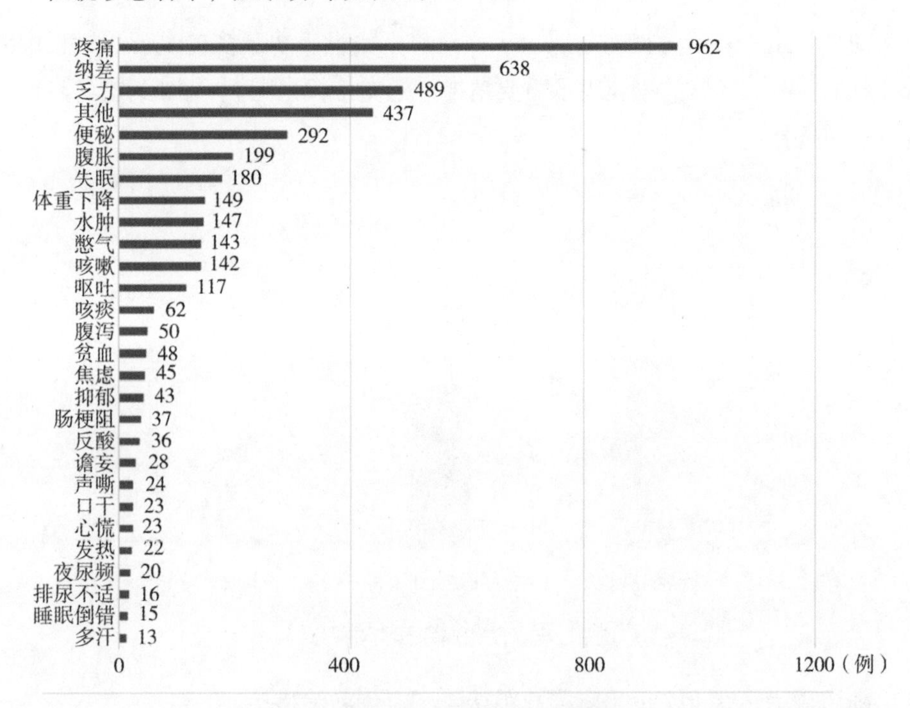

图5　就诊患者症状分布（病例数）

对180名患者进行了电话随访，其中134人已经离世。这些患者在离世前表现的症状如图6。

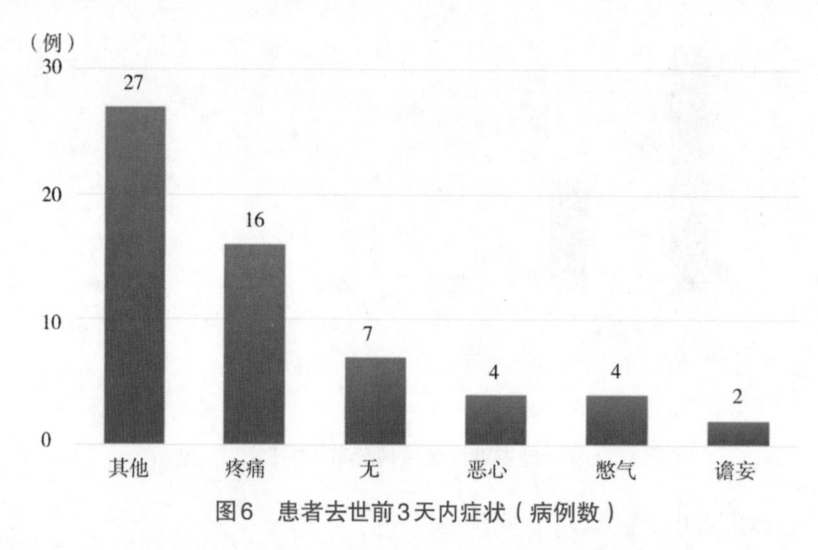

图6　患者去世前3天内症状（病例数）

随访显示，48%的被访家属表示面对患者去世需要最多的是死亡过程中痛苦症状的控制，29%的家属表示需要精神上的支持，见图7。10%的被访者没有进行任何选择。

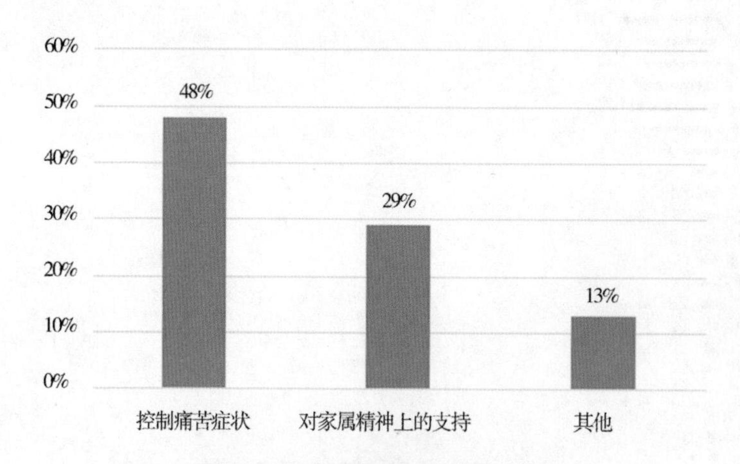

图7　患者及家属需要分布占比

随访显示，有40%的患者死亡前接受了有创救治措施。

所有的门诊就诊中，多次就诊的比例为27%，如表1。

表1 门诊就诊中多次就诊情况

就诊次数	病例数	百分比
1	848	73%
2	149	13%
3	52	4%
4	31	3%
5	20	2%
≥6	58	5%

目前，还有几位医生可以在门诊提供类似的针对终末期患者的症状、预立医疗自主计划（ACP）、协助家庭内部沟通等方面的帮助。

北京协和医院门诊患者缓和医疗就诊流程如图8所示。

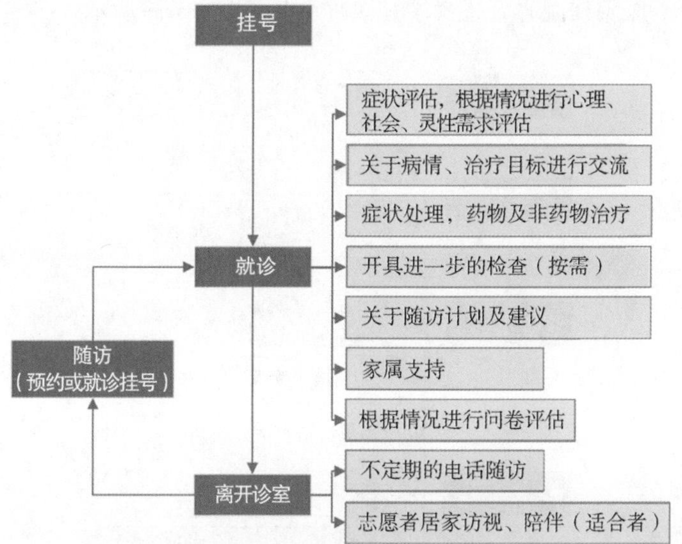

图8 北京协和医院门诊患者缓和医疗就诊流程

（二）病房

缓和医疗团队核心成员所在的科室，如老年医学科、肿瘤内科、国际医疗部内科、妇产科肿瘤组都在日常工作中融入安宁缓和医疗的内容，即在处理具体临床病例和面对重病、终末期患者以及他们的家人的具体问题时，运用安宁缓和医疗的理念和方法。遇到需要的案例，他们会主动寻求会诊。

好消息是，近期由负责全院工作的安宁缓和医疗组牵头，在全院范围内实施加强这些重点科室的工作计划。通过培训，所有接触终末期/重病患者的医护人员都具备帮助这些患者的正确理念和方法。计划还包括逐步将重病/终末期患者的缓和医疗筛查和处理常态化的内容。

（三）院内会诊

从2014年开始，陆续有院内同道因终末期患者照顾问题请求缓和医疗会诊，在没有做宣传的情况下，目前全院请求缓和医疗会诊的次数超过120例次。初期的会诊请求大部分是关于症状控制，后期越来越多是出于灵性痛苦和沟通方面的需求。

重症/终末期患者这样的帮助方式，在繁忙的内科临床中成为稀缺的资源，但在目前医院的绩效考核制度下，这样的门诊持续运行下去有相当的难度，急需收费政策及绩效考核指标的调整。

北京协和医院住院患者接受缓和医疗会诊流程如图9所示。

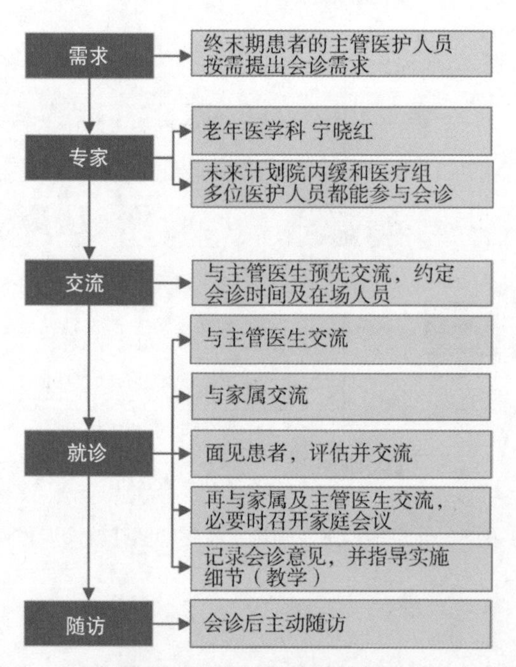

图9 北京协和医院住院患者接受缓和医疗会诊流程

院内会诊兼具继续教育的功效，每次会诊，会诊医师都会对原团队成员进行安宁缓和医疗理念传播，对家属也是一种理念普及。会诊的开展也起了在院内宣传缓和医疗的作用。

 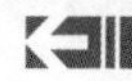

院内会诊对重病患者所在科室提供了很大的实际帮助，帮助科室成员克服无力无助状态，帮助患者减轻症状及力争向身心平安的方向努力，帮助纠结痛苦的家属，在一定程度上对减缓重病患者医患紧张关系起了很大作用。

目前有3~4位医师具备了院内会诊的能力和资格。

三、教学与培训

（一）医学生教育

作为北京协和医学院临床学院，我们利用自身基础和优势，责无旁贷地开展了对医学生舒缓医学的教学工作。2014年2月正式开设北京协和医学院研究生《舒缓医学》选修课程，课程每年春季开课一次，包括课堂讲授，角色扮演和实习等模块，总计40学时。每学期课堂学员30~40人，来自临床和基础型的研究生各占一半。

2015年9月，广泛在大规模课程平台（优慕课UMOOCs）开课，这种形式比较节约授课教师资源，上课的学生可以利用零散时间学习，也可以在网上学生之间和师生之间互动，效果好。这种学习方式是普及缓和医疗理念非常有效的形式，有望成为临床研究生必修课程。该课程获得北京市网络课程一等奖。研究生院非常欢迎这个课程，但由于人力资源所限，UMOOCs课程并没有能够持续开展。

2018年4月，北京协和医学院本科8年制开设《舒缓医学》选修课程，以小班讨论课程为主要教学方式。同学们积极参与实际案例提问讨论互动，并能够在角色扮演中联系沟通，很多同学可以在每日的实习中尝试实践这个理念。下一个目标是将这门课程加入必修课程列表。

2016年开始，博士后教学中加入安宁缓和医疗的内容，两个学时，授课受到学生广泛欢迎和好评。

2018年开始，在诊断学的案例讨论中，加入了“临终病人照顾”的案例讨论。

缓和医疗团队还间断针对医生、护士、进修医生继续教育。开展全国培训班，每年1至2期。承接来自国家和北京市的安宁缓和医疗培训任务。

2019年秋，《舒缓医学》课程成为北京协和医学院临床研究生的必修课程。

（二）全国继续教育培训

从2016年开始，由北京协和医院老年医学科牵头，开办每年1~2次全国性的缓和医疗培训班，旨在向全国传递缓和医疗的理念。也是借由这些培训班，使很多老年医学科主任甚至院长得到培训，全国各地开始了解并接受缓和医疗的理念。

同时，我院承接国家卫生健康委和北京市卫生健康委的安宁疗护培训项目，包括2017年全国安宁疗护试点工作人才队伍能力建设培训班和北京市二级以上医院肿瘤内科医护人员安宁疗护理念培训。培训注重理论和实际的结合，注重基于临床案例的讨论，反响非常强烈。累计培训人数约达1000人次。

四、缓和医疗的理论研究

随着国际交流的增多，我们参与了一些安宁缓和医疗领域的研究。目前已经完成了新加坡国立大学和连氏基金会共同组织的“亚洲患者关于肿瘤认知，疗护以及健康的观点（APPROACH）”，这个研究是调查肿瘤晚期患者生活质量及照顾需求。同时，我们参与了亚美基金会的项目，摸索社区实施安宁疗护的模式。

来自医院和医学院的教育方面的资金支持在我们起步的阶段是帮助我们最大的一笔资金。借由这笔资金，我们开展了关于缓和医学教育的研究，目前已进入了数据整理阶段。研究是最需要我们投入大量精力的部分。

目前已经建立联系并有可能推动研究进展的领域：脑外科多学科会诊（MDT）团队工作，团队成员前往西西里·桑德斯研究所（Cicely Saunders Institute）开展缓和医疗研究的进修学习，希望未来进一步合作。

随着工作的推进，我们计划开展一些临床实践效果的探讨，在条件成熟的情况下计划开展前瞻性研究。

五、宣教

宁晓红医生领导的安宁缓和医疗团队非常重视民众层面的宣教工作，其宣传涵盖了主流媒体的平面媒体（报刊）、电视媒体、网络媒体及演讲，各大传媒及受众均反响强烈。

我们明显感到，作为全国疑难重症诊疗中心、全国排名第一的综合性医院——北京协和医院的影响力是巨大的。我们必当继续努力，凭借协和精神继续传递和表达这种代表医学本质的缓和医疗理念和行为。

2017—2018年，协和医院安宁缓和医疗团队共参与活动及相关媒体报道数十次，其中平面媒体（报刊）共6家：《生活报》《中国医学论坛报》《中国家庭报》《医师报》《健康报》和《中国医学院长》，涉及人物及专题特别报道；电视媒体方面，共参与制作节目9期，分别为中央电视台国际频道、新闻频道、科学频道出品，其中新闻频道重要栏目“新闻直播间”对缓和医疗进行了较为详细的普及介绍；同网络媒体合作3家，包括腾讯新闻专题栏目及“我要抱抱你（HUG）”论坛演讲，后者单集播放点击量逾百万次。另外，微信公众号等自媒体平台也持续参与报道（表2）。

表2　2017—2018年协和医院参与宣教活动及媒体报道一览表

类型	时间	媒体	内容及版面
平面媒体（报刊）	2017 年 1 月 8 日	生活报	人物，A08~A09
	2017 年 4 月 27 日	中国医学论坛报	综合，A5
	2017 年 4 月 20 日	中国家庭报	7 版家庭医生，《缓和医疗——这样对待生命的最后旅程》
	2017 年 8 月 3 日	医师报	特别报道，10P
	2017 年 10 月 26 日	健康报	新闻能见度，5P
	2017 年 11 月	中国医学院长	封面报道，全年第 22 期
电视媒体	2017 年 1 月 5 日	中央电视台国际频道	中华医药栏目
	2017 年 4 月 2 日	中央电视台新闻频道	新闻直播间：“缓和医疗”，让死亡更有尊严
	2017 年 11 月 11 日	中央电视台科教频道	健康之路：透过故事看生死（上）
	2017 年 11 月 12 日	中央电视台科教频道	健康之路：透过故事看生死（中）
	2017 年 11 月 13 日	中央电视台科教频道	健康之路：透过故事看生死（下）
	2017 年 11 月 27 日	中央电视台科教频道	健康之路：透过故事看生死（一）
	2017 年 11 月 28 日	中央电视台科教频道	健康之路：透过故事看生死（二）
	2017 年 11 月 29 日	中央电视台科教频道	健康之路：透过故事看生死（三）
	2017 年 11 月 30 日	中央电视台科教频道	健康之路：透过故事看生死（四）
网络媒体	2017 年 2 月 27 日	医学界	专题报道
	2018 年上半年	腾讯新闻出品《@所有人》栏目	以团队形式参与，宣传缓和医疗
	2018 年 12 月 22 日	“我要抱抱你（HUG）”论坛	与民众谈生死，点击量过百万
	微信公众号等自媒体平台一直持续运营并推出相关报道		

六、小结

随着“生物—心理—社会”三位一体的医学模式不断发展，人类对生命和医学本质认识的不断深化，安宁缓和医疗作为一门独立学科，正在成为临床医学越来越重要的组成部分。中国近年来的社会经济发展和政府重视，也使这项给全社会带来显而易见益处的事业蓬勃发展。作为顶级三甲医院如何建立学科并行之有效地开展临床服务，是一个很大的课题。我们的经验也许只是来自一线具体临床工作的粗浅体会。但是，作为临床一线的实践者，我们深深体会到，这是医学的正确方向和必要内容。

我们在有限的实践中，经过努力，初步探索出在分科严密的顶级三甲医院中，核心团队从无到有，重点科室按需参与和及时建立有效的全院会诊制度的发展模式。这条道路到底能走多远，这种模式对其他机构有多大的示范意义，还需要不断观察和总结。但是当我们感受到这项工作对患者、家属以及医务人员的切实帮助，并让我们日益回归现代医疗应有的以人为本的本质时，我们再一次确认：我们有理由、有能力把这件事做得更好。无论在法律、政策、资金或者现有体制中还有多少困难，只要我们持续地呼吁，脚踏实地地发展专业人员的理念和实践能力，就一定能克服困难，在中国实现我们的奋斗目标。

本文的完成得到北京协和医学院老年医学科、北京协和医院安宁缓和医疗组、北京协和医院安宁志愿团队、中国老年保健医学研究会缓和医疗分会的支持和鼓励。在此对所有同道的一路同行和努力表示感谢。

感谢所有的志愿者付出的爱。

感谢所有的患者和家属对我们安宁缓和医疗团队的信任，让我们有机会去照顾他们。

社区卫生服务中心的临终关怀模式

韩铮铮　金　琳

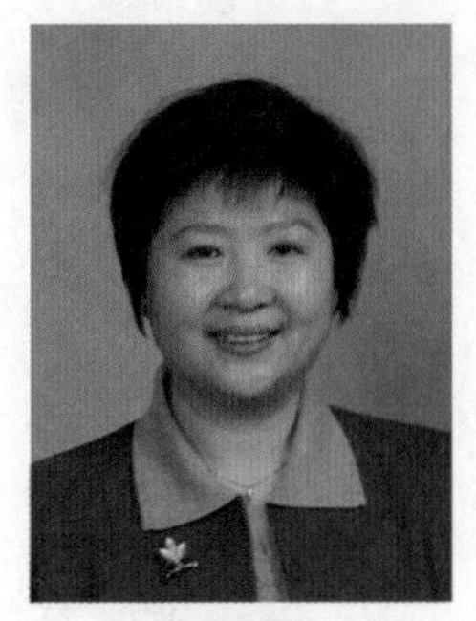

韩铮铮

北京市西城区德胜社区卫生服务中心主任、主任医师、首都医科大学教授。

《中国全科医学》杂志编委、国家级继续医学教育项目评审专家、首都医学发展科研基金项目评审专家、北京市卫生系列高级专业技术职务任职资格评审专家。

曾荣获第七届中国医师奖、北京市科学技术进步奖三等奖、北京市劳动模范、首都“五一劳动奖章”等奖励。曾赴美国威斯康星大学、英国伯明翰大学、加拿大多伦多大学、澳大利亚拉筹伯大学、挪威奥斯陆大学学习交流。

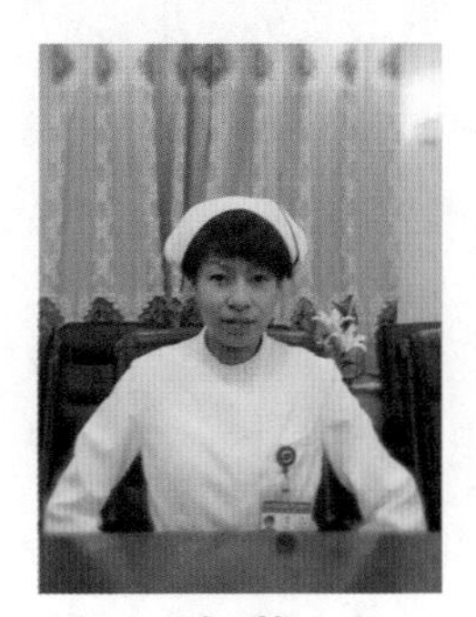

金琳

北京市西城区德胜社区卫生服务中心办公室主任，主管护师，健康管理师，营养师。

已完成对150名癌症晚期患者的居家临终关怀服务，组建临终关怀志愿团队，完成招募、培训、带教、服务、考核和激励的整体管理。作为主要参与人，完成市、区两级临终关怀相关课题五项、首都卫生发展科研专项一项；国家社会科学基金项目一项；2016年开始参与北京市首批安宁疗护试点工作的实施；2018年开始参与西城区国家级医养结合试点之临终关怀服务项目的实施与推进。发表论文《家属对癌症晚期患者死亡教育决策的质性研究》《灵性照顾在社区临终关怀病房中应用的研究》。中华护理学会社区专业委员会青年委员。北京护理学会社区专业委员会委员。

2009年，在西城区卫生局、民政局等部门领导支持下，在西城区老医药卫生工作者协会的引领下，德胜中心在北京市率先开展探索从生到死的生命全周期健康维护事业——集“社区—居家—门诊—病房”及三级医院远程医疗技术支持于一体的临终关怀服务工作，创建并完善了一种为患者及其家庭提供身心照护的多层级临终关怀服务模式。该模式以服务晚期癌症患者为重点，以疼痛控制为前提，以提供舒适护理为保障，以医疗转介为补充，通过心理疏导与关怀慰藉，使临终患者的生命得到尊重，生活质量得以提升，家属的心灵得到抚慰。9年来，服务临终患者近500人，其中居家170人，病房330人，已离世的占80%。

一、德胜社区卫生服务中心（以下简称德胜中心）简介

德胜中心位于西城区德外大街34号，地处西城区的东北部，中关村科技园区的延伸地带，服务辖区总面积4.14平方公里，总人口数116768人，老年人占常住人口的19.02%，属老龄化社区。

德胜中心是政府举办的社区卫生服务机构，中心面积3570平方米，下设7个社区卫生服务站。目前在编人员197人，含卫技人员155人，其中首都医科大学在聘教授1人，副教授2人，讲师2人。大学本科以上学历占60%，中级以上职称占34%。门诊设全科医疗科、预防保健科、康复医学科、中医科、临终关怀科、精防科、妇科、口腔科、医学影像科、药剂科等科室，设置生命关怀病房床位22张，配备了23支全科医生服务团队。为居民提供集防、治、保、康、计、教于一体的基本医疗和公共卫生服务，是集医疗、教学、科研于一体的A类社区卫生服务机构。

二、应势而生的临终关怀项目

据北京市政府近年来《北京市卫生与人群健康状况报告》（即“健康白皮书”）显示，北京市的恶性肿瘤死亡率从2007年跃居北京市居民主要死亡原因首位，迄今为止已经10余年了。另据《2011 年老年人口信息和老龄事业发展报告》显示，截至2011年年底，北京市60 岁及以上老年人247.9 万人，占全市总人口的19.4%，其中西城区30.3 万人，占全区总人口的22.2%，人口老龄化使得高龄临终者随之增加。

高龄与恶性肿瘤的临终患者人群日渐庞大，给临终关怀服务提出了强烈的需求信号。但我国提供临终关怀服务的机构极其有限，《国内外临终关怀现状及相关分析》文献显示，截至2011 年全国类似医疗机构不足200 家。这部分特殊群体巨大的医疗需求与目前医疗资源短缺之间的矛盾日益突出，如何与时俱进，维护生命最后的尊严，满足这部分人群不断增长的临终关怀需求是我们面临的严峻课题。我们从2009年开始开展临终关怀服务工作，2011年5月，经西城区

卫生局批准，德胜中心成立“临终关怀科”，正式将临终关怀服务纳入社区卫生服务功能中，实现了对人生命全周期的健康维护。

德胜中心的临终关怀服务模式，是以居家临终关怀为基础，社区医疗机构为依托，三级医院技术为支撑，为晚期癌症患者提供建立档案、居家和住院评估、中西医结合症状控制、居家和住院安宁护理、心理支持、善终服务、灵性照顾、远程会诊、查房和带教、住院转诊等服务。同时，中心广泛招募志愿者，通过规范培训、实地带教，逐步参与关怀服务，完善团队人员结构，为患者和家庭提供“社区—居家—门诊—住院”一体化临终关怀服务，身、心、社、灵全方位照护。以上种种服务，保障了临终者在临终阶段生命受到尊重，获得应有照顾的权利，最终使患者没有遗憾、有尊严、平静安详地离开人世。

临终关怀志愿服务是德胜中心临终关怀服务的重要补充，探索中我们建立了完善的志愿者招募、培训与带教实践体系。志愿者要做的就是寻找临终者的兴趣爱好，满足临终者的兴趣需求，延续美好记忆。通过强化快乐，让临终者的内心更长时间地与快乐同在，无憾地接受生命终结的事实。在志愿服务中，志愿者们深入患者家庭、临终关怀科和生命关怀病房，给患者读报、讲故事、表演节目，陪患者下棋、聊天、倾听患者讲述，为患者过生日、庆祝纪念日、播放音乐，等等，通过陪伴给患者及家属排除烦忧，带来快乐。患者家属也加入了志愿者队伍，他们和其他患者家庭组成手牵手帮扶小组，利用自己的照顾经验，进行同伴教育，为更多的患者家庭提供帮助。

三、寻求适合社区发展的临终关怀服务模式

2010年年初，德胜中心开始了临终关怀的初步探索和研究。在持续8年的研究工作中，中心建立的“社区—居家—门诊—住院”一体化的服务体系，填补了医院、家庭、敬老院国内传统医疗养老服务形式的空白，探索出一条依托社区，经济、便捷、专业的养老助老与医疗卫生有机结合的服务体系。该体系集约化地运用社会资源，减轻社会、家庭经济负担，提升目标人群生存价值，体现社会公益取向。

（一）拟解决的关键难题和预期达到的技术经济指标

探索研究拟解决的关键难题在于确定适宜服务人群与服务技术、确定居家—门诊—住院治疗的适应证及接转诊流程，标准化的软硬件环境建设，组建

配比合理的人才队伍，建立工作制度与技术规范。

预期达到的技术经济指标为降低临终者医疗费用，提升临终者生存质量和满意度，通过宣传推广得到社会关注与认可。

（二）严谨的研究开发工作进程

1.研究开发内容和拟解决的关键难题，研发的技术路线、技术方案、试验方法的选择、制定、论证过程

探索建立“社区—居家—门诊—住院”一体化服务体系，明确姑息治疗、安宁护理、心理支持、善终服务、灵性照顾的五位一体服务内容。研究开始前通过文献检索查阅、专家论证、实地调研、受服务人群生存现状与需求调查，确定技术方案与技术路线。研究中，我们以居家入户为服务起点，根据效果反馈推进门诊、住院等服务形式，以心理慰藉、医疗护理为初始服务内容并不断丰富，逐渐形成心理、护理、对症治疗、中医等多专业结合的医治体系，并在实践中不断检验与完善。

2. 研究开发过程中遇到的问题，解决的措施、方法

（1）针对国人传统观念对死亡的忌讳制约

解决措施：开展相关健康教育，提升接受度；对受服务人群提供心理支持，得到临终者及家庭的接纳。

（2）针对社会认知度不足

解决措施：开展健康宣传与促进，招募培训志愿者，借助各类媒体普及、加强业务交流等形式扩大公众影响。

（3）成果的主要技术特征及总体水平

形成了以晚期癌症患者及慢性严重老年性衰竭疾病的患者及家庭为目标人群，以“社区—居家—门诊—住院”一体化服务体系为链条，以姑息治疗、安宁护理、心理支持、善终服务、灵性照顾等为内容的五位一体专业性的较完整服务体系，完成了硬件、软件、团队、标准与制度等四项配套建设。

该体系在北京市社区医疗卫生服务机构中尚无同样版本，体系处于同行业领先水平。

3.研究技术路线、考核指标及技术创新

（1）技术路线（图1）

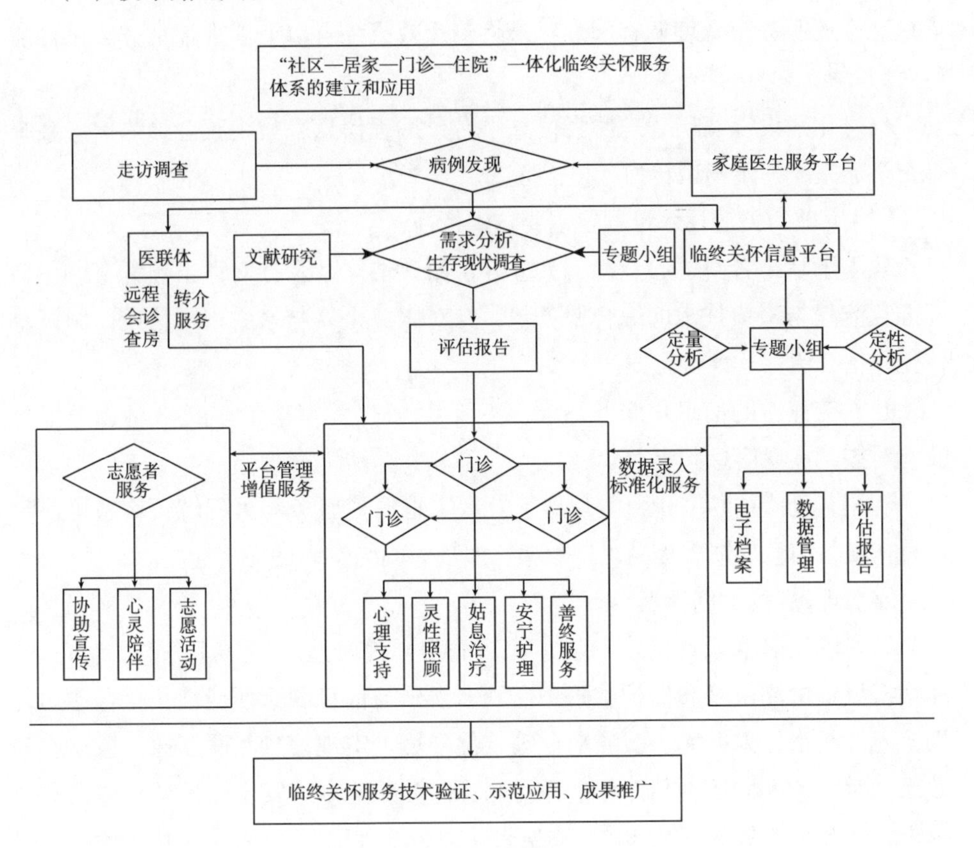

图1　技术路线

在社区发现有临终关怀需求的患者和家属，先签订服务协议，进而对目标人群展开身体和心理评估，制订目标计划，实施"五位一体"关怀服务，进行效果评价。服务方式有三种，第一，居家服务，服务内容主要有筛查评估、入户随访、心理支持、护理指导、健康教育。第二，门诊服务，服务内容主要有开具麻醉止痛药和辅助用药、上级转诊、电话随访。第三，住院服务，进一步开展症状控制、心理支持、安宁护理、灵性照顾、善终服务。最后确定服务满意度标准:每次服务由患者或家属对我们的服务给予评价。

（2）考核指标

对目标人群进行精神心理、症状体征、生活质量等全面评估，根据评估结果制订有针对性的治疗方案（心理干预与支持、癌痛治疗、生活护理、营养支

持等)。目标实施中涉及专业医疗服务的，以症状、体征缓解程度为观察指标，实行主观症状评估与问卷量表测评相结合，同时定期采集患者与家属自我评估信息和发放服务满意度调查问卷。最终治疗效果综合以上三种评估方式进行前后对照。

信息化建设以病历、志愿者信息平台、远程信息采集视频会诊等信息系统是否搭建完成并流畅运转为考核指标。

(3)突破的关键技术难题及主要技术特征

建立了临终者身、心、社、灵全方位的评估体系及针对性干预方案，包括标准化流程与多项技术的综合服务包，针对服务个体与家庭不同特质，制订个体化评估、治疗、评价方案。

建立较完善的信息化服务系统，实现了远程会诊系统、临终关怀服务平台彼此对接，实现信息共享。

利用移动查房机、iPad实现居家社区实地医疗服务与远程转会诊系统及时信息传递与信息反馈，提高工作效率，实现时间与空间的无缝连接。

(4)理论/技术创新点

针对临终者需求与疾病特质，完成病房硬件改造，建立沐浴室、谈心室，在病房设置中注重隐私保护、陪护便利、娱乐与信息联系便捷性；整合移动终端、光纤网络、数据库、服务平台等软件环境，实现信息互联互通；根据服务效果，对服务人群数量与工作量进行测算并参照北京市安宁疗护试点建设文件要求，配置服务队伍，医、护、志愿者达成较合理配比，医/护床位比优于文件要求达到的0.1~0.4∶1；通过文献检索、实地调研与实践总结，制定标准化工作规范与制度，明确医生、护士、心理师、中医师等各自职责。

德胜中心实践应用的“社区—居家—门诊—住院”一体化临终关怀服务体系聚焦于社区，着眼于居家照护与区域性网络建构相结合，根据实践反馈与总结，完善配套的软件、硬件、人员与制度的建设，针对目标人群身、心、社、灵的需求，开展针对性的心理、姑息治疗、志愿服务、灵性照护，整合家庭、社区医疗机构、综合医院各自优势，形成了完整的服务链条。以社区临终关怀服务、五位一体等关键词，经过查看国内外相关资料，尚未发现类似研究。

(三)填补多项国内空白

1. 创新点一 创建临终关怀科与生命关怀病房。通过区卫生局的审批，德胜中心临终关怀科于2011年5月成立，这是西城区社区医疗机构范围内成立的第一家临终关怀科，服务对象不仅包括癌症晚期还包括高龄老衰临终患者及其家属。科室建立健全了规章制度、服务内容、服务流程和服务标准，专门开展社区临终关怀服务。2013年，中心对生命关怀病房进行了特殊的环境建设，增加了谈心室和沐浴室，提供了平板电脑，开通了无线网络，病房安装了音乐播放系统，使环境更加温馨、整洁舒适，贴近家庭化。2016年，在西城区民政局的支持下，病房环境再次升级，更新了陪住椅，安装了新风系统，改造了沐浴室，还配备了洗浴用具和轮椅。在谈心室开展心理疏导、生死教育和各种关怀活动，帮助患者和家属树立科学的生死观，减轻心理创伤和负担。专门为卧床患者提供了沐浴室。病室可以播放舒缓音乐，帮助患者放松心情，缓解心理压力。通过贴心服务、爱心陪伴和人文照顾，提高了临终患者的生活质量，维护了临终阶段的生命尊严。临终关怀服务实现了对生命全周期的全程健康维护。

2. 创新点二　建立远程医疗技术支持平台。癌痛是癌症晚期患者的常见症状，为解决止痛难题，德胜中心与北京人民医院携手创建了远程医疗技术支持平台，进行远程疼痛视频会诊、查房和教学；实现了人民医院疼痛科专家、德胜中心病房医生和病房患者三方共同在线视频，进行专业的止痛会诊指导；平台同时实现德胜社区卫生服务电教室临床带教；通过患者床旁的查房机，实现了患者与专家在线面对面的音视频交流。除此之外，中心与人民医院还搭建了iPad远程无线疼痛评估与随访系统，通过手持iPad，入户评估患者疼痛程度，当疼痛评分大于7分时，医生可以通过iPad将信息传送给人民医院专家，专家即时提供专业的治疗意见，极大地方便了患者，提高了社区临终关怀服务水平。

3. 创新点三　开发临终关怀患者档案管理软件。为实现对临终患者档案的电子化管理，我中心开发了临终关怀患者档案管理软件，软件可收集患者基本信息，建立档案，软件内置6种评估量表，对患者实施疼痛、心理、生活能力、睡眠、营养、褥疮等生理指标的评估。记录连续性服务随访，并能进行相关数据的统计分析，实现了科学化、规范化管理。

4. 创新点四　开发临终关怀志愿者管理软件，实现对临终关怀志愿者的信息化管理。我中心开发了临终关怀志愿者管理软件，软件具备对志愿者一般信息的登记、注册、审核、签到、记录服务时间和服务内容、数据统计等功能，实现了科学化、规范化管理。

（四）取得的研究成果与奖项

德胜中心经过多年在服务临终患者及家属的探索研究和工作实践中，团队成员大胆尝试，推陈出新，自我突破，先后独立完成4个西城区的临终关怀社会建设项目《临终关怀》《西城区临终关怀服务模式探讨》《社区居家临终关怀服务模式研究》《社区居家临终关怀拓展服务》，其中《社区居家临终关怀服务模式研究》获北京市“2011年政府购买社会组织服务项目绩效考评优秀项目”，获西城区总工会颁发的“2012年职工创新成果”三等奖。此外，还合作完成了分别隶属北京市卫生计生委、北京市首发基金、国家社会科学基金和中国生命关怀协会的项目，共4项。发表论文6篇，其中《晚期癌症患者社区居家临终关怀服务效果观察》在《中华全科医师》杂志2013年11月发表；《家属对癌症晚期患者病情告知及态度的质性研究》《家属对癌症晚期患者终末期治疗与抢救决策的质性研究》《癌症晚期患者居家临终关怀服务模式研究及效果评价》在《中国全科医学》杂志2014年11月发表；2015年10月发表《社区晚期癌症患者家属身心副反应的质性研究》；2016年12月发表《优逝理念的社区晚期癌症患者家属面对亲人离世体验的研究》。德胜中心的临终关怀服务团队被北京市红十字基金会评为“特别贡献奖”，荣获“中国生命关怀协会最佳团队奖”，志愿者服务被西城区志愿者联合会评为3星级服务标兵（服务500小时以上）。2014年11月中心被中国生命关怀协会授予“全国临终关怀示范基地”、2015年1月被北京生前预嘱推广协会授予“临终关怀培训基地”。2018年3月，德胜中心的“社区—居家—门诊—住院”一体化临终关怀服务体系完成了科学技术成果鉴定，结果为“国内领先”。近5年来共带教培训本科生、研究生等高等教育学生100余人。

（五）产生的良好经济效益

在我们服务的人群中，癌症晚期患者以往通常要支付高额的医疗费用，很多肿瘤治疗的花费更是集中在临终阶段。肿瘤专家建议当肿瘤患者进展到晚期时，一味地积极治疗非但无效，反而给患者增加痛苦延长无价值的生命，为家属徒添痛苦记忆，使家庭背上巨额的经济负担。临终关怀重视的是提高生存质量，节约有限的医疗卫生资源，最终减轻国家、医院和家庭的经济负担。德胜社区临终关怀服务，以姑息治疗为主，采取最基本的医疗保障，避免创伤性检查，结合社区药品价格的零差率，明显地降低了临终家庭的费用。2012年德胜小样本量研究统计，癌症晚期患者在二级、三级医院经过积极检查与治疗每日费用平均3126元，这是一个庞大的数字，很难想象，在中国一个普通家庭如何承担如此巨大的经济负担。而在我们服务的68名癌症晚期患者中，经过缓和治疗，平均日住院费仅为243元，两者之比大约是13∶1。相比之下，我们可以为癌症晚期患者降低92.2%的日均住院费。《2012中国肿瘤登记年报》显示，我国每年因癌症死亡病例达270万人，照此推算，每日可节约778410万元，因此德胜临终关怀服务模式值得在社区管理中推广。

（六）社会效益与社会影响

1.社会效益 社区临终关怀服务优化了医疗资源，使更多的临终患者享受到低成本、广受益的人性化服务，为患者解除疼痛，让患者了无遗憾走得安详。在使家庭摆脱沉重的医疗负担的同时，也安慰了患者的亲属。此外，该模式还具有覆盖面广、可推广可复制、可持续发展等特点。

2.社会影响 德胜中心临终关怀服务模式是以维护人民健康为中心，以深化医药卫生体制改革为动力，坚持卫生事业的公益性，满足日益增长的社区临终关怀服务需求，有很高的社会效益和经济效益，社会影响巨大，真正开启了全人群、全方位、全生命周期的社区卫生服务工作，意义深远。因此，受到各级领导的重视，得到了社会各界多方位、多角度的关注。

四、关于临终关怀服务的未来发展思考

（一）我们面临的形势

《北京市老龄事业和养老服务发展报告（2016—2017年）》显示，截至2016年年底，全市60岁及以上户籍老年人口约329.2万人，占比超过24%，居全国第二。“十三五”时期，我国60岁及以上老年人口平稳增长，2021—2030年增长速度将明显加快，到2030年，占比将达到25%左右。2017年国务院印发的《国家人口发展规划（2016—2030年）》提示，2020年全国总人口达到14.2亿人左右，2030年将达到14.5亿人左右。

德胜中心曾做过一个问卷调查，接受调查者是100位老年人。结果发现70%以上的老年人认为，如果得了绝症，希望获得居家临终关怀，提高临终者有限生命的生活质量，让患者有尊严、平静安详地离开人世。北京生前预嘱推

广协会会长罗峪平也提出，生前预嘱是推进安宁疗护的前提。在推行安宁疗护的过程中，一个必不可少的环节是让更多人通过填写生前预嘱，明确表达其是否接受安宁疗护的“我的五个愿望”，即我要或不要什么医疗照顾，我要或不要生命支持系统，我希望别人怎么对待我，我希望我的家人和朋友知道什么，我希望谁来帮助我。

（二）我们的目标

尽管大多数人对临终关怀（缓和医疗）的概念尚缺乏完整的认识，对其理念亦不完全理解，但临终关怀（缓和医疗）以其独特的医学人文解读，为当前转型期的中国社会提供了一剂独有良方，帮助我们应对在社会保障不足的情况下，最大限度地缓解人因生老病死而起的焦虑；帮助人们坦然地面对生命的消亡。

这个工作需要政府、社会、医院、患者、家庭照顾者乃至社会宣传的共同努力，在政府的统一调配和调动下，从卫生、人事、社保、财政、民政、社会资本等多方面齐头并进，合力开展。

德胜中心下一步的研发目标有以下三方面。

推动成果转化，申请专利，发表专著，提升公众认知度，引入社会支持力量，整合社会各方面资源推动公益发展。

加强对患者及家属的死亡教育，增强医患情感交流，得到患者及家属情感接纳。

紧密结合深化医疗卫生改革，不断完善服务模式，更好地满足患者的需求。

（三）我们的期待

1.国家立法、制度先行 使得运作模式、资金来源、管理方法、服务设施、服务标准、服务质量等均有章可循、有法可依。从国家层面制定政策、规划、标准，政府主导，行政推动。

2.政府加强人才队伍建设 针对没有专门学科职称，缺少专科医疗认证（执业资格）、缺少从业人员的规范化培训，缺少继续教育培训、缺少激励机制的现状，期待政府早日出台政策措施加以解决。专业人员的专业素质需要得到明显提升，要与大医院动态联合、上下联动。

3.加大社会舆论宣传 固有文化影响大，群众甚至部分医务人员的生死观都需要转变。应加强全民生死观教育，形成临终关怀的新理念。

4.开展医保支付方式改革 费用支付形式多元化，打包付费。

（1）完全免费的（达到免费条件）由医疗保险给付最基本保障（或者专项经费形式）；拒绝给无效医疗付费。

（2）患者自己支付（有能力的家庭可以自付，享受较高等级的服务）。

（3）购买商业保险的，由保险公司来支付；商业保险企业开设安宁疗护保险的新险种。

（4）社会捐助（红十字会、福利彩票收入）承担一部分，不足部分由国家财政补贴。

5.努力开发多种资金筹措渠道 鼓励合资、民营等多种形式的融资模式，在临终关怀医疗服务的用房、资金方面给予财力支持。

在三级医院建立安宁病房的实践与思考

秦　苑

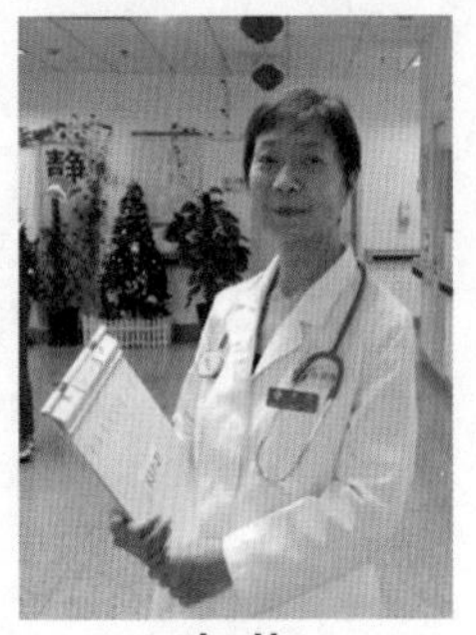

秦苑

北京市海淀医院（北京大学第三医院海淀院区）肿瘤血液科主任医师。2017年3月任新建的安宁病房负责人，领导多学科团队为末期患者和家庭提供涵盖身体、心理、社会和心灵的整体照护。

从事肿瘤血液临床33年。曾赴中国台湾、中国香港和英国圣克里斯托弗临终关怀医院学习安宁缓和疗护（Palliative Care）理念和技能。中国老年保健医学研究会缓和医疗分会常务委员。北京抗癌协会康复及姑息治疗专业委员会委员。北京乳腺病防治学会姑息与康复专业委员会委员。亚太安宁缓和医疗网络（APHN）会员和欧洲缓和医疗学会（EAPC）会员。

作为国家和北京市第一批安宁疗护试点单位，北京市海淀医院（北京大学第三医院海淀院区）安宁病房（海医安宁）于2017年3月6日正式收治患者，迄今已初步建立了一套末期肿瘤患者的整体照护模式。本文叙述了海医安宁病房的成立背景、筹备和建立、空间及硬件设置、药品配备、多学科团队建设、工作内容、遭遇的问题及思考建议。

一、成立背景

北京市海淀医院（北京大学第三医院海淀院区）位于海淀区中关村，是一所集医疗、科研、教学、预防保健于一体的大型三级综合性医院，是北京市医保定点医院。目前承担着北京中医药大学和南昌大学研究生培养任务，现为北京大学医学部教学医院、南昌大学教学医院、北京市全科住院医师规范化培训基地和海淀卫校临床教学及实习基地。

海淀医院担负着海淀区300多万人口的医疗服务任务，还同时担负着周边高等学府、科研院所及企业高管人员的健康保健和医疗救护工作，是海淀区公共卫生突发事件应急救治和重大传染性疾病防控的中坚力量。

2016年11月，北京市卫生和计划生育委员会发布了《关于遴选临终关怀试点单位的通知》，海淀医院院领导认为本院位于海淀区中关村国家科技自主创新核心区，辖区居民老龄化程度较高、高知人群和“空巢”家庭集中，作为北京市海淀区的区域医疗中心，又是区内包括11家一级和二级医疗机构的医联体牵头单位，建立安宁试点病房责无旁贷。

二、筹备成立过程

2016年11月，海淀医院向北京市卫生计生委递交《北京市海淀医院（北京大学第三医院海淀院区）临终关怀病房试点方案》申请，获准后于2017年1月开始安宁病房筹备工作。

在此之前，我院的肿瘤血液科临床团队自2012年就开始在末期肿瘤患者的安宁缓和照护方面进行探索实践。

肿瘤血液科秦苑主任医师曾多次赴中国台湾、中国香港善宁会和英国圣克里斯托弗临终关怀医院学习安宁缓和疗护理念和技能。

从2014年年中开始，肿瘤血液科医护每周都在科内开展常规缓和医疗理念及技能培训，“四全照顾”工作模式已经深入医护人心。北京生前预嘱推广协会也在病房设立资料架，常年投放“我的五个愿望”等宣教材料，向大众宣传“尊严死”理念。

2015年年初，肿瘤血液科联合北京生前预嘱推广协会引进“七彩叶缓和医疗志愿者”团队，在为病房住院患者及家属提供支持的同时，共建安宁缓和志愿者临床培训平台。同年引进芳香治疗志愿者及社会心理师服务，为医护团队及护工和家属提供放松疏导支持。

从2016年年中开始，肿瘤血液科与从美、英回国创业的专家合作，在北京市率先引入专业医疗社工服务，在临床工作中加入“精神/心理/情绪评估”及相关干预的探索。海淀医院院务会决定正式建立安宁病房，张福春院长负责创建安宁疗护试点病房的院级总协调工作，并安排腾出康复科在东楼八层的四间病房建立安宁缓和病区。因为按照现行的医保收费标准，安宁病房无法生存，故院领导将之定位为公益科室，实行独立核算。

安宁病房计划设置9张基本病床——3个3人间病房及1间会谈活动室。

经医院协调，最终抽调出医生2人，另从肿瘤血液科护理队伍中抽调4位护士，医护与肿瘤血液科团队共同值班；还有护理员2人，以及来自多加之光公司的2位社工和七彩叶缓和医疗志愿者们共同组成了海医安宁的始创团队。经过1个多月的系统培训，海医安宁病房于2017年3月6日开始收治患者。

三、空间及硬件配置

（一）病房设置

安宁疗护病房有病房2间，活动室、告别室各1间；与肿瘤血液科共用护士站、治疗室、处置室和医务人员办公室。①每间病房3张病床，每张床建筑面积大于5平方米，床间距不少于1.5米，配备陪护床、陪护椅、床头桌、餐桌以满足患者和家属生活和陪住需要。病房装饰有摄影作品、绿植，美化环境。病床之间装有隔帘，以保护患者隐私。每个病房内卫生间配有淋浴设施以满足患者清洁需要。②告别室：除了单人病房设置，还配有10把折叠椅，方便家属陪伴和休息，也可根据需要满足家属为患者做祈祷和告别仪式之用。③活动室：用于开家庭会议、晤谈、社工办公、小组活动等。④日常活动场所：活动区域和走廊两侧设扶手，周围放置5~8盆绿色植物。

（二）设备

病房配备的设备有听诊器、血压计、温度计、身高体重测量设备、呼叫装置、墙壁给氧装置和负压吸引装置、防压疮气垫、治疗车、晨晚间护理车、病历车、药品柜、心电图机、心电监护仪、输液泵、注射泵、空气压缩雾化泵、血糖检测仪、轮椅等。

四、药品配备

在海淀医院原有药品的基础上，按照世界卫生组织委托国际姑息治疗协会制定的姑息治疗基本药品目录补齐可购买到的药物。

五、团队建设

安宁工作团队由两部分组成。

1. 医护部分 1位肿瘤内科主任医师秦苑（行政主任）和1位从急诊科借调的主治医师董叶子，1名副主任护师马娜（护士长）和3名有3年以上肿瘤专业工作经验的注册护士和2名护理员。

2. 外联团队 包括社工师2人和心理师1人（先后来自多加之光健康科技公司和志愿者），病房经理1人（来自医信联合公司）和20余名志愿者（来自北京生前预嘱推广协会七彩叶志愿者平台）。多学科团队为患者提供更加专业的服务。

由于安宁疗护目前尚无单独的学科，未来的专业发展前景不明，且奖金低于医院平均标准，很难吸引年轻医生加入。

由于缺乏必要的资金支持，与多加之光公司的社工服务合作半年后便被迫终止。其后的社工和心理师工作间断由志愿者兼职进行。

自2017年开始，为协和医院“舒缓医疗研究生课程”提供理论讲授及临床见习培训；中英联合“全民生命末期品质照护”临床培训；作为北京生前预嘱推广协会七彩叶缓和医疗志愿者培训平台的临床培训和服务基地，第三期志愿者已经进入临床服务。与“芳心缘”公益组织联合开展为医、护、护工及家属定期提供精油舒缓放松活动。

2018年10月，由海医安宁牵头，北京生前预嘱推广协会七彩叶志愿者、上海慈慧公益基金会志愿者、北京仁爱志愿者及芳心缘芳香心灵呵护团队四个公益组织重组建立了海医安宁志愿者服务和培训平台。

2018年12月，海医安宁团队联合人民大学社工系和慈慧基金会，开始探索社工个案管理体系和医疗社工培训。

3. 团队培训 护士是安宁疗护的主力军。从2012年开始，安排人员外出参加安宁缓和医疗培训，每月肿瘤血液科医护内部开展相关内容培训。2017年2月开始邀请美国资深临终关怀护士、美国医疗项目管理专家、医患沟通培训师等开展系列培训，同年3月成立病房后每周开展培训和工作坊。内容包括安宁缓和概论、同理性沟通、临床医学伦理、死亡教育、症状控制、身、心、社、灵的评估、舒适护理、告知坏消息、情绪安抚、末期患者家属的照顾及哀伤辅导、“四全照顾”“四道人生”、生前预嘱、末期生命预先照护计划、志愿者的管理、中国台湾地区安宁工作模式等，还包括从业者团队的心理支持与督导，以减少医务人员的职业倦怠。

2018年1月，爱心人士资助安宁病房两位护理师赴中国台湾台中荣民总医院缓和疗护病房学习2周。

六、管理和工作内容

（一）规章的制定

除了肿瘤科病房原有的文件外，还制定了安宁病房的专科文件，包括：《安宁疗护病房岗位职责》《安宁病房转入管理流程》《安宁病房入院管理流程》《安宁疗护病房不施行心肺复苏术同意书》《海淀医院安宁缓和病房患者入院信息采集表》《患者入住安宁疗护病房期间的管理流程》《海医安宁缓和患者入院评估流程》《安宁病房家庭会议流程及记录》《安宁疗护病房出院管理流程》《海淀医院安宁疗护科诊疗常规》《安宁病房出院指导》《海医安宁联合会诊服务流程》《海淀医院安宁疗护病房实施镇静治疗流程》等相关制度及流程，并在实际工作中逐步修改，以适应专业的发展。

（二）入院及住院工作流程

入院及住院流程见图1，患者入院时签署《安宁疗护病房入院同意书》及《放弃临终抢救同意书》。

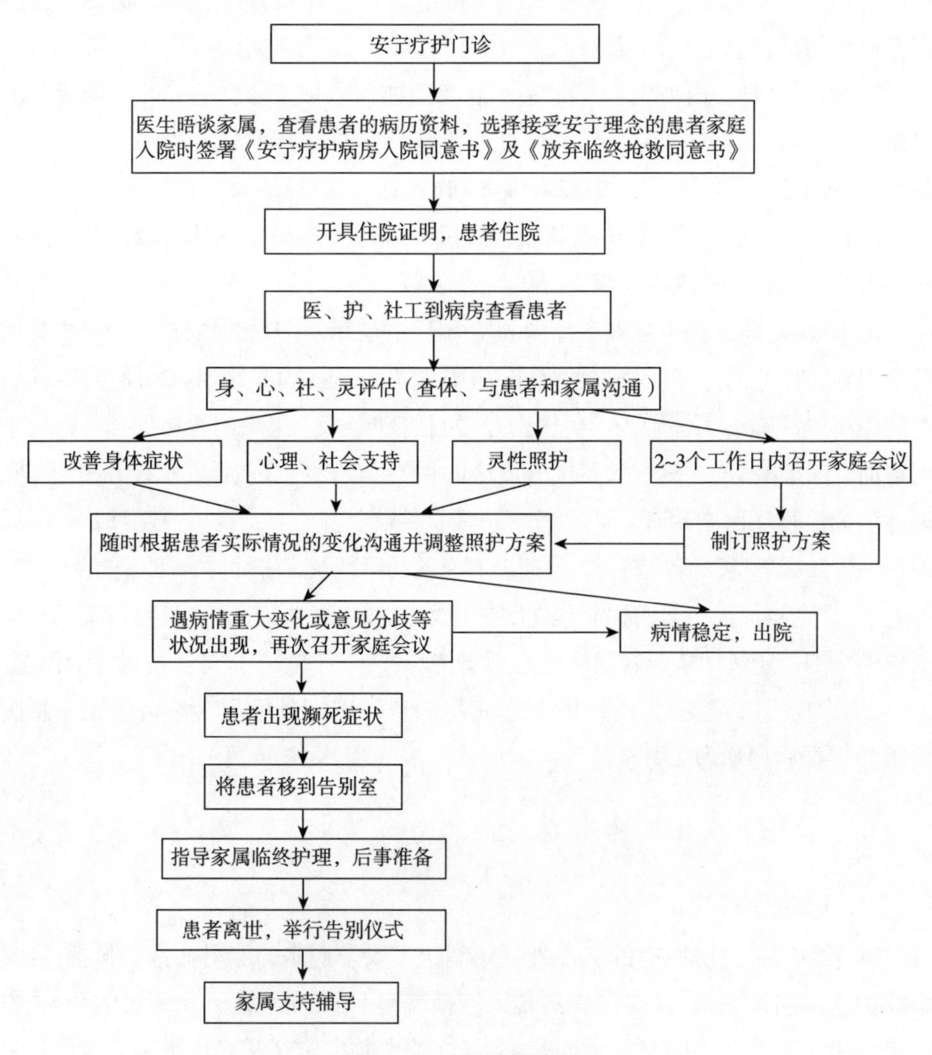

图1　入院及住院流程

（三）公众宣传

为了让患者及家属了解更多安宁疗护的理念和知识，以宣传栏、宣传册、液晶屏、北京市海淀医院网站及“海医安宁”公众号的方式宣教，内容包括安宁疗护定义、内容、原则、安宁疗护与安乐死的区别、哀伤抚慰等。自行编写了《安宁缓和医疗介绍》《我的彩虹日记》《善别手册》等。还在护士站摆放北京生前预嘱推广协会的公益印刷品“我的五个愿望”等材料。

（四）工作内容

1. 收治对象 已经不再做抗肿瘤治疗、预期生存时间≤6个月并伴有痛苦症状的末期肿瘤患者。

2. 同理式医患沟通 引领照护团队和家属聆听了解患者的想法，尊重其意愿，通过有效沟通达成一致意见，共同制订照护方案。应用“SPIKE”或“SHARE”模式告知坏消息、情绪安抚技术、安宁家庭会议技术，并保持及时沟通和持续支持。

3. 症状控制 依据《卫生部癌痛规范化治疗示范病房》要求、《牛津临床姑息治疗手册》等，针对末期肿瘤患者突出的痛苦症状，如疼痛、乏力、厌食、呼吸困难、恶心、呕吐、肠梗阻、抑郁等及时进行对症处理，尽快提高生活质量，建立信任，为其后的心理社会和灵性支持创造条件。

4. 舒适护理 为了保障患者有尊严地生活，护士、护理员、志愿者和陪护人员一起在密切互动中为患者做生活护理，并主动邀请家属积极参与。内容包括洗澡、洗头、异味的控制、压迫部位护理、维持舒适体位、饮食辅助、液体摄入、大小便护理、口腔护理、中药泡脚等，提升患者的生活质量。晚期肿瘤患者恶液质，皮肤营养状况差，长期卧床易出现压疮、失禁性相关皮炎，皮肤破溃不易愈合的状况等，因此皮肤护理是安宁疗护护理工作的重点。科室为患者提供各种大小形状不同的垫枕，以增加舒适度；指导家属做抚触陪伴，一方面能帮助患者平静放松，另一方面有利于亲人间的情感交流。

5. 心理社会和灵性支持 肿瘤作为一种应激源，必然给患者的心理、社会及灵性层面带来痛苦。入院后安宁团队利用“患者心理社会评估单”从病情认知、情绪问题、与家人沟通及关系情况、经济状况、后事安排、孤独退缩方面评估其心理社会状态。同时使用“患者灵性需要评估单”从生命的意义、痛苦的意义、死亡的意义、是否相信死后生命、接受生命的有限性、关系和解、负罪感等方面评估患者灵性状态。在症状控制到位的前提下，人文团队通过倾听、同理性沟通交流的方式，了解患者对疾病的认知度和对死亡的接受程度，是否有未了心愿。鼓励家人多陪伴，指导家属如何与患者沟通，并“道谢、道歉、道爱、道别”。通过制作相册、视频等方式，协助患者进行生命回顾和达成心愿。举办生日祝福、金婚庆祝、节日联欢等活动，使患者及家属感受到关爱与温暖。为有特殊需求的患者，邀请精神科医师、心理师等提供专业、个性化心理疏导。经过专业培训的志愿者每周进入病房2次，为患者提供陪伴、协助洗头、理发、读报纸、朗诵、陪患者打牌下棋、做手工、安排庆典活动等多种帮助。

6. 家属照护 除了照顾患者，主要照顾者还要面对即将失去亲人的痛苦和巨大的经济负担，精神和生理上都饱受折磨，均伴有焦虑抑郁等负面情绪。患者入院后安宁团队在有无情绪困扰、对疾病认知、家庭沟通状况、经济情况、完成患者心愿与后事准备是否有困难、哀伤风险、对患者死亡的接受程度等方面对家属进行评估。根据结果，人文团队分别给予针对性支持，并提供丧葬资讯，帮助协调社会资源。

遗属的哀伤辅导：抚慰哀伤的工作在患者刚入院就已经开始，此时家属已经知道会在不久的将来失去亲人（预期性哀伤）。在这一阶段安宁团队引导家属切实了解患者本人的想法与期待，并最大限度地予以尊重和满足，不留遗憾，才能在患者离世后使遗属的哀恸降至最低。提前排查发现预期哀伤高风险人群（如“白发人送黑发人”、未成年遗属等）并通过制作“记忆盒”等方式重点支持。患者逝去后的1个月、3个月和6个月分别由医护或社工对遗属进行电话随访并记录，对需要并愿意接受支持的遗属进行每月一次的小组辅导；对需要进一步专业支持的个案提供转介资源。

7. 患者资料 自2017年3月6日至2018年12月31日，共收住院244人次，总计158位患者，其中死亡人数117例，均为诊断明确且预计生存期<3个月的末期肿瘤患者。158位患者具体特征——男性87例，女性71例；年龄17~92岁，中位年龄76岁；住院时间5小时~102天，平均住院天数18.3天；疾病诊断：肺癌45例，结直肠癌25例，胰腺癌14例，直肠癌13例，泌尿系统癌症10例，胃癌8例，头颈癌7例，卵巢癌6例，乳腺癌、淋巴瘤+白血病、胆道系统癌症各5例，肝癌、食管—贲门癌各4例，腹腔与盆腔肿瘤3例，恶性胸腺瘤、小肠癌各2例；有宗教信仰者5例（佛教3例、天主教和基督教各1例）。117例死亡患者中，放弃临终抢救63例，保留药物抢救54例。

8. 病房活动 为8例患者举行生日庆典，举办节日联欢活动6次，均拍照摄像，装订成册，赠送给患者家庭。

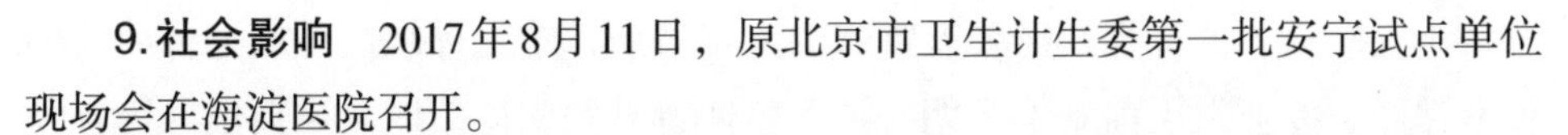

9.社会影响 2017年8月11日，原北京市卫生计生委第一批安宁试点单位现场会在海淀医院召开。

接待社会各界参访20余次；在国家、北京市、海淀区各级卫生计生委、学会组织的安宁相关培训中参与讲课20余次；参与高校、社区等安宁宣教4次。

先后接受了医学论坛网、《中国科学报》、《北青社区报》海淀版、《中国社会保障》杂志、CCTV新闻调查栏目组、《环球时报》英文频道、《中国医院院长》杂志、《人民日报》和中央人民广播电台等15家媒体采访。

收到患者家属锦旗10面，奖杯1个，感谢信5封，感谢微信及短信10余次。

七、面临问题

在开展安宁临床实际工作一年多的时间里，深切地体会到诸多挑战。试点缺乏相应基本配套政策支持，使得探索实践举步维艰。

（一）资金匮乏

由于对生命末期患者的照顾，依照安宁理念最大限度地摒弃了过度医疗和无效医疗，而大量的症状评估、舒适护理以及同理沟通等心理、社会和灵性的人文支持部分，在目前的医保框架下均无收费标准，故临床工作明显处于亏本运行状态。另外，社工与心理师均处于无偿工作状态，难以持续。

建立和培训安宁核心团队，包括志愿者队伍的管理、运行和培训，均是一个持续的过程，需要大量的学习、培训和督导，均需要资金支持。

由于安宁倡导最大限度地体现生命尊严，对病房环境及硬件的要求，理论上也远远高于其他病房，同样需要投入相应的资金来建设和维护。

而总共22.5万元的试点专项财政支持可谓杯水车薪，目前安宁病房每天每张病床0.1万元的亏损完全由医院承担。

安宁疗护包含的身、心、社、灵照护，基本只有身体照护部分的费用能通过现有医保报销。我国的商业保险和公益事业在安宁疗护方面的发展较为滞后，护理保险、基金会等其他保障也尚无补充，使得安宁疗护病房目前只能通过政府财政支持和医院自筹资金的方式开展工作。

收费标准不合理、医保报销比例低和融资渠道少是突出问题。

（二）人力不足

临终关怀的从业团队长期照顾濒死患者及家庭，属于典型的高心理压力型工作，按照现在临终关怀创始人桑德斯博士（Dame Cicely Saunders）的观点，愿意从事安宁事业的人员，需要有特殊的人格特质，本就稀缺，再加上目前薪酬没有保障，专业发展前景不明朗，缺乏整体督导和支持，以及社会偏见等各种原因，导致目前安宁病房工作团队招人困难。目前固定医生只有2人，护理还没有独立的团队，社工和心理师也没有岗位编制。不能组成固定的安宁核心团队，更谈不上持续发展。

而目前从业人员低收入、高身心负荷，“基本靠情怀”的状况发展恐难以为继。

待遇低、前景不明、缺岗位编制和尚无专业人才培训及认证体系是主要问题。

（三）缺乏相应的政策支持

在财政支持、收费标准、人员培养、公众教育、专业设置等各方面，尚缺乏相关的配套政策，更没有相关配套的法律法规。

目前尚无安宁疗护相关法律法规，使临床实际工作经常遭遇潜在风险。安宁疗护中的临床伦理自主权考量、超适应证用药规范、安宁镇静治疗适应证、患者收治标准等诸多问题均无章可依。如使用吗啡缓解呼吸困难是安宁症状控制中的常用手段，但不符合原来的非安宁主流医疗规范。2015年，原陆军总医院肿瘤科因“吗啡使用纠纷”被患方告上法院，虽然2017年5月法院依法判决医方胜诉，但它深刻反映了当前我国缓和医疗所处的困境，也让医护在临床实践中更倾向于保守，这对安宁疗护事业发展造成了深远的影响。

由于目前国内尚无统一的安宁收治标准，我们借鉴国际经验，要求入住患者满足以下三个条件：患者已没有治疗原发病的机会，主动拒绝治愈性治疗，有痛苦症状并愿意接受安宁疗护。

为避免医疗纠纷的产生，大部分综合性医院的安宁疗护病房主要收治癌症晚期患者，其他非癌疾病终末期患者通常大多在其他相关科室接受治愈性治疗。

（四）缺乏系统的专业培训

安宁疗护是一个新兴的专业，团队需要持续地、系统地学习许多新的知识和技能，目前国内尚无培训基地，一切都需要从零开始，许多培训可能需要出国进行。

我们安宁多学科跨专业团队目前都是边干边学。由于历史、文化等差异，在学习借鉴外来经验的同时，更要摸索建立适合自己的安宁模式。无论医生、护士、社工、心理师、志愿者都没有经过系统的培训。

（五）宣传教育不足，死亡观念落后

由于我国死亡教育的缺失，大众对死亡的认识不足，常见患者家属因为担心而选择隐瞒病情，使患者没有机会选择安宁疗护的情况。孝道文化也令子女难以言弃，认为安宁就是“等死”。在大众的观念里，只要有一线希望，就要去争取无限可能，最终导致“家属花钱，患者受罪”的局面。

目前国内医疗现状多重视身体的治疗，却严重忽视心理、社会和精神支持，无法实现“生死两相安”的善终。

八、思考与建议

《经济学人》智库在《2015 年度死亡质量指数》报告中总结：全球死亡质量排名领先的国家与地区有以下几个特点。

· 强大且得到有效实施的国家姑息治疗（安宁缓和）政策框架。

· 在医疗保健服务方面保持高水平的公共开支。

· 为普通和专业医疗工作者提供广泛的姑息治疗（安宁缓和）培训资源。

· 提供大量的补贴，以减轻患者接受姑息治疗（安宁缓和）的财务负担。

· 阿片类镇痛剂的广泛供应。

· 公众对姑息治疗（安宁缓和医疗）的高度认识。

（一）国家政策对于安宁疗护的发展至关重要

因为安宁事业的发展需要财政投入、收费标准、人员培养、公众教育、相关配套法律法规、专业体系建设等各方面的系统支持，而只有政府才有能力承担起这样的责任。

（二）为安宁疗护提供医保，多元化筹集资金

尽快试行安宁收费标准，使安宁疗护事业有持续发展的可能。在医疗保障上探索基本医保为主，商业保险、公益等社会补充为辅，共同提供安宁疗护的资金支持。

安宁疗护是一项带有明显公益性的事业，是全民医疗保险体系中的重要成分，理应被包括在其中。安宁疗护同常规医学学科的区别就是患者类型不同、使用的照护方法不同、医疗行为的目的不同，因此应成为医疗保障制度的一部分。应该允许试点机构多途径融资，除了政府加大投入之外，还可以通过社会

捐助、商业医疗保险等方面开展筹资，同时鼓励企业和个人捐助。

（三）打造专业团队，加强人才队伍培养

安宁疗护团队是一个非常特殊的群体。安宁从业者的职称、待遇、心理支持，特别是待遇应有别于其他医护人员。而安宁疗护是典型的“有温度的医疗”，其“软件”部分——专业团队的素质直接决定了临床照护的品质，跨学科专业人才的培养是安宁事业发展的根本。

一是保障人员待遇，吸引人才，稳定团队，只有这样才能系统地开展业务培训并确保各项工作的连续性。二是建立安宁疗护专科医护资质认证体系及人才共享与流通机制。安宁疗护医生面对的患者情况危重且多样，需要多个领域的复合知识与能力，加上专业人才稀缺，因此应该鼓励一部分其他专业医生兼修安宁疗护专业。三是通过专职、兼职、外包服务等不同途径解决社工、心理师岗位问题，才可能完善专业的安宁多学科照护团队。

逐步建立健全医疗机构安宁执业人才的教育、培训制度。使他们接受专门的培训，系统学习安宁知识，最终实现人员持证上岗。

为所有医生和护士提供安宁培训十分必要。

（四）加大宣传力度，开展死亡教育

我国公众的安宁疗护观念落后折射的是死亡教育缺失和对死亡认识的扭曲。安宁疗护的顺利推进需要强大的群众基础，因此应该通过网络、媒体、社区讲座、研讨会等途径进一步加强宣传教育。让国人树立正确的死亡观，消除对死亡的畏惧，让终末期患者享有知情权和自主安排最后时光生活方式的权利。同时，应帮助大众认清在治疗已经无意义的情况下，让患者安宁地离开才是真正的爱，才能做到“生者心安，逝者灵安”的善终。此外，让更多的人了解安宁疗护，树立安宁疗护理念，使身、心、社、灵的“全人化”观念深入人心，让人们不仅重视身体的治疗，而且重视心理、社会和心灵的支持。

在当前社会空前老龄化和家庭空心化的现实压力下，建立善终社会保障体系已经迫在眉睫。在政府职能部门的主导支持和全社会的共同努力下，相信中国的安宁疗护事业能有一个欣欣向荣的未来。

我们任重而道远！

中国台湾地区安宁缓和疗护发展的路径及经验

赵可式

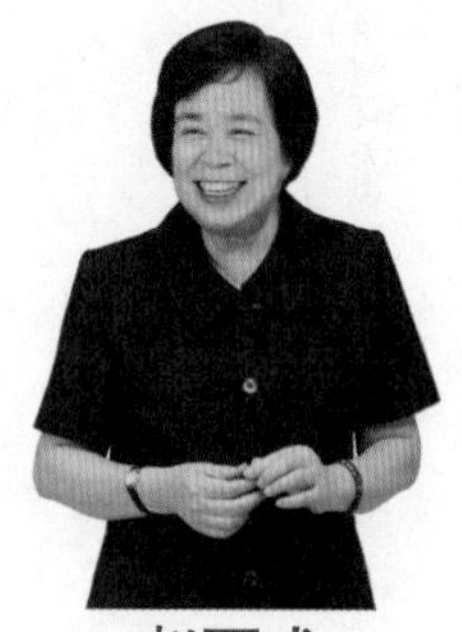
赵可式

中国台湾地区缓和医疗推动者，成功大学医学院名誉教授。

曾受聘于中国台湾地区行政管理机构等相关部门担任顾问和卫生主管部门医学伦理委员会委员及癌症防治委员会委员。推动中国台湾地区末期临终患者之安宁疗护——被称为“台湾安宁疗护之母”，参与建立中国台湾地区安宁疗护的服务模式、教育课程、制度及相关规定，推动中国台湾地区医护人员及医学生乃至社会公众的健康生死观教育。

中国台湾地区安宁缓和疗护（已经确认的统一名称）的发展史，最早可追溯到20世纪80年代。台北荣民总医院癌病治疗中心陈光耀主任，在其主办的“癌症研讨会”中，就提出“Hospice Care”一词，当时是翻译成“安终照顾”。由于“安终照顾”是一个崭新的概念，引起医疗界很大的兴趣。至1983年，天主教康泰医疗教育基金会成立癌症末期患者的居家照顾服务，创下了安宁居家疗护（Hospice Home Care）之先例。累积数年经验后，本文作者赵可式于1987年赴美、英留学，专攻安宁缓和疗护，于1993年学成返回全力推广此项新的服务，并有计划地以“四路并进”方式建立本地模式。当时马偕纪念医院领导阶层开始注意到癌症末期患者照顾的前瞻性及重要性，在淡水分院成立第一所拥有18张床位的安宁病房，也成为世界上第18个拥有安宁病房的地区，之后就如雨后春笋般推展。至今近40年的奋斗，安宁缓和疗护在中国台湾地区总算有了些许成果，但仍非常不满意，有待积极推进。以下分段说明中国台湾地区安宁缓和疗护发展的路径、经验及展望。

一、以“四路并进”策略建立本地模式

安宁缓和疗护起源于英国，快速推展至欧美各国；但因攸关生死大事，社会及民众认同不易。当本文作者在英、美学成回台湾地区之前，就与同在美国学习的马偕医院肿瘤科赖允亮医师共同规划回中国台湾地区后以“四路并进”策略建立本地模式，分述于下（图1）。

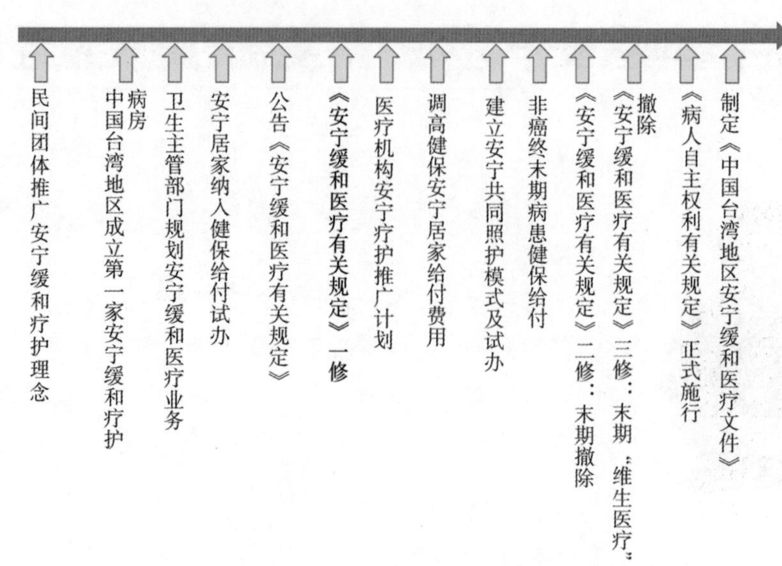

图1　中国台湾地区安宁缓和疗护发展历史进程

（一）第一路：以高质量的临床服务，使患者/家属获得善生、善终、善别经验，才能造成口碑，进而方能推展

若只有理念的倡导而无具体的高质量临床服务，终究会被民众厌弃而遭社会淘汰。因此，一定要“先求好，再求有”；若反其道而行之，则将“不好，也没有”。因此本文作者与赖允亮医师就从具体服务患者/家属开始做，以使人们获得善生、善终、善别经验。由于口碑良好，各个医院就纷纷开设了安宁缓和疗护病房（表1）。

表1　中国台湾地区安宁缓和疗护临床服务的最初发展阶段及间隔月数表

序号	机构名称	开始日期	间隔开办服务的月数	住院	居家
1	财团法人天主教康泰医疗教育基金会	1983 年 7 月	全台第一家服务机构		√
2	马偕医院	1990 年 2 月	80	√	√
3	耕莘医院	1994 年 3 月	49	√	√
4	台大医院	1995 年 6 月	15	√	√
5	台北市立忠孝医院	1995 年 7 月	1	√	√
6	嘉义基督教医院	1995 年 10 月	3	√	√
7	天主教圣功医院	1996 年 4 月	6	√	√
8	佛教慈济医院	1996 年 8 月	4	√	√
9	天主教若瑟医院	1996 年 8 月	0	√	√
10	台北荣民总医院	1997 年 7 月	11	√	√

从表1可见，早年中国台湾地区安宁缓和疗护发展的速度极慢。后期因为

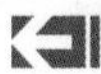

民众口碑与制度及相关规定的建立，从而使得发展速度日益增快。

时至2019年年初，中国台湾地区的安宁缓和疗护临床服务机构统计如下。

· 安宁住院疗护 70家。

· 安宁居家疗护 114家。

· 安宁共同疗护 150家（由一个受过专业训练的医护团队到医院的各科病房，与当科医疗团队共同照护患者）。

· 具安宁医学会专科医师训练医院资格者 22家。

· 具安宁护理学会进阶课程实习医院资格者7家（如台北荣民总医院、桃园荣民总医院、台中荣民总医院、彰化基督教医院、嘉义基督教医院、永康奇美医院、成大医院）。

中国台湾地区刚开始安宁缓和疗护临床服务时，只收治癌症患者，因为癌症为死亡疾病之冠，同时身体的受苦症状最多。但自2009年起，全民健保给付安宁缓和疗护可收治的患者扩大到八大非癌的患者，包括心、肝、肾、肺、脑等重要器官衰竭的终末期患者。表2和图2为2012—2017年中国台湾地区患者死亡前一年接受安宁疗护的比例以及安宁病床在不同县市的分布比例。

表2　2012—2017年中国台湾地区患者死亡前一年接受安宁疗护比例

年份	癌症患者	八大非癌患者	全体患者
2012	39.80%	3.00%	13.30%
2013	44.60%	4.30%	15.70%
2014	49.00%	6.40%	17.60%
2015	55.60%	9.00%	21.10%
2016	58.70%	12.00%	22.90%
2017	60.90%	14.20%	25.20%

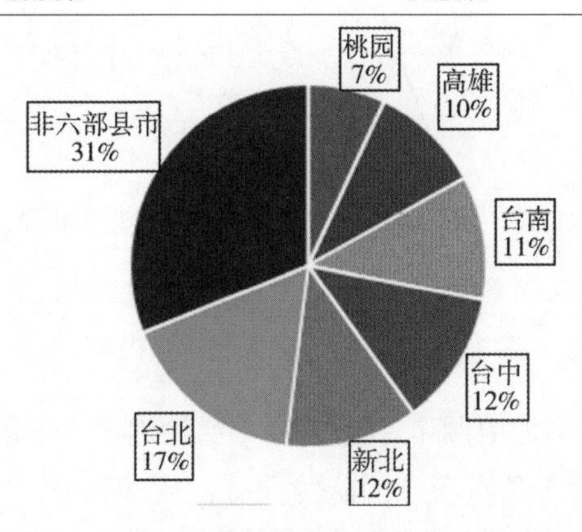

图2　中国台湾地区各县市安宁病床分布比例

截至2018年年底，台湾地区共有70家医院提供安宁住院，总床数822床。六部人口数本身相对众多，故而病床近七成集中在六部；其中近两成位于台北市，且平均每间医院有10床以上的安宁资源。新竹县、苗栗县、云林县各仅一间医院提供安宁病床。因此安宁缓和疗护资源量寡多不均。但根据医疗改革基金会2017年的统计，有些安宁病房“只设不开”“只开不收”，原因在于医疗团队的人力及能力不足。

（二）第二路：教育分为医疗专业人员的教育及民众教育

医疗专业人员的教育为服务的根本，若知识与能力不够，看到患者复杂的身心问题及需要却完全不知道要如何照护，一切都将成为喊口号而已，如此安宁缓和疗护的口碑败坏，只能成为反面宣传。终末期患者身心灵问题多元且复杂，照护难度高，非经严格的教育训练，难以培养临床鉴别的知识和处理技巧。从1995年始，中国台湾地区对医疗专业人员的教育就制订标准化课程，甲类医院的安宁医院专业人员，入门训练即需80小时，其必备能力包括：存活期预估、预后预估、疾病的轨线预估、协助患者设定疗护目标及优先次序、症状控制、舒适护理、心理—社会及灵性的疗护、沟通与信息传送、相关伦理考虑、停止不适当治疗之伦理与法律的考虑和抉择、死亡前后对家属的照护及具备反省能力12项，如图3。

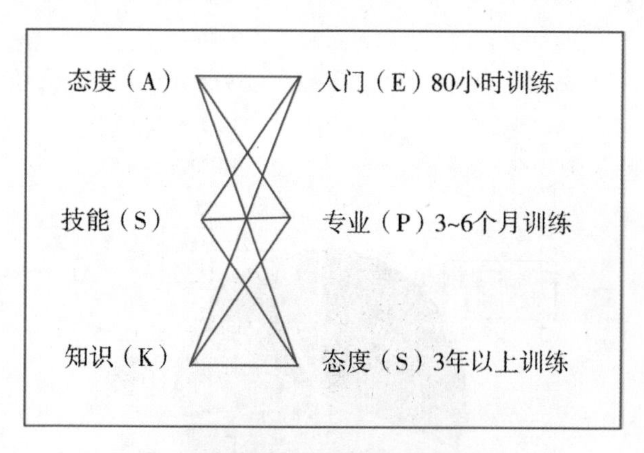

图3　安宁疗护专业人员培训内容

从1995年至2018年，由两个专业学会（台湾地区安宁缓和医学学会及台湾地区安宁缓和护理学会）负责医疗团队的训练，从基础班、进阶班至高阶班，并分为医师、护理、社工等各组联合及分别训练。研拟出一套本土化教育模式，称为三组三阶段三区的课程，并包括若干时数的临床实习，分别为：入门课程、专业在职课程及专家师资课程。同时也不定期举办各种如悲伤辅导、同理心训练等心理课程及工作坊。各组教学活动均依北、中、南三区每年各举行1~2梯次。

然而，较之于WHO与英、美的安宁缓和疗护专业人员教育标准，本地的教育明显不足。以下是WHO的要求，目前已经写入《中国台湾地区安宁缓和医疗文件2019》之中，以作为教育训练改进的参考。其中尤其是居家（小区）安宁缓和疗护团队，需要更精进的知识与能力，才能提供够水平的服务，以满足患者及家属的需求。WHO建议最低培训标准见表3。

表3 居家（社区）安宁缓和疗护团队WHO建议最低培训标准

	基本	中级	进阶
医生	基础课程（3~10天）	留宿课程（6周）	缓和医疗研究员 / 硕士与博士研究生认证资格（1~3年）
护理师	基础课程（3~10天）	留宿课程（6周）	认证课程（4个月） 研究院（1年）
社区卫生工作者	前导课程（3~6小时）	基础课程 （3个月/400小时）	进阶的沟通技巧
志工	介绍课程（3小时）	理论课程（16小时）+实操课程（4小时）	进阶的沟通技巧和师资培训课程

中国台湾地区的养护医疗与继续教育对于安宁缓和疗护尚未全面性推展，是未来努力的目标。

至于对民众的教育也同样重要，主要内容为生死教育、安宁疗护的哲理与实务、善生善终与善别的观念、生命伦理的思辨、相关规定的倡导等。长久以来民众的死亡观及就医习惯，视死亡为禁忌，并认为不计代价，无所不用其极地延命才是正确医疗，对安宁缓和疗护理念非常陌生。因此安宁照顾基金会、天主教康泰医疗教育基金会及佛教莲花基金会，纷纷举办演讲及研讨会，以期传播安宁缓和疗护理念。电子媒体与平面媒体也时有专题报道。而其中影响最巨者首推民生报医药版，时常以大幅版面刊登相关的主题及专栏，并主导“以文学观生死”“以艺术观生死”，及“以电影观生死”等创意设计，引起广大民众注意及响应。民生报医药版李淑娟组长以其美妙的文笔及丰富的创意，在中国台湾地区安宁缓和疗护发展史上留下既深且广的影响。在民众的推广方面，还有许多耗费心血、时间及精神的众多志愿者，以刊物、教育及与宗教结合的力量，促使人们关心思考人生大事，并改变了社会风气。天主教康泰教育基金会在每年暑假举办北、中、南、东的“传爱种子”倡导安宁疗护活动，培育传播安宁缓和疗护理念，每年皆有数千人参加，以1人向50人传播的方式，能认同安宁缓和疗护。康泰安宁缓和疗护传爱种子培训班每场参加人数均超过1200人。

（三）第三路：制度与相关规定

我们于1995年开始，实施了一连串的规划。从定名为“安宁缓和疗护”到成立“安宁缓和疗护推动小组”；拨款设立“安宁缓和疗护研修中心”并设计各种教育课程、进行相关研究；拨款补助并鼓励各医院开办住院安宁疗护；拨款设立安宁居家疗护实验计划；设置规范、评鉴健保给付制度等。其间各部门通力合作，全面发展安宁缓和疗护。

为了研拟健保给付制度，卫生主管部门邀请了健保小组财务组召集人、台湾研究院经济研究所罗纪琼博士主持研究，以精算安宁缓和疗护成本，作为健保给付的依据。罗纪琼博士虽然是经济学专家，但以她的睿智看出安宁缓和疗护发展的问题，她的慈悲赤子心为生硬的数字注入了热血，她的努力使健保给付制度更为合理，因而台湾安宁缓和疗护的园地能如被春雨灌溉般欣欣向荣、开花结果。

自从1995年卫生主管部门开始重视安宁疗护的需求，拟从有关规定层面及保险给付方向促进安宁缓和疗护的发展，1996年成立了“安宁缓和疗护推动小组”，并拟定《安宁住院病房规范》及《安宁居家疗护规范》。同年推动《居家安宁疗护试办计划》及其他相关工作计划，落实各项执行指标。2000年年底，一套包括《安宁疗护疼痛处置参考指引》《安宁住院疗护标准作业参考指引》及《安宁居家疗护标准作业参考指引》的专著正式完成并出版，使中国台湾地区安宁缓和疗护作业“标准化”又向前迈进一大步。实际提供服务的安宁缓和疗护机构快速增加，并纳入健保给付。

再者，历经多年，《安宁缓和医疗有关规定》也于2000年5月23日正式通过，为针对终末期患者的医疗自主权开创了新局面。对于安宁患者可尊重其医疗意愿，经签订意愿书，可在危急时“不施行心肺复苏术”（DNR），并在两位专科医师诊断为末期患者时，可以合法地不予或撤除各种维生医疗措施，以较尊严的方式，渡过生命的最后一刻。至此，安宁缓和疗护的进行更有了依据及保障。

2016年1月，中国台湾地区进一步通过了《病人自主权利有关规定》，以保障患者的医疗自主权，患者可以自主决定是否接受“过度”且“无效”的医疗措施，而避免陷于“求生不能求死不得”的苟延残喘局面。上述相关规定皆属于“自然死”的生命医学伦理范畴，并非“安乐死”；在中国台湾地区，“安乐死”是不合法的。

“安宁疗护”相关学术机构的成立

1995年成立的“安宁照顾协会”成为中国台湾地区第一个联合医护、社工、宗教及有兴趣的相关专业人员与志愿者的组织，并于翌年发行《安宁疗护杂志》季刊，该刊物是中国台湾地区第一本安宁缓和疗护之学术性杂志。

1999年，赖允亮医师联合各安宁疗护的医师们共同成立中国台湾地区安宁缓和医学学会，次年制订了《安宁缓和医学专科医师制度》，推行中国台湾地区安宁医疗的专业发展；除协助卫生主管部门举办各种安宁疗护相关教育培训外，同时还办理各种学术研讨会、年会、专题演讲和工作坊。

2005年7月，赵可式联合多位安宁疗护护理专家，协力组织了台湾地区安宁缓和护理学会，每年举办许多教育训练活动，并致力于安宁缓和专科护理的建设与发展。

（四）第四路：建立本土化模式的研究

安宁缓和疗护毕竟是西方欧美文化的产物，移植到当地，需要有建立本地化模式的研究作为基础。因此鼓励各个研究所的师生都以此为方向撰写毕业论文。举一个实例：本文作者的硕士研究生就以实证的科研，发现中医理论在评估患者濒死症状上的贡献，研究结果用英文写成论文后，受到国外医学专业期刊的欢迎并予发表。未来发展的研究计划可朝向巨量资料分析与实证研究协助政策制定、跨国数据比较与全球照护质量评比等较宏观的方向。

二、中国台湾地区“安宁缓和疗护”的现况（至2018年年底及未来展望）

以上是叙述中国台湾地区安宁缓和疗护“四路并进”发展的路径及经验。但现况很不理想，因此同道们发起撰写了《中国台湾地区安宁缓和医疗文件2019》。以下资料，部分节录自此文件，现分项说明。

（一）统一“安宁缓和疗护”名称，以免混淆

在台湾地区，相关的名词多元化，如缓和医疗、安宁医疗、安宁缓和医疗、

安宁疗护等。这些不同的名词常造成混淆及困扰，到底是否具有相同抑或不同的内涵？因此，在《中国台湾地区安宁缓和医疗文件 2019》中确定名称为“安宁缓和疗护”，其中有“治疗”亦有“照护”，较符合真实内涵。

（二）统一“安宁缓和疗护”定义及内涵，以获得医疗专业人士及公众的观念认同

安宁缓和疗护是普世性的，所以应与普世同步定义。2002年世界卫生组织所下的定义为：“安宁缓和疗护为针对面对威胁生命的疾病的患者与家属的一种疗护方式，是医疗团队借由早期侦测及完善的评估，治疗疼痛及其他身、心、灵的问题，预防及减缓痛苦，以达提升生活质量的目标”（WHO，2002）。

这个定义很精简，国际上也用了多年，但2018年有超过400位国际安宁缓和疗护协会成员在来自88个国家与地区的调查共识中提出安宁缓和疗护新定义：“安宁缓和疗护为针对因罹患严重疾病而导致健康损害，尤其是濒临生命末期的所有年龄层个体的积极整体性照护，旨在提升患者及其家属和照顾者的生活质量（Palliative care is the active holistic care of individuals across all ages with serious health-related suffering due to severe illness, and especially of those near the end of life. It aims to improve the quality of life of patients, their families and their caregivers）。”（IAHPC，2018）

鉴于WHO，2002 及 IAHPC，2018的定义与医疗的种类，本文作者绘制图4以清楚说明。

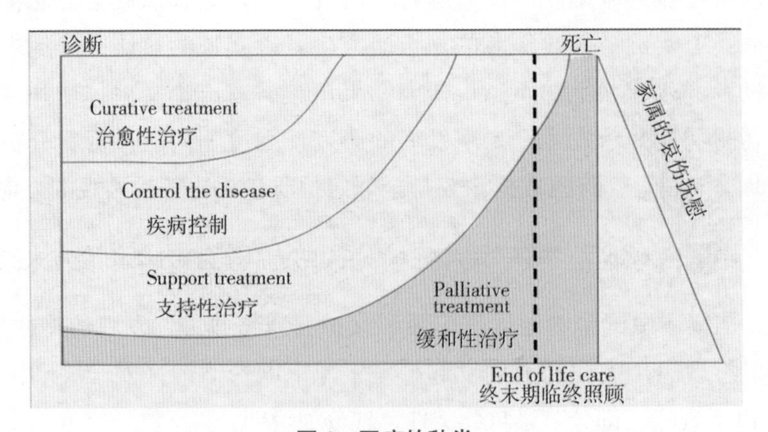

图4　医疗的种类

（三）安宁缓和疗护所服务的对象应该“去疾病化、去科别化、去年龄化、去阶段化”

根据以上IAHPC，2018的新定义及图4，未来中国台湾地区安宁缓和疗护所服务的对象应该“去疾病化、去科别化、去年龄化、去阶段化”。不是只服务癌症或八大非癌疾病的患者了，只要罹患严重疾病而导致健康损害的受苦者，都同样视为服务的对象。善终是每个人的权利，安宁缓和疗护服务对象不应有疾病限制。台湾地区的发展初始以治疗癌症起步，后来虽扩及八大非癌疾病，但按照新定义，只要是威胁生命的疾病到了生命末期，均可列为安宁缓和疗护照顾的对象。参考先进国家与地区的做法，只要患者需要，就可接受安宁缓和疗护，就应该提供费用给付。但若是扩大照顾对象的范围，医疗团队就应早做准备，学习更先进的针对不同患者的疗护知识和技能。

（四）卫生相关规定的展望：除了“量”的发展外，更重要的是“质”的进步

与安宁缓和疗护质量息息相关的是医疗团队的人力及能力。住院病房的护理人力配置及居家安宁缓和疗护访视次数标准应合理。目前中国台湾地区规定安宁病房护理人力与病床数比为1∶1，已属最低国际标准，医护人员居家访视次数为每个月上限45次，希望能确保照护质量。但许多医疗机构纸上作业是符合规定，实际运作却不同。卫生主管部门却无任何稽核制度与管理办法。

由于卫生主管部门没有有效的疗护质量稽核制度与管理办法，台湾地区安宁缓和护理学会为了筛选优质的实习示范场所，研拟了一份《安宁（住院）缓和医疗临床照护质量评核表》。

2015年《经济学人》智库（Economist Intelligence Unit，EIU）发表报告，由新加坡连氏基金会所执行的“全球死亡质量——安宁缓和疗护排名（The 2015 Quality of Death Index: Ranking Palliative Care Across the World）”调查，见表4。

安宁缓和疗护专业人力缺乏且质量参差不齐。安宁病房、安宁共照、居家安宁、社区安宁，都需注重服务质量，让患者得以善终。

中国台湾地区近年来“安乐死”合法化的呼声日渐高涨，也间接证明了安宁缓和疗护的能力不足及质量不均的事实。

表4　中国台湾地区死亡质量排名

	排名 /80	分数 /100
死亡质量综合分数	6	83.1
缓和医疗和健康照护环境	5	79.6
人力资源	9	72.2
照护的可负担性	6	87.5
照护质量	8	90.0
社区参与程度	5	82.5

因此，相关部门与机构应有一套完善的质量稽核制度用作定期评鉴，期望通过评鉴能提升各医疗机构疗护的质量。同时合理的健保给付可促进安宁缓和疗护的持续性发展与永续经营，期望目前的“安宁居家及住院给付”能更制度化及合理化，并继续维持下去。

（五）专业人才的培育

安宁缓和疗护是一门实践的学科，医疗团队必须具备专业知识技能去落实，否则就只有喊口号而已。按服务内涵，所需要的疗护有：辨识与评估整体性以人为本的需求，症状控制与舒适护理，药物获取的可及性，患者的心理、社会与灵性疗护，支持照顾者以及患者的家庭，沟通与同理心，丧亲遗族的哀伤抚慰，伦理思辨谋求患者最大福祉等可以落实的知识和技能。

安宁缓和医学（Palliative Medicine）目前在中国台湾地区已成为医学内的亚专科，并发展快速，期望继续通过专科医师与专科护理师的制度，经由专业的台湾地区安宁缓和医学学会与台湾地区安宁缓和护理学会推动安宁缓和疗护临床与学术人才的培育。截至2018年年底，台湾地区安宁缓和医学学会会员共有1374人，考取“安宁缓和专科医师”者共有754人。每年教育课程有：

· 基础：北、中、南各1场，共3场。

· 进阶：北、中、南各1场，共3场。

· 研习会：每年办理13~17场学术研讨会（或工作坊），8场视讯研习。

台湾地区安宁缓和护理学会现况：会员有5161人，考取“安宁缓和护理师”者共有497人，考取“安宁缓和护理临床教师”者共有116人，具“实习医院”资格者共有7家。全年教育课程有：

· 基础：北、中、南各1场，共3场。

· 进阶：北、中、南各1场，共3场。

· 研习会：2018年举办14场学术研讨会，3场工作坊。

表5所示为台湾地区安宁缓和医护两会每年培训医疗专业人数，培训的量与质仍不敷应用，因此当务之急为培养师资人才，以同时增进“质”与“量”。

表5　台湾地区安宁缓和医护两会每年培训医疗专业人数

医护两会：每年在台湾北、中、南各办1～2场	每场人数
基础（联合培训）：13小时 （370～470人）	护理师（270～350人），医师（60～120人） 社工、心理治疗师及其他（50～80人）
进阶：80小时 （依专业类别分开举办）	护理师（60～200人） 医师（40～120人）
研习会：8~16小时 （100～600人）	护理师（200～400人），医师（100～200人） 社工、心理治疗师及其他（20～40人）

以上的“量”仍不能满足临床服务的需求，因此，目前重点放在积极培养知识与经验俱佳的师资人才，以便扩展更多更好的临床服务。以下表6、表7为医护两会所培训医疗专业人员考取专业证照的办法。

表6　安宁缓和疗护专科医师训练方式

甄审资格
1. 会员有效资格一年以上，完成基础及进阶训练
曾于岛内外安宁缓和专科医师训练医院完成三个月临床训练课程；
具安宁医学会认可的继续教育积分200点以上。
2. 领有安宁医学会认可之外国专科医师证明
甄审方式　证书有效期6年。
笔试：通过笔试者方能参加口试。
口试：OSCE以标准患者做临床实务考试。

表7 安宁缓和护理临床教师训练方式

1. 甄审资格 具安宁缓和护理临床经验，并已完成基础、进阶训练及实习，并具安宁缓和护理师资格。
2. 系列一培训 网上自学 E-learning，观看后交作业。
系列一（上）：HYPERLINK "https://www.youtube.com/watch?v=lKKhkoAQkSU" https://www.youtube.com/watch?v=lKKhkoAQkSU
系列一（下）：HYPERLINK "https://www.youtube.com/watch?v=4RWQHkPHQnA" https://www.youtube.com/watch?v=4RWQHkPHQnA
3. 系列二培训 2 天 14 小时实操课程。
4. 甄审方式 证书有效期 6 年。
笔试：通过笔试者方能参加口试。
口试：OSCE 以标准患者做临床实务考试，通过口试者须再完成“系列三培训”。
5. 系列三培训（床边带教） 完训才能领取证书。

（六）药品获取的完备性与可及性

虽然台湾地区对于受苦患者症状控制的药品已经与英国同步完备了，但吗啡类止痛管制药品的供给、保存与管制严格，小区医疗机构药品可及性低。未来需要大幅度的改善。

（七）本土模式的展望

中国台湾地区已经进入老龄化社会，安宁缓和疗护需结合长期照护及社区照护，未来医养结合模式的安宁缓和疗护是有待开发的荒漠。

因中国台湾地区居民的习俗、思想、文化背景与西方不同，因而沟通的方式、死亡的谈论及哀伤的处理方式也有异。加上医疗上的文化特色，如中医、药膳、针灸、穴道按摩、止痛药之适应量等，均应努力发展出一套台湾的安宁缓和疗护模式。

三、结论

世界安宁缓和疗护创始者桑德斯的名言：

“你是重要的，因为你是你！即使活到最后一刻，你仍然是那么重要！我们会尽一切努力，帮助你安然逝去；但也会尽一切努力，让你好好地活到最后一刻！”

安宁缓和疗护是一种高科技加高人性的现代医疗，然而中国台湾地区近年来发展高科技医疗，渐渐趋向“去人性”的医疗氛围。安宁缓和疗护强调高人性与高科技整合，以人为导向，而非以疾病为导向的医疗，希望能影响整个医疗大环境。

安宁缓和疗护重视生命的量但也注重质，为岁月增添生命，也为生命增添岁月。这是需要慈悲加智慧的事业，而且需要一群有组织的人，做有制度的事，才能源远流长。若只靠一群热心的人，做一阵热心的事，过后就会烟消云散。各医院设置安宁缓和疗护服务的必要条件为：行政主管的支持、专业人员之培养及筛选、团队合作、硬件规划及质量管理（QA）以造成口碑。

教育是百年大计，整合学理与实务，推展医疗专业人员的安宁缓和疗护教育及死亡教育为当务之急。安宁缓和疗护今日已成为一个医学专业领域，有许多知识、技术及态度需要培育。中国台湾地区无论在医学还是护理院校中都缺乏相关教育课程，医疗机构中也缺乏相关在职教育。冀望能有更多高水平的师资，在各级学校及医院中，推展安宁缓和疗护的专业教育。

再者，传统的医学教育只教授生、老、病，而独缺“死”，因此，医疗人员会将死亡视为医疗的失败而非生命的自然现象。连医疗人员自己都无法面对及接受死亡，又怎能帮助患者及家属来面对呢？借着安宁缓和疗护，可以给医护人员健康的死亡教育。

推展民众健康的生命教育也是另一重点，长久以来，死亡一直是我们社会的禁忌话题。因为无法正视这件生命中人人无法避免的大事，而引申出许多个人及家庭的悲剧。借着安宁缓和疗护的推展，使人们领悟生命的有限性，因而更珍惜生命中的每一天，怀着感恩，以不执着的人生态度，活出意义来。原来生命与死亡是一体，善生与善终是互为因果。安宁缓和疗护的最终目标是推展民众健康的生命教育。

安宁缓和疗护创始于英国，有许多做法必须本地化。因此本地文化及民众需要的相关研究议题日益重要，冀望能发展出一套最适合我们的高质量安宁疗护模式。

中华民族是一个讲求“慎终”与“善终”的民族，借着服务、教育、研究，同时要产、官、学三方面的整合，将可使安宁缓和疗护生根茁壮，而让“死亡美如秋叶”的境界成为可达到的理想。

从事安宁缓和疗护是一项辛苦的工作，在过程中有许多的困难、挑战、压力与悲伤。但是，“困难是发展我们智慧及潜能的最佳时机，同时也是发现生命意义的最好方法”。40年来许多人进入这块园地耕耘，也有许多人离去，“安宁人”发现从事安宁缓和疗护会得到百倍的偿报，但所追求的不是多一份收入、多一项专科、多一块地盘、多一份成就、多一席地位，而是多一份劳瘁、多一处创伤、多一番领悟、多一层智慧、多一生丰盈。在与病痛及死亡为伍中，是泪水夹汗水、甘甜夹苦涩、精神抖擞夹疲惫不堪、温情夹冷酷、欢笑夹愁眉！

我本身也是癌症患者，才更感到这40年来学习、从事安宁缓和疗护是多么美好！等到生命终末的那一天，曲曲折折的漫漫人生路走完了，路的尽头有一大队人马相迎，他们张开双臂欢迎我，并告诉我："我们就是你曾经进行安宁缓和疗护的病人群啊！"

在此，为每一位默默照顾受苦的患者和家属，每一位默默为安宁缓和疗护付出、打拼而无怨无悔的天使们，献上殷殷祝福与感谢！

中国香港特别行政区舒缓治疗的发展：全港服务状况调查报告（2006—2015）

林泰忠　关靖伦（译）

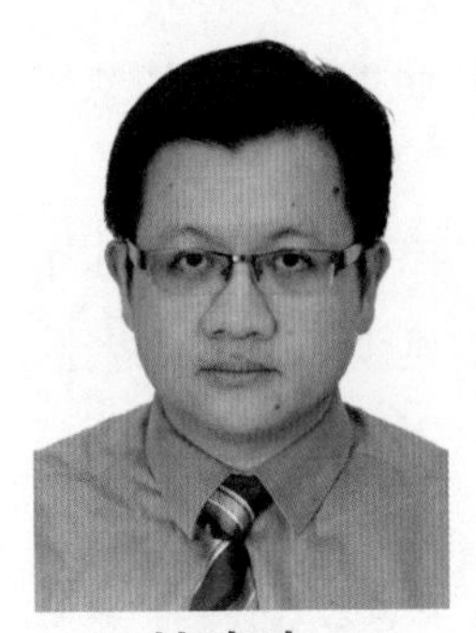

林泰忠

中国香港大学李嘉诚医学院临床肿瘤科临床助理教授。

2003年本科毕业于中国香港大学，并于2011年在中国香港屯门医院完成临床肿瘤学研究生培养。2016年2月加入中国香港大学李嘉诚医学院临床肿瘤科。曾在德国接受立体定向放射治疗领域的海外培训。2013年成为哈佛医学院临床研究员，专门从事支持性缓和放射肿瘤学研究。积极投身医学生与护士的培训事业。研究领域包括中枢神经系统癌症、脊柱肿瘤以及癌症晚期患者的缓和治疗。在专业期刊发表多篇学术论文，多次参加各类地方和国际癌症研究会议并发表演讲。

一、研究目的

本研究回顾全港于2006—2015年肿瘤科舒缓治疗服务发展。由于此期间香港医院管理局获李嘉诚基金拨款资助相关经费提升癌症患者舒缓治疗服务，该10年遂成为香港肿瘤科发展的重要时期。

本研究旨在整合出能代表当地癌症患者的群组，借此量化分析现今舒缓治疗发展趋势，从而得出舒缓治疗覆盖率及其持续时间。另外，研究团队亦同时借检视医疗资源使用状况及各个舒缓治疗成效指标，以检讨舒缓治疗服务成效。研究团队亦以回归分析法统计尚未满足之服务需求的预测指标，以利规划未来服务。

二、背景

（一）香港特别行政区舒缓治疗发展简史

首个临终照护单位始于1967年南朗医院，而首家正式舒缓治疗部1982年于圣母医院成立。非政府组织（NGO）于早年发展本地舒缓治疗时扮演了重要角色。自1994年起，舒缓治疗服务由公立机构医院管理局统筹以公帑营运。①

随后20多年间，医院管理局发展全面舒缓治疗服务，计有住院、门诊、家访、顾问、日间照顾及丧亲哀伤关怀，现提供予每百万人口38张舒缓治疗住院床位。②

医院管理局临床肿瘤部是晚期癌症患者服务的主要提供者，提供不同抗癌治疗，计有局部治疗如放射疗法或全身治疗如化疗、标靶疗法及免疫疗法。即使患者病情进入晚期，大部分患者仍然接受日间无须住院的照护。当病情急转直下或病征严重时，很多患者会经不同医院的急诊部入院。

医院管理局早年的癌症治疗与舒缓治疗是分开提供的。癌症患者只能在用尽有效抗癌治疗后方获转介至舒缓治疗团队，因此或会引致延误转介、患者因癌症病征未得充足治疗而延长痛苦。部分患者因病情急转直下，未及得到肿瘤科医生转介舒缓治疗前已告病殁。

2005年研究香港癌症患者舒缓治疗的成效调研为本港首项缓和医疗领域的研究。③该次共调查医院管理局所辖4家医院照护下共计494名癌殁病患，该4家医院均设有由舒缓治疗专科医生带领的舒缓治疗小组。舒缓专科治疗共服务该4家医院67%癌殁患者，而本研究中一半癌殁患者于舒缓治疗部离世。患者得到专科舒缓治疗后获得更佳舒缓照护成效，如在世最后半年较短及较少入住医院急症病房，以及较少入住医院深切治疗部；另加患者在世最后2周内，较少接受侵入性医疗介入，较多病征获记录在案，获处方更多阿片类止痛剂及辅助止痛剂，患者意识状态较清醒，较多设立“不施行心肺复苏法指示”及较少接受心肺复苏法。

此研究显示，提供舒缓治疗提高了对这些患者的疗效。不过，该研究只是在早已设有成熟舒缓治疗小组的医院进行，而大部分其他急症医院尚未设立舒缓治疗小组，因此该研究的结论未必适用于全港。再者，急速老化的香港特别行政区人口令癌症新患者日渐增加，因而须开展新研究以辨识尚未满足的舒缓治疗需求，从而指导未来服务的发展。

---

① K.S.Chan：Two decades of palliative care，*HKMJ 2002*，8（6）:465-466.

② K.S.Chan：Palliative Care: Setting the scene for the future，A Position Paper of Hong Kong College of Physicians June 2008.

③ D.M.Tse，K.S.Chan，W.M.Lam，et al.：The impact of palliative care on cancer deaths in Hong Kong: a retrospective study of 494 cancer deaths，*Palliat Med*，2007 Jul，21（5）:425-433.

（二）现行香港舒缓治疗训练

1997年，香港舒缓医学学会成立，1998年舒缓医学获香港内科医学院确认为其附属专科[①]，其所辖舒缓医学训练乃与深造内科训练一并提供，给予受训医生充足而专精的内科训练。值得注意的是，虽然舒缓治疗专科医生人数近年来略升，由2008年13名增至2018年21名，他们的职业前景却无清晰路向。

临床肿瘤科方面，香港放射科医学院于2002年确认舒缓医学为其分科，并提供舒缓医学院士后训练，授予通过中期肿瘤科专业知识考试的临床肿瘤科医生，他们须在认可的临床肿瘤（训练）中心受训4年，[②]完成包括最少2年舒缓医学训练及最少2年深造临床肿瘤科训练。受训医生须定期参与学术会议、上交包括审计、病例汇编及论文等作业，最后须通过本分科的专业考试。2018年，本港总共144名临床肿瘤科医生中有44名已完成此院士后训练。

至于其他医护职系，护理系于1995年展开宁养护理毕业后深造训练。医院管理局亦通过专职医疗深造学院为专职医疗人员提供舒缓治疗训练。赛马会安宁颂现有支持社工相关专业训练工作坊。

（三）李嘉诚基金会制订的“人间有情”香港宁养服务计划

2007年，李嘉诚基金会通过“人间有情”香港宁养服务计划资助医院管理局将舒缓治疗整合至肿瘤科服务。该计划第一期已于全港医院管理局所辖的所有服务联网设立舒缓治疗门诊，所有癌症中心亦引入了综合舒缓及宁养照护模式。计划第二期已于2010年增设两家舒缓治疗门诊。计划第三期，医院管理局已于2014年将舒缓治疗服务纳入恒常公帑资助的公营服务，并展开尝试跨医院协作及医院与社区协作舒缓治疗服务的先导计划。该计划亦支持医院管理局总部培训舒缓治疗团队。

审核“人间有情”香港宁养服务计划实施结果令人鼓舞，该计划于2007年至2016年以超过43万门诊应诊次数诊治逾38000名晚期癌症患者，更有逾90000次家访照护，逾2500名孩童得到丧亲哀伤辅导支援。以上服务皆由医院管理局约60名舒缓治疗照护专员及逾3300名义工提供。

---

① K.S.Chan：Palliative Care: Setting the scene for the future，A Position Paper of Hong Kong College of Physicians June 2008.

② R.Yeung，K.H.Wong，K.K.Yuen，et al.：Clinical oncology and palliative medicine as a combined specialty-a unique model in Hong Kong，*Annals of palliative medicine*，2015，4(3):132-4.

总体而言，癌症患者的舒缓治疗服务历经10年已有重大进展。基于1980年至1990年所奠定的基础，医院管理局已于不同服务联网设立舒缓治疗团队。在李嘉诚基金会支持下，将舒缓治疗整合入肿瘤科服务以扩展公立癌症中心的服务范围。由于人口老龄化，加上癌症治疗日益见效，癌症患者日益增多，训练专科舒缓治疗的内科及肿瘤科医生，为日益扩大的需求提供了人力资源。

基于目前状况，本研究旨在检视过去10年舒缓治疗覆盖率及其成效，在总结过往成果的基础上亦指导未来发展方向。

三、研究方法

研究团队于医院管理局的临床医疗数据分析及报告系统检出2006年、2009年、2012年、2015年共4个年份的癌殁者。首先检出所有住院最后身故的，然后以《国际疾病分类》（第9版）编号140.0至202.68癌症诊断做进一步筛选。

然后，研究团队从医院管理局共7个服务联网取得的总癌殁者名单中于每指定年份（2006年、2009年、2012年、2015年共4个年份）联网随机抽选100名癌殁者，得出总人数2800名可代表全港各区癌殁者的群组。

2800名入选死者的电子病历记录由经训练的研究助理检阅，借此检视死者群组于其生命最后6个月的舒缓治疗覆盖率、医疗资源运用及记录舒缓治疗成效指标。“舒缓治疗覆盖率”指患者于舒缓病房、宁养院、舒缓治疗门诊获舒缓治疗内科医生或舒缓治疗肿瘤科医生诊治，或获舒缓治疗团队家访。“舒缓治疗提供年日”记录始于首日患者获舒缓治疗，终于患者病殁日。研究团队亦检视患者病殁地点，无论患者是否殁于提供舒缓治疗的设施（如特设舒缓治疗床位或宁养院）。

研究团队亦估算用于照顾入选研究死者群组生命最后6个月的医疗资源，包括专科门诊就诊次数、急诊就诊次数、计划以外紧急住院次数及总住院日数（包括入住急症医院、康复医院及宁养院）。

所有数据以SPSS统计分析后，呈现正态分布的数据以（平均值 ± 标准差）表示，其他连续定量数据则以中位数表示。定性变量以卡方检验比较，如Fisher正确性检验适用则亦可应用。先以Logistic模型计算的单变量分析法检出统计学上具有显著意义（$P<0.05$）的舒缓治疗覆盖率预测指标后，再以Logistic模型计算的多变量分析将上述指标纳入统计。所有得出的P值为双侧检验结果，并取“$P<0.05$”为统计学上具有显著意义的分野。

本研究由香港大学临床肿瘤科林泰忠医生统筹，获医院管理局全部共7个服务联网支持及其所有联网研究伦理委员会核批进行。

四、结果

（一）公立肿瘤科舒缓治疗服务癌殁者状况

医院管理局临床医疗数据分析及报告系统记录的公立医院年度癌殁者分别有9057人（2006年）、10391人（2009年）、10876人（2012年）及11138人（2015年）。与香港癌症资料统计中心比对后得出每年约有80%癌殁者殁于医院管理局所辖的公立医院，见表1。

本次随机入选的2800名癌殁者中位数年龄为72岁（标准差：13.8岁），男性占60.5%。肺癌为其中最常见原发癌症，占32.5%；结直肠癌及肝癌次之，分别占17.1%和13%。全部2800名入选死者的病历均可由医院管理局电子病历系统中检阅。

表1　2006、2009、2012、2015年本地登记癌殁总人数及于医院管理局所辖公立医院癌殁人数

年份	医院管理局临床医疗数据分析及报告系统记录的医院管理局所辖公立医院癌殁人数（例）	香港癌症资料统计中心记录的总癌殁人数（例）	公立服务覆盖率（%）
2006	9057	12073	75.0
2009	10391	12839	80.9
2012	10876	13336	81.6
2015	11138	14316	77.8

（二）2006、2009、2012、2015年舒缓治疗覆盖率的提升和期间舒缓治疗服务的增量

见表2。

表2　医院管理局所辖全7个服务联网舒缓治疗覆盖率（%）

类别	2006年	2009年	2012年	2015年	P值
港岛东联网	51.6	64.5	72.6	74.6	0.024
港岛西联网	49.5	52.6	60.0	65.0	0.226
九龙中联网	42.9	56.0	57.1	61.8	0.044
九龙东联网	68.7	67.1	63.1	81.7	0.053
九龙西联网	48.7	60.9	55.0	57.9	0.161
新界东联网	60.9	60.0	65.3	68.3	0.492
新界西联网	70.0	74.7	75.0	82.0	0.302
总计*	55.4	62.0	62.9	68.9	<0.001

* 总覆盖率已根据患者人数调整。

该10年间，为晚期癌症患者提供舒缓治疗的覆盖率稳步上升（由2006年服务9057人升至2015年服务11138人）。老年（70岁及以上）患者群组一直比年轻患者群组得到更多舒缓治疗服务，见图1。

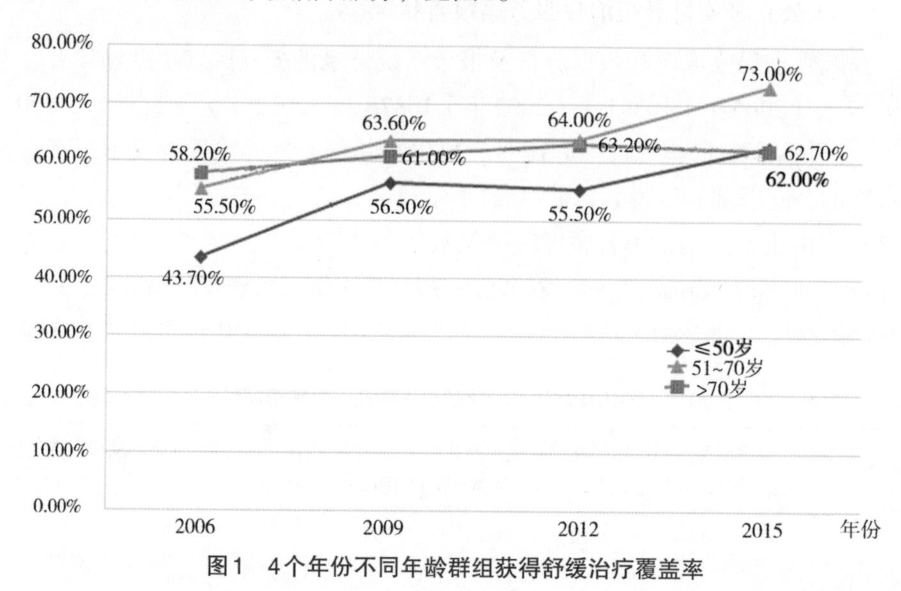

图1　4个年份不同年龄群组获得舒缓治疗覆盖率

表3显示2006—2015年门诊与住院舒缓治疗覆盖中位日数与国际标准（90日门诊服务、21日住院服务）接近。①

表3　4个年份门诊与住院舒缓治疗覆盖中位日数

年份	舒缓治疗门诊服务覆盖中位日数（天）	舒缓治疗住院服务覆盖中位日数（天）
2006	53	22
2009	96	21
2012	82	22
2015	70	22

表4显示4个年份不同年龄群组获得舒缓治疗日数亦有差异，较年轻群组比

① D.Hui，N.Cherny，N.Latino，F.Strasser，The “critical mass” survey of palliative care programme at ESMO designated centres of integrated oncology and palliative care，Annals of oncology: official journal of the European Society for Medical Oncology / ESMO，2017，28（9）:2057-2066.

较年长群组少获得约20日舒缓治疗。

表4　2006、2009、2012、2015年不同年龄群组获得舒缓治疗日数（天）

年份	≤ 50 岁	51~70 岁	> 70 岁
2006	41.79	59.94	59.95
2009	38.83	62.44	67.47
2012	60.07	64.41	66.85
2015	51.02	80.26	71.15
总计	47.65	67.64	66.61

（三）舒缓治疗服务的提供与疗效明显提升相关

表5显示提供舒缓治疗证实与较佳临终照护结果相关，其中包括患者较少接受心肺复苏法（CPR）、较少入住重症监护室（ICU）、较少化疗或其他全身性抗癌治疗。获得舒缓治疗的患者较常使用强阿片类药物。以上结果均具有显著统计学意义。

表5　舒缓治疗于临终照护结果及使用阿片类药物的影响

	获舒缓治疗（小计 1744 人）	无舒缓治疗（小计 1056 人）	总计（共 2800 人）	*P* 值
临终前 30 日曾接受心肺复苏法	24（1.4%）	71（6.7%）	95（3.4%）	<0.001
临终前 30 日曾入住重症监护室	16（0.9%）	47（4.5%）	63（2.3%）	<0.001
临终前 30 日曾接受化疗	47（2.7%）	77（7.3%）	124（4.4%）	<0.001
临终前 30 日曾接受其他全身性抗癌治疗	70（4%）	106（10%）	176（6.3%）	<0.001
临终前 6 个月曾使用强阿片类药物	800（45.8%）	286（27.1%）	1086（38.8%）	<0.001

10年间临终照护结果之于接受心肺复苏法比率及ICU入住率波动无统计学意义，见表6。但该期间不论患者是否获得舒缓治疗，曾于临终前30日接受化疗或其他全身性抗癌治疗者显著增加。此现象与肿瘤科发展令患者近年有更多抗癌选择相吻合。

表6　2006、2009、2012、2015年临终照护结果与使用阿片类药物比例

临终前30日接受心肺复苏法	2006	2009	2012	2015	*P*值
无舒缓治疗	20/312（6.4%）	14/267（5.2%）	20/259（7.7%）	17/218（7.8%）	0.616
获舒缓治疗	4/388（1.0%）	8/434（1.8%）	7/440（1.6%）	5/482（1.0%）	0.66
临终前30日曾入住重症监护室	2006	2009	2012	2015	*P*值
无舒缓治疗	18/312（5.8%）	9/266（3.4%）	12/259（4.6%）	8/218（3.7%）	0.509
获舒缓治疗	2/388（0.5%）	3/434（0.7%）	2/440（0.5%）	9/482（1.9%）	0.081
临终前30日曾接受化疗	2006	2009	2012	2015	*P*值
无舒缓治疗	17/312（5.4%）	20/266（7.5%）	16/259（6.2%）	24/218（11.0%）	0.088
获舒缓治疗	4/387（1.0%）	5/434（1.2%）	18/440（4.1%）	20/482（4.1%）	0.002
临终前30日曾接受其他全身性抗癌治疗	2006	2009	2012	2015	*P*值
无舒缓治疗	22/312（7.1%）	30/266（11.3%）	22/259（8.5%）	32/218（14.7%）	0.024
获舒缓治疗	6/387（1.5%）	11/434（2.5%）	26/440（5.9%）	27/482（5.6%）	0.001
临终前6个月曾使用强阿片类药物	2006	2009	2012	2015	*P*值
无舒缓治疗	73/312（23.4%）	83/267（31.1%）	59/259（22.8%）	71/218（32.6%）	0.017
获舒缓治疗	183/388（47.2%）	203/434（46.8%）	187/440（42.5%）	227/482（47.1%）	0.419

现今舒缓治疗极为依靠医院资源。

表7显示提供舒缓治疗与临终前较多于门诊就诊及较长住院日数相关，但

获舒缓治疗的患者停留于急症病房日数较短。无论患者是否获得舒缓治疗，他们前往急诊的次数接近。2006年、2009年、2012年、2015年间运用于获舒缓治疗癌症患者的医疗资源相似，见表8。

表7　提供舒缓治疗受运用医疗资源的影响

运用医疗资源	获舒缓治疗	无舒缓治疗	*P* 值
专科门诊就诊次数（平均值）	6.17	4.93	<0.001
临终前6个月急诊就诊次数（平均值）	2.67	2.30	<0.001
临终前30日急诊就诊次数（平均值）	0.87	1.08	<0.001
临终前6个月总住院日数（平均值）	41.22	28.02	<0.001
最后一次住院入住舒缓治疗病房日数（平均值）	8.26	0	<0.001
最后一次住院入住急症病房日数（平均值）	7.47	11.05	<0.001
最后一次住院入住康复病房日数（平均值）	2.10	3.62	0.026

表8　2006、2009、2012、2015年间获舒缓治疗癌症患者所使用的医疗资源

医疗资源使用情况	2006年	2009年	2012年	2015年	总计	*P* 值
专科门诊就诊次数（平均值）	5.26	5.85	5.87	5.82	5.70	0.061
急诊就诊次数（平均值）	2.43	2.73	2.51	2.46	2.53	0.027
临终前30日急诊就诊次数（平均值）	0.89	1.00	1.00	0.90	0.95	0.009
临终前6个月总住院日数（平均值）	37.86	36.95	34.26	35.91	36.25	0.163
最后一次住院入住舒缓治疗病房日数（平均值）	7.82	7.63	8.55	9.02	8.26	0.448
最后一次住院入住急症病房日数（平均值）	7.51	9.90	8.86	8.99	8.82	0.083

（四）病情急转直下的患者未获得充足的舒缓治疗

临终前最后一次住院日数与是否获舒缓治疗服务息息相关：最后一次住院首周56.3%的患者获舒缓治疗服务；若住院日数超过22日，则71.9%患者获舒缓治疗服务。患者殁于舒缓治疗设施（如宁养院或特设舒缓治疗病房）的比例亦有类似走势：若患者殁于住院首周，其只有32.3%殁于舒缓治疗设施；若其

住院逾22日，此比例升至60.8%（图2、图3）。

急症医院缺乏舒缓治疗服务很可能导致此状况。住院患者往往须轮候很久方获舒缓治疗诊治或转往舒缓治疗床位。病情急转直下者可能已在急症病房轮候舒缓治疗诊治或床位期间病殁。

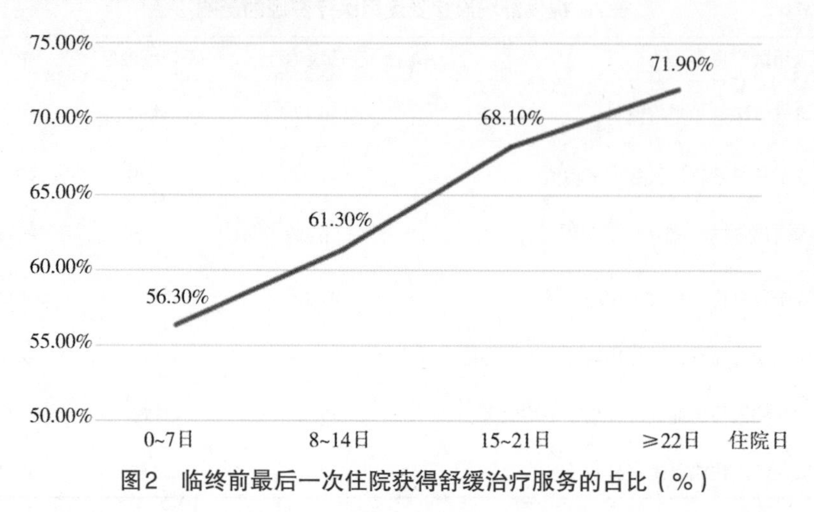

图2 临终前最后一次住院获得舒缓治疗服务的占比（%）

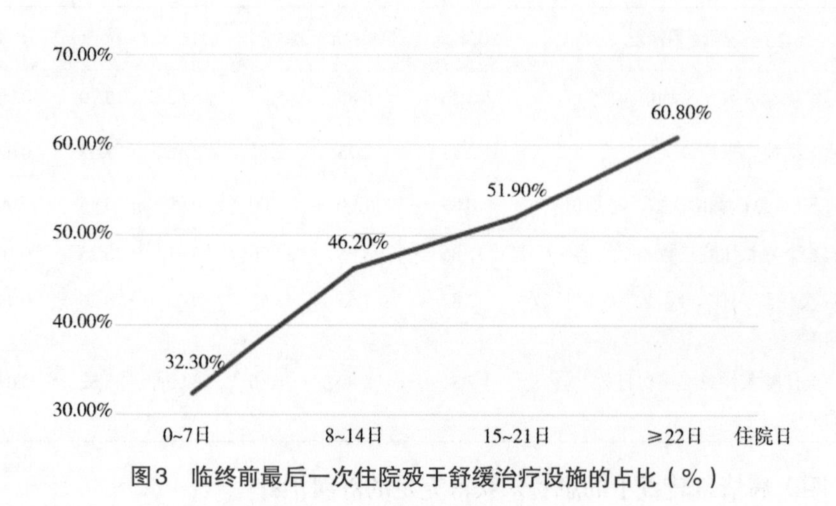

图3 临终前最后一次住院殁于舒缓治疗设施的占比（%）

 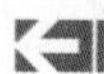

（五）现有制度下各医院舒缓治疗覆盖率相差极大

表9列出的是8家社会经济背景近似但各设不同舒缓治疗系统的急症医院，其舒缓治疗覆盖率有显著差异。表10将此8家医院分类为3组，设有多学科舒缓治疗门诊及逾10张特设舒缓治疗床位的医院舒缓治疗覆盖率明显较高。

表9　8家各设不同舒缓治疗系统的急症医院舒缓治疗覆盖率

医院	床位总数（张）	特设舒缓治疗床位（张）	多学科舒缓治疗门诊	舒缓治疗覆盖率（%）
甲	1403	30	有	63.4
乙	1935	43	有	78.1
丙	1829	14	有	59.9
丁	1906	4	有	29.0
戊	1650	0	有	35.6
己	1733	0	有	31.5
庚	1100	0	无	9.8
辛	800	0	无	27.1

表10　不同医院的癌殁病人百分比及舒缓治疗覆盖率

医院等级	癌殁病人占比（%）	舒缓治疗覆盖率（%）	P值
无舒缓医疗门诊 无舒缓医疗治疗床位	14.0	33.40	<0.001
设多学科舒缓治疗门诊 舒缓医疗治疗床位数≤ 10	26.2	31.70	<0.001
设多学科舒缓治疗门诊 舒缓医疗治疗床位数＞ 10	59.8	82.40	<0.001

（六）以多变量统计模型预测舒缓治疗覆盖率

见表11。

表11　以多变量统计模型预测舒缓治疗覆盖率

<table>
<tr><th rowspan="2">变量特征</th><th rowspan="2">总百分比（%）</th><th rowspan="2">舒缓治疗覆盖率（%）</th><th rowspan="2">P值</th><th colspan="3">单变量分析</th><th colspan="3">多变量分析</th></tr>
<tr><th>回归系数</th><th>95% 置信区间</th><th>P值</th><th>回归系数</th><th>95% 置信区间</th><th>P值</th></tr>
<tr><td>男性（相较于女性）</td><td>60.6
（39.4）</td><td>59.0
（67.3）</td><td><0.001</td><td>0.702</td><td>0.599~
0.823</td><td><0.001</td><td>0.758</td><td>0.630~
0.914</td><td>0.004</td></tr>
</table>

续表

变量特征		总百分比（%）	舒缓治疗覆盖率（%）	*P* 值	单变量分析			多变量分析		
					回归系数	95% 置信区间	*P* 值	回归系数	95% 置信区间	*P* 值
年龄	≤ 50 岁	9.0	54.1	0.011	参照值			参照值		
	51~70 岁	38.6	63.0		1.394	1.506~1.839	0.019	1.390	1.010~1.915	0.004
	＞ 70 岁	52.5	64.9		1.508	1.151~1.976	0.023	1.620	1.167~2.248	0.044
外科手术治疗（相较于其他治疗）		44.0（56.0）	59.8（64.2）	0.016	0.826	0.708~0.963	0.015	0.782	0.652~0.937	0.008
末次住院日数	0~7 日	43.8	56.3	<0.001	参照值			参照值		
	8~14 日	22.0	61.3		1.223	1.004~1.490	0.045	1.076	0.855~1.354	0.534
	15~21 日	12.2	68.1		1.662	1.289~2.143	<0.001	1.514	1.128~2.030	0.006
	≥ 22 日	21.9	71.9		1.996	1.619~2.460	<0.001	1.447	1.135~1.845	0.003
医院组别	无多学科舒缓治疗门诊及舒缓治疗床位	14.0	33.4	<0.001	参照值			参照值		
	设多学科舒缓治疗门诊，舒缓治疗床位数≤ 10	26.2	31.7		0.926	0.713~1.203	0.566	0.924	0.707~1.209	0.566
	设多专科舒缓治疗门诊，舒缓治疗床位数＞ 10	59.8	82.4		9.326	7.301~11.913	0.001	9.162	7.151~11.738	<0.001

以多变量统计模型分析得出以下与患者未获得充足舒缓治疗覆盖相关的因素，这些因素应为日后制定医疗决策计划须针对的目标。

1.患者为男性。

2.年龄小于70岁。

3.罹患需外科手术治疗的癌症。

4.患者病情急转直下并于住院2周内病殁。

5.患者入住不设舒缓治疗床位的医院。

五、研究对未来舒缓治疗发展的意义

本研究显示2006—2015年间舒缓治疗服务的长足发展。虽然起步较晚，困难不少，但舒缓治疗覆盖率已由约55%升至70%，其提供给患者的舒缓治疗服务时间也与国际标准相若。本研究亦辨识出现有制度的限制，并提出以下针对措施。

（一）针对服务差异

本研究发现，不同公立医院之间舒缓治疗覆盖率显著相异。未设立舒缓团队的医院极为欠缺舒缓治疗覆盖。即使该医院设立了舒缓治疗门诊，其服务覆盖率仍然偏低。以多变量模式统计后发现，医院是否设有特设舒缓治疗床位为舒缓治疗覆盖率的最强预测因子。

此发现与香港特别行政区公立医院系统注重住院患者服务相吻合。本地的社区照顾发展稍逊，而日间照护不足以应付病症严重的晚期患者。

针对此尚未满足的需求，建议每家急症医院划定特设舒缓治疗床位，由舒缓治疗专科医护主理。此专门服务住院患者的舒缓治疗团队能迅速控制患者的病症，亦应与舒缓治疗门诊及社区照护团队紧密合作。

（二）肿瘤科速治支援小组

现行系统另一大限制为住院期间病情急转直下的患者未获充足舒缓治疗服务覆盖。接受新颖抗癌治疗的年轻患者亦较迟获转介至舒缓治疗。2005—2016年患者临终前30日仍然接受积极抗癌疗法人数增加3~4倍，因此极为需要设立肿瘤科速治支援小组以迅速为这些患者提供舒缓护理照料。

建议速治小组应由舒缓治疗专科医生与舒缓护士主领，能发挥以下作用：

1.前往急诊室或其他急症病房评估因病征严重或治疗引起的并发症就诊的晚期癌症患者。由于患者平均只于普通急症病房停留3天，因此速治小组应于48小时内诊治该患者。

2.此速治小组应为无计划下紧急住院的患者提供迅速舒缓治疗，设定治疗方案如调较阿片类药物、舒缓放射治疗、心理痛苦评估及迅速转介其他支援。

3.速治小组有需要时应与患者及其照顾者详细沟通以检视患者总体治疗方案及重设治疗目标，如决定停止无效治疗。

4.速治小组应为住院后稳定的患者安排早日出院及联系家访团队给予照顾者的社区支援。

（三）加强社区照护，减少不必要住院

本研究发现舒缓治疗极为依靠医院服务。晚期癌症患者临终前6个月平均住院4~6周，然而住院既令患者及其照顾者感到压力，亦剥夺其家庭天伦时光。因此借加强社区照护减少患者不必要住院至为重要，2017年医院管理局已将此列入该年舒缓治疗发展策略方向。①

加强社区照护可增加日间托护、家访、支援院舍及社区协作。但单靠医院管理局的资源相信并不足够，因为其服务目标只是为每位患者于全程舒缓治疗中共提供4次探访。由香港赛马会资助、由舒缓治疗专科内科医生联同专科舒缓治疗家访护士及经训练之健康服务助理主理以加强家居照护的先导计划，成功降低了患者最后住院日数，由18.4日减至7日。②不同的非政府机构亦试行不同的社区照护模式帮助患者居家宁养，此类计划的顺利推行，离不开医院及社区/家居照护团队紧密合作，并期待当局宏观规划策略及长期投放资源。

（四）发展持续质素监察系统

长远而言，缓和医疗服务的改善将需要关于医疗质量的信息反馈。由于包括本研究在内的现行研究大多以行政管理数据量度舒缓治疗成效，因此仍然欠缺大量舒缓治疗照护质素相关资料。

借便携通信科技及大数据分析之力，以“病患自述结果”（Patient-reported

① Strategic Service Framework for Palliative Care，Hospital Authority，2017.

② T.Chen Jockey Club End-of-Life Community Care（JCECC）Project Network Meeting，2018-09-14.

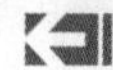

Outcome，“PRO”）持续查核舒缓治疗照护质素变得可行，获医院管理局列入第4策略方向。香港大学现正试行以患者手机应用程序查核其生活质量及病症困扰，期望将来获纳入常规舒缓治疗服务，并借此获得为每名患者量身设计的治疗及总体系统提升的宝贵数据。

一个案例，多重启示——一例安宁疗护“吗啡案”引发的思考

刘端祺　张建伟　张宏艳　王　梅　徐　楠

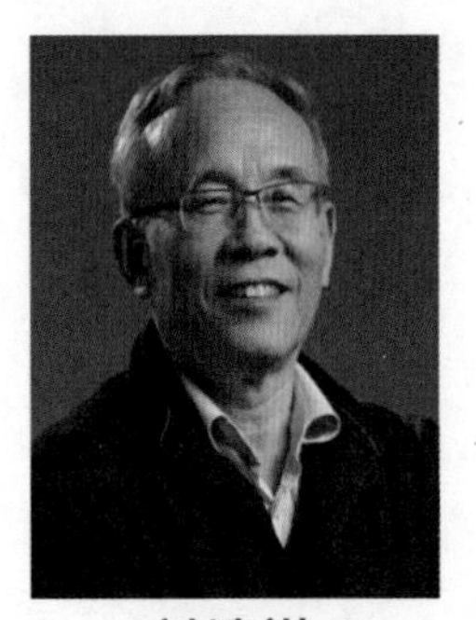
刘端祺

北京军区总医院（原陆军总医院）肿瘤科原科主任。主任医师、教授。

1967年毕业于第四军医大学医疗系，先后在西北地区的戈壁滩、腾格里沙漠、巴丹吉林沙漠、可可西里地区和北疆中蒙中苏边防线配属部队执行各种医疗任务。1981年研究生毕业后在北京军区总医院消化内科工作，1996年受命组建肿瘤科，任科主任、主任医师、军医大学教学基地教授，2010年后为专家组成员。曾任中国抗癌协会副秘书长、解放军肿瘤专业委员会副主任委员、北京癌症康复与姑息治疗委员会主任委员。现任中国抗癌协会监事会监事、北京生前预嘱推广协会专家组成员、北京癌症康复与姑息治疗委员会顾问。近20余年尤其关注晚期肿瘤患者的缓和治疗及安宁疗护工作。

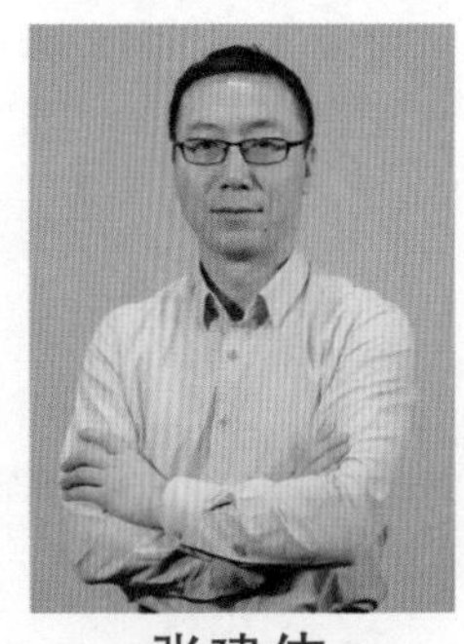
张建伟

解放军总医院第七医学中心肿瘤科副主任医师。博士。

擅长肺癌的化疗及靶向治疗，对消化道肿瘤、乳腺癌、泌尿生殖系肿瘤也有较丰富的临床经验，关注肿瘤止痛、姑息治疗及生活质量研究。中国抗癌协会肿瘤标志专业委员会委员。中国康复技术转化与发展促进会精准医学与肿瘤康复专业委员会委员。北京医学会肠外与肠内营养学分会青年委员。北京肿瘤学会肿瘤缓和医疗专业委员会委员。

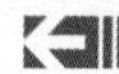

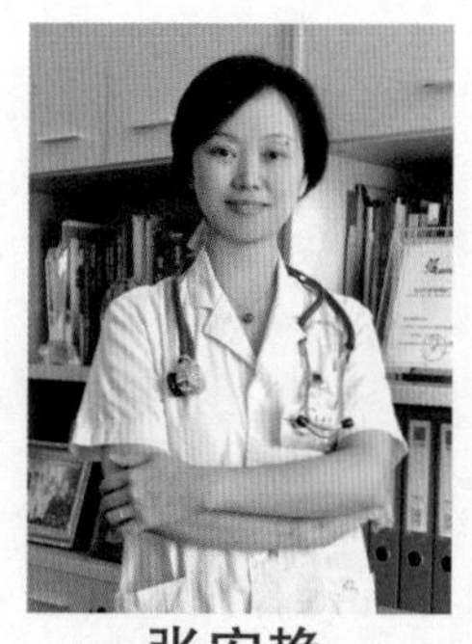

张宏艳

解放军总医院第七医学中心肿瘤科主任、主任医师。博士研究生导师。

主要从事恶性肿瘤临床和应用基础研究，擅长乳腺癌早期诊断、综合治疗，肿瘤姑息缓和治疗和肿瘤康复。发表论文70余篇，获军队医疗成果奖两项。中国抗癌协会癌症康复会副秘书长。中国抗癌协会科普专业委员会常委。全军免疫学会青年委员。全军中医药学会身心专业委员会副主任委员。首届中英联合生命末期品质照护讲师。《肿瘤研究与临床》编委。《中国新药杂志》审稿专家。

一、事件回放

2015年5月，章女士因胃癌切除术后胸闷、喘憋入住医院肿瘤科。影像检查显示肿瘤复发、胸腔积液、腹腔种植转移、淋巴结转移，伴间质性肺炎。虽经抗炎、平喘、胸穿抽液、营养支持等缓和治疗，病情仍逐渐加重，家属准备“自动出院”。拟出院当天上午，患者突然出现心前区不适，心电图显示急性心梗并伴快速房颤（心率200次/分），呼吸困难呈端坐位并进行性加重。多学科会诊治疗后，心搏转为窦性心律，但仍呼吸困难，痛苦不堪。医生在与患者亲属交流获得认同后，给予静脉入壶吗啡10 mg，患者呼吸状况明显好转，可平卧入睡。次日凌晨，患者再次出现呼吸困难，予皮下注射吗啡10 mg，呼吸状况再次好转。下午患者呼吸困难逐渐加重，皮下注射吗啡10 mg无效，5个多小时后终因呼吸、循环衰竭死亡。在场亲属平静料理后事。时隔半年，患者儿子以“医院过量使用吗啡，导致患者死亡，使其子过早地承受了丧母之痛”为由起诉，索赔10万余元。诉讼过程中，一家鉴定机构认为“医方使用吗啡不够慎重，对患者死亡负有较轻微责任”，诉方迅将索赔金额增加到24万余元。

为查清案件事实，法院组织北京地区多家三甲医院药学专家、肿瘤专家，以及北京市司法鉴定机构法医组成专家小组，就本案进行了专家论证。查明事实后，法院郑重宣判：

“本案患者具有使用吗啡的指征，不存在使用吗啡的禁忌；在使用吗啡时辅助呼吸机支持并非必需；使用吗啡的过程中用法、用量无不妥。患者第一次静脉用药后并无不良反应；而随后的两次用药均为皮下注射，患者亦未出现不良反应。患者出现意识丧失、心率下降、呼吸减慢直至死亡，已经距离其最后一次使用吗啡5个多小时，诊断该情况与吗啡的使用并无直接因果关系。××司法鉴定所［2016］临床医鉴字第××号《法医临床学鉴定意见书》缺乏相关依据，对该鉴定意见不予采信。驳回原告要求医院承担相应赔偿责任的全部诉讼请求。”

二、本案的不同寻常之处

本案是法院在“不予采信”××司法鉴定所《法医临床学鉴定意见书》的基础上“驳回原告要求”的。虽然鉴定机构的《法医临床学鉴定意见书》在法律程序上属于“证据”的一种，但不能作为法院最终裁决的依据。可是过往的绝大多数医疗案件，法院都会直接采纳《法医临床学鉴定意见书》或依法承认的相应权威医学鉴定的意见，并以此为依据作出判决。对鉴定书的意见“不予采信”的情况少而又少。

表面上看，这似乎是一个追寻晚期癌症患者死因责任的普通案子，但它的判决结果将影响到我国缓和医疗工作能否与国际社会的主流观念接轨，以及我国安宁疗护事业未来的发展方向。因此，“普通案子”里有不普通的大道理，判决结果对推动我国未来安宁疗护工作的开展，对今后医院发生的死亡案例的分析判断以及吗啡的正确使用，都有非常重要的意义。

全国同行们都非常关心此案，一时成了一个必谈的话题。因为十多年来，依据缓和姑息治疗的理念，许多基层单位采用吗啡等阿片类药物为不少患者解除了病痛，深受患者及家属的感激和信赖，本案的结果确实关系到患者的切身利益和我国阿片类药物使用的决心。其实，以吗啡为代表的阿片类药物是在姑息缓和及安宁疗护领域中非常重要的、有效减轻患者辞世前痛苦的药物，世界各地应用非常普遍，使用起来也较为安全，不能妖魔化。

三、判决结果对推动缓和医疗事业的积极意义

20余年来，国际上对临终关怀及安宁疗护、舒缓治疗重要性的认识有了显著提高，对在缓和治疗中吗啡的使用也有了非常成熟的经验。世界卫生组织提出，每一个走到生命尽头的人都有权得到高质量的临终关怀，并把吗啡等阿片类药物列为癌症止痛和安宁疗护的首选或必备药物。自2010年以来，国际权威机构对全球主要国家的死亡质量做了排名。根据2015年公布的数字，中国在80个参加调查的国家和地区中，死亡质量综合排名仅为第71名。该报告分析我国

排名靠后的原因主要有：“治愈性治疗方法占据了医疗战略的主要地位，缓和治疗的普及一直很缓慢”。这个分析很中肯，符合我国实际。这个报告还认为，在疾病晚期治愈已不可能时，应该转变临床的干预策略，不再徒劳地抗拒死亡，而是将缓解患者的痛苦、维护其尊严作为基本的原则。“应该把已经无法给痛苦的病患带来益处的根治疾病的药物，更换成减轻其痛苦的药物”。在我国缓和治疗的普及一直很缓慢、死亡质量在国际上排名非常靠后的情况下，这个法院判决真是影响深远，具有改变观念、影响全局的积极意义。

四、法律法规支持晚期患者合理应用阿片类药物

止痛药物的种类很多，对晚期重症疼痛患者而言，最重要的就是以吗啡为代表的一系列各种剂型的阿片类药物。这类药物除了止痛外，一般还具有三个应用指征，即：缓解呼吸困难、咳嗽和腹泻，有学者认为吗啡还具有不同程度地发挥舒缓紧张情绪并改善舒适度、减少体能消耗等作用。因为本例患者同时有呼吸困难和十分严重的濒死感，使用吗啡对减轻患者死亡前痛苦的作用更加明确。

药物说明书是对药物进行全面说明的重要指导性文字资料，有一定的法律效力，一般情况下医生应该严格遵守说明书的规定使用药物。但是，事情远非这么简单。在吗啡注射剂的说明书中，有“可抑制呼吸”的表述。在治疗这个患者的呼吸困难时，应用吗啡确实是“超说明书用药”。

医学不仅仅是装在瓶子里的药，医生也不是只会照方抓药的机器人。结合患者身体、心理以及医生的实践经验等诸多方面的情况，“超说明书用药”是国内外临床上普遍存在的现象。世界上有十多个科技比较发达的国家，或是以国家立法，或是以医药学等学术组织“指南”或“共识”的形式对“超说明书用药”问题做出了规定。虽然我国在这方面还有待立法，但鉴于医生和患者的迫切需要，中国药学会于2015年4月公布了《中国药学会超说明书用药专家共识》（以下简称《专家共识》），提出：“超说明书用药必须有充分的文献报道、循证医学研究结果等证据支持。”并将具体证据分为5个等级，以体现不同的推荐强度。这个由权威专业学会公布的《专家共识》实际上为我国医生“超说明书用药”开了绿灯。从根本上讲，“超说明书用药”还是为了患者的最大利益，使患者能够享受人类文明的最新成果，得到体现当代医学发展的最新、最适当的治疗，对药物说明书一出台就必然存在的滞后性也是一种弥补。

吗啡可选择用于晚期患者的呼吸困难，已经在国外实践了近30年，我国学者也积累了十余年的经验，对此早已形成共识。实践证明，使用吗啡，只要具有明确的指征、合适的方案、恰当的剂量，安全性便能够得以保障。应该说，本案吗啡的“超说明书用药”是有推荐强度较高级别证据支持的。2018年2月，国家卫生计生委颁布的《安宁疗护实践指南（试行）》明确指出“阿片类药物是使用最为广泛的具有中枢神经活性的治疗此类（即晚期患者）呼吸困难的药物”。这是首次以国家卫生计生委的名义做出的权威说明。

本案发生在《安宁疗护实践指南（试行）》颁布之前，按我国法律，还不能用于支持这个案件的判决。但是，《安宁疗护实践指南（试行）》适应了世界大趋势，它的颁布给安宁疗护、姑息治疗以及所有想要帮助重病患者减轻痛苦的医生护士们吃了一颗“定心丸”。我国的人口占全球的20%，但吗啡的使用量还不足全球的5%，可以想象，有相当多在痛苦中煎熬的应该使用吗啡的患者，还没有得到足够的药物，这是我们医务人员乃至整个社会的失职。颁布这样的指南有利于改变我国在“死亡质量——安宁缓和疗护”领域相对落后的局面。

五、关键在缓和医疗观念的确立

缓和医疗的指导思想就是减轻晚期患者的痛苦，而不是单纯追求延长患者充满痛苦的生命，吗啡等阿片类药物的适当应用有助于达到这一目的。在缓和医疗临床实践中，我们所面对的是一个“痛不欲生，死又死不了，活又活不成”的特殊群体。“拯救生命”或者说“对抗死亡”已经不是一个现实可取的临床治疗原则，医疗的目的此时已经转换为：帮助患者将痛苦减到最低，最大化地维护其辞世前的尊严，让他们在告别人世时不痛苦、少痛苦；使他们亲人的心灵得到最大的慰藉，做到生死两相安。所以，在这种情况下使用吗啡或其他阿片类药物给患者解除痛苦是顺理成章的最佳选择。正如诺贝尔和平奖获得者、德国医师史怀哲所说：“使患者在死前享有片刻的安宁将是医生神圣而崭新的使命。”这是作为医生最起码的人性思考，不管是哪个科的医生。

至于平素身体健康，因某些偶然因素（如外伤、感染等）导致生命垂危的患者，有时也会用到吗啡等阿片类药物进行抢救，同样不应有过分的担心。但这时使用吗啡的主要目的是全力抢救生命，力争把人救活，而不是安宁疗护临终关怀，这不在本议题之内。

缓和姑息治疗、临终关怀安宁疗护工作的概念有别于传统理念，在这一理念下的临床实践和用药可能会与平时不同，包括吗啡的使用。本案中××司法鉴定所的鉴定书认为“在被鉴定人明显缺氧和没有给予呼吸机辅助通气的情况下，应用吗啡，医方用药不够慎重，可能会对病情的发展产生不利影响，医方存在过错”。这个认识显然脱离临床一线实践，也不符合现代缓和姑息治疗的理念，透露出来的是对吗啡的传统的恐惧和戒备心理。试想，如果一用吗啡就有呼吸机在旁“伺候”，随时准备“辅助通气”，医院将出现何种景象。事实上，针对本案这样的晚期癌症患者采取呼吸机侵入性临床干预对改善患者病情是徒劳的，仅能增加患者临终前的痛苦。

六、现行医疗纠纷司法鉴定制度应当改进

目前，我国对医疗事故及纠纷鉴定的方式有三种，一是医患双方共同委托鉴定，二是卫生行政部门组织鉴定（一般由医学会组织专家鉴定），三是法院指定鉴定（专业医疗鉴定机构）。这些鉴定方式各有利弊，各地采用的情况也有所不同。本案根据原告要求，采用了第三种方式。

我们不怀疑实施鉴定人员客观公正的初衷，他们的工作是认真努力的。但在本案中，实施鉴定的人员对缓和医疗和安宁疗护领域的知识不了解、不专业，对吗啡有一种传统的成见，把一剂必备良药妖魔化了。因此，鉴定意见不正确，应该给予纠正。

医学发展十分迅猛，各个学科都有其精妙之处。有时是与非的判断不是那么分明，而纠纷往往就出现在这种“不分明”的地带，需要非常专业的人士厘清是非，稍一疏忽就可能出现导向性错误，或做出一些不得要领、似是而非的判断，使原被告都不满意，也给法院出了难题，从根本上讲，对医学发展不利。事实上，我国各地现有的不同层级的医药和护理学会、协会完全可以承担起医疗鉴定的管理任务，这些专业组织对业内专家情况最为了解，最有发言权。因此，还是由卫生行政部门进行鉴定较为靠谱。

七、在缓和医疗中承认并实践“双重效应原则”

阿片类药物对临终患者确实是安全的吗？会不会给患者的生存带来负面影响？这是一个医患双方都不能回避的现实问题。吗啡在对缓解临终患者的呼吸困难产生确切疗效的同时，还可能引起呼吸抑制。这是可以预见，可以通过加

强临床观察，及时调整给药途径、频率和剂量，从而尽量减少，但无法完全克服的不良后果。理想的药物最好既能缓解呼吸困难，又肯定不会抑制呼吸，可惜，目前还没有这种药物。其实，不只是吗啡，这种医患双方都会出现的矛盾心结，在使用其他药物时也会出现。

这种动机良好，结局未必能被所有人接受的、需要社会给予宽容的现象，在人类生活中并不少见，在医疗领域俯拾皆是，我国老百姓将其非常精辟地总结为“甘蔗没有两头甜”“是药三分毒”。国内外的伦理学家和哲学家将处理这种社会现象的原则视为公理，并概括为“双重效应原则”，还被写进了宗教教义和一些伦理学教科书。近年，我国也有学者开始关注这个医学中的“软科学”问题，有的单位还将其列为重点研究课题。

尽管未必每个案例都出现所谓“未可预见的伤害”，但从广义来看，无论医生从业，还是患者就医，不管是否意识到，都是在这个前提下的社会行为。医生在医疗实践中应该了解并学会使用“双重效应原则”，并使用这一原则保护自己。在医疗服务过程中，医患双方沟通，共同承认并实践“双重效应原则”很重要。整个社会也要承认与面对这种“动机良好，结局未必都很好”的无解难题，医患双方都不能硬性求解，包括诉讼，企图追究责任。如若勉强求解，受伤害最重的不是医生，也不是患者及其家属，而是整个医学的发展和社会的进步。事实上，本案患者是吗啡治疗呼吸困难的受益者，在她前两次注射吗啡后，呼吸困难迅速消失，可以平卧睡眠，明显减轻了她去世前的痛苦。这个案子之所以上法庭，与没有和患者的所有家属都做好沟通也有关系，否则与医院沟通不够的个别家属也不会起诉医院，这是医院在案件中值得反思之处。

作为业内的同行，我们不太愿意用“打赢”这个词。医生、护士和患者是在与疾病进行斗争过程中处于同一个战壕的战友，没必要去“打”。但是，既然已经上法庭了，往大里说，医者只是希望通过法律手段厘清是非，以利于全国姑息缓和治疗事业的发展；往小里说，是想以法律形式给以吗啡为代表的阿片类药物说句公道话。

八、为处理这一案件的法官团队的敬业点赞

主持这一案件审理的北京东城区法院的法官团队非常敬业，对这个案子慎之又慎，对控辩双方以及医疗鉴定的意见反复斟酌，庭审时提问的问题都非常到位，可以看出之前做了大量功课。法院判决前召开了专家论证会，进一步了

解专业问题，征询专家意见，明辨了是非。总之，法院在公平公正的同时，真正做到了深刻把握、主动顺应科技发展新趋势，积极主动拥抱现代科技，促进政法工作与现代科技深度融合。这一案件被北京市法院系统评为2017年的优秀案例，真是实至名归。法律工作者通过对这个案件的处理，表达了司法对缓和治疗以及临终关怀安宁疗护事业的认同，发挥了不可替代的作用。

生前预嘱的推广之路

王　瑛　王　博

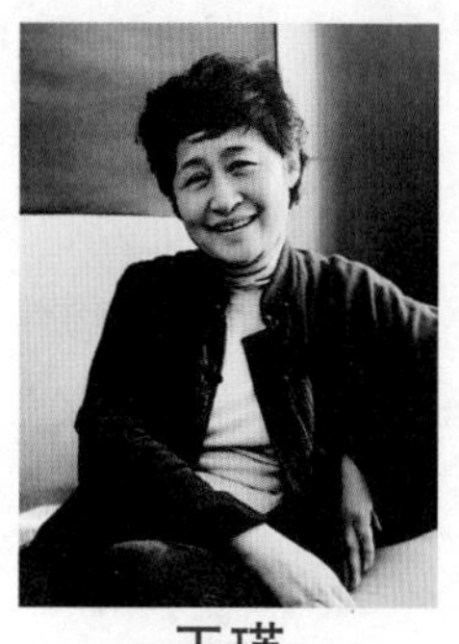
王瑛

北京生前预嘱推广协会总干事。

1969年内蒙古生产建设兵团北京知青，1974年回京在石景山法院、律师事务所工作10年。在中国经济体制改革研究所工作2年。1988年至今在企业工作30年，先后担任多家企业总裁、董事长（包括创业企业、国有控股企业、上市公司、大型民企和基金管理公司）。

2000年以来，积极参加社会公益活动，曾作为主要发起人参与创办“世纪中国”网站，担任《东方》杂志社社长3年。是阿拉善see会员、阿拉善see“劲草同行”项目企业家导师，自2013年以来为50多家NGO组织提供战略管理和组织发展咨询顾问服务。2018年正式加入北京生前预嘱推广协会担任总干事。

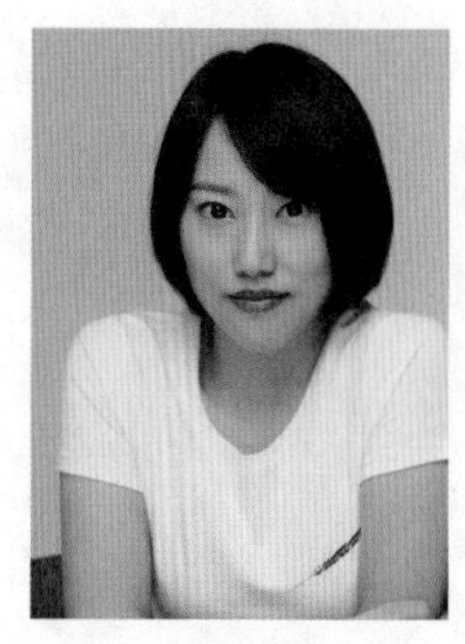
王博

北京生前预嘱推广协会秘书长。

毕业于北京航空航天大学，多年从事市场与媒体行业，具有丰富的项目管理及团队运营经验。2017年，任北京生前预嘱推广协会秘书长，投身公益事业。希望帮助更多的人有尊严地离世。

北京生前预嘱推广协会（Beijing Living Will Promotion Association，简称LWPA）是在创办于2006年的“选择与尊严”（www.lwpa.org.cn）公益网站的基础上，于2013年6月25日成立的公益社团组织。业务主管单位为北京市卫生健康委员会，五个发起单位分别为中国医学科学院北京协和医院、首都医科大学附属复兴医院、航天中心医院、中国医学论坛报社、北京市天元律师事务所。2016年，北京生前预嘱推广协会在民政局的社会团体评审中荣获4A级评定。

生前预嘱推广协会的使命是：推广生前预嘱（Living Will），让更多人知道，按照本人意愿，以尽量自然和有尊严的方式离世，是对生命的珍惜和热爱。

协会历任会长、理事长：陈小鲁、罗峪平，现任总干事王瑛，专家委员会主席胡定旭，现有理事25名以及来自全国各大医疗机构和社会各界的专家委员会委员45名。

2006年，我们作为中国第一家推广“尊严死”的公益网站，结合中国国情，在保留了容易理解和表达意愿的框架同时，在中国法律、临床、心理专家的共同建议下，推出了供中国居民使用的生前预嘱文本《我的五个愿望》，这也是中国第一份“生前预嘱”文本样式。与此同时建立了生前预嘱注册中心，使公民注册、使用《我的五个愿望》及保存、检索等日臻完善。北京生前预嘱推广协会成立后，在原有基础上，扩大推广的范围与深度，并致力于介绍现代安宁缓和医疗的知识，助力其学科建立、发展以及相关制度和机构的建立。

随着中国社会经济的发展和人们对生命质量的日益重视，在临终时保持应有尊严的理念已深入人心。通过填写《我的五个愿望》这一文本做出生前预嘱，实现个人自主选择临终时是否使用呼吸机等其他人工生命支持系统，已为越来越多的人认同。这一做法也因符合自然规律和代表社会文明，早已成为世界多国或地区的通行做法。在中国，公民以生前预嘱的方式拥有和使用《我的五个愿望》并不违反中华人民共和国法律，相反，我国宪法和法律、法规也支持和保护公民的相关权利。因为，帮助临终者实现符合本人意愿的“尊严死”（Dignity Death），是对生命的最大尊重。

成立至今，北京生前预嘱推广协会的主要工作内容和完成任务包括以下几个方面。

一、生前预嘱注册中心

以数据库支持系统，为以生前预嘱方式填写《我的五个愿望》的注册者提供高度保密且自由的修改、变更渠道，也为更多的可能的认同者提供网络服务平台。

2006年3月16日，选择与尊严网站正式开通运行。早期的协会网站主要作用是网上宣传生前预嘱理念及尊严死的概念，给网友提供交流互动的空间。

2010年，网站进行了第一次改版，增加了《我的五个愿望》生前预嘱填写功能和志愿者申请功能，正式建立生前预嘱注册中心。

从2014年开始开展数据库的一期改造工程，对网站的整个页面实行改版，开发后台信息录入系统，完成网站数据库升级和重建，建立完整安全没有数据冗余的《我的五个愿望》电脑版注册系统，完成志愿者注册的初级功能。2017年开始推行网站二期项目，进一步提升个人信息的管理质量，重建志愿者和活动信息管理子系统及数据整理入库。成功开发三个移动客户端软件："掌上我的五个愿望""志愿者在线"和"公益活动在线"，实现了在移动端进行网上注册和主要信息管理的功能，更加符合民众的使用习惯，朝信息化迈进了一大步。

2018年，网站完成后期优化。12月29日，"选择与尊严"公益网站顺利迁移至阿里云，网速带宽提升至10M。

截至2020年10月，"选择与尊严"网站的注册数据统计如下（图1、图2）。

· 注册用户数：96862人，其中微信注册用户数27365人。

· 生前预嘱注册份数：53639份，移动端占14.6%。

· 注册志愿者总数：2792人。

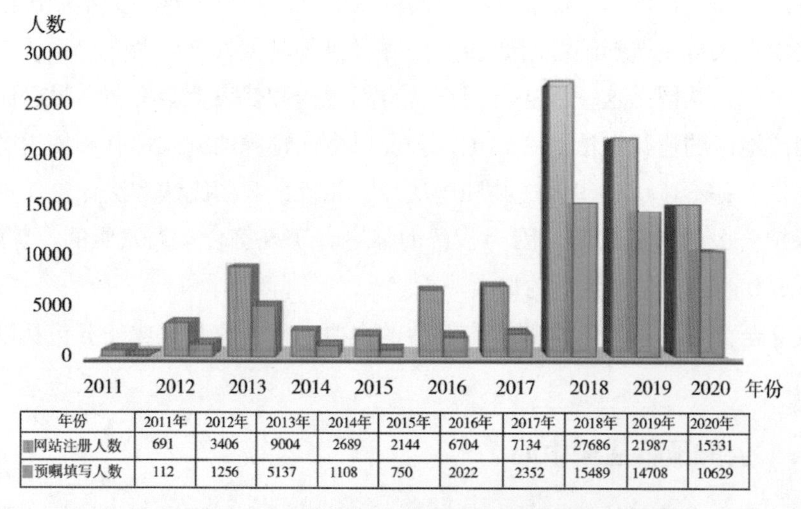

年份	2011年	2012年	2013年	2014年	2015年	2016年	2017年	2018年	2019年	2020年
网站注册人数	691	3406	9004	2689	2144	6704	7134	27686	21987	15331
预嘱填写人数	112	1256	5137	1108	750	2022	2352	15489	14708	10629

图1　2011—2020年网站注册与预嘱填写人数增长情况

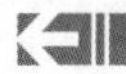

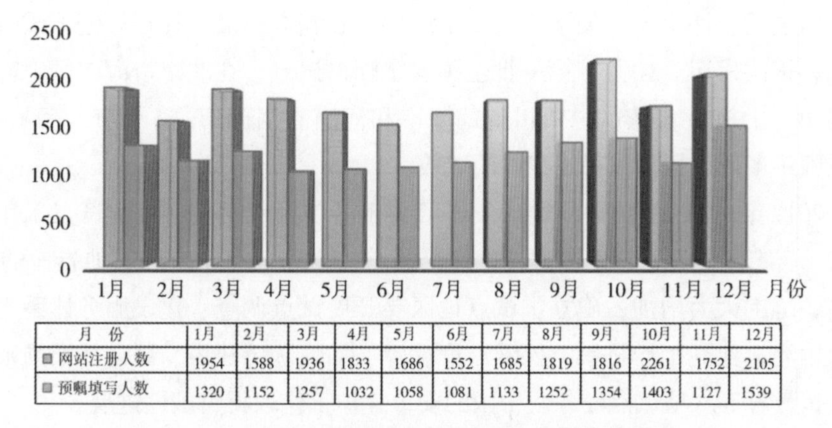

月份	1月	2月	3月	4月	5月	6月	7月	8月	9月	10月	11月	12月
网站注册人数	1954	1588	1936	1833	1686	1552	1685	1819	1816	2261	1752	2105
预嘱填写人数	1320	1152	1257	1032	1058	1081	1133	1252	1354	1403	1127	1539

图2　2019年全年网站注册与预嘱填写人数分布情况

二、政策推进

以学术、理论体系及缓和医疗实体为依托，为政府及其相关职能部门提供可寻资料与模式，以期获得政策支持。北京生前预嘱推广协会自成立以来，一直积极协助政府开展相关项目调研及政策研究工作。

从2010年到2016年，协会委托多位两会代表或委员：胡定旭、凌峰、陶斯亮、顾晋连续数年递交提案，在中国的法律环境下推广生前预嘱和建立政府指导下的生前预嘱注册中心，并在现有医疗制度中提供现代安宁缓和医疗服务。

2015年，全国政协副主席、九三学社中央主席韩启德率全国政协教科文卫体委员会调研组，就“如何推动安宁疗护发展”在全国展开了为期8个月的专题调研。协会受邀参与了本次调研行动，随同调研组一起走访多地开展考察交流。

2016年4月，协会受邀参加了全国政协第49次双周协商座谈会，时任全国政协主席俞正声主持会议并讲话，围绕“推进安宁疗护工作”建言献策。时任总干事罗峪平发言并提出推广生前预嘱三项建议。

1.党和国家的领导人能率先垂范，以实际行动倡导和支持推广生前预嘱。

2.成立全国生前预嘱注册中心，并以政府购买服务的方式支持其运营和发展。

3.由国家卫生计生委通过行政法规，将查阅生前预嘱资料作为临床诊疗规范或纳入临床医生规范化培训，使其成为执业必备的技能。

2017年，卫生计生委在全国正式开展了第一批安宁疗护试点工作。1月25

日，国家卫生计生委《关于印发安宁疗护中心基本标准和管理规范（试行）的通知》正式发布。10月，第一批全国安宁疗护试点，在北京市海淀区、吉林省长春市、上海市普陀区、四川省德阳市和河南省洛阳市这5个市（区）启动。经过两年多的运行，取得了很好的成效。

2019年5月，卫生健康委印发了《关于开展第二批安宁疗护试点工作的通知》，开展第二批安宁疗护试点工作，试点扩大到上海全市和其他省份的71个市区，范围大大增加，确立了试点地区要开展试点调查、建设服务体系、明确服务内容、建立工作机制、探索制度保障、加强队伍建设、制订标准规范、加强宣传教育等八项试点任务。中国的安宁疗护工作取得突破性进展。

三、理念推广

承担起生命教育之责，推广“尊严死”、生前预嘱理念及缓和医疗等一系列进步理念。理念推广是协会工作的重中之重，是面向所有普通大众普及概念的有效方式。协会撰写创作了《生前预嘱十讲》《缓和医疗十讲》等推广材料，出版相关书籍并创作推出生命教育系列绘本，深化传播效果；充分利用各种平台和资源，搭建自身的自媒体平台网络，在线上进行广泛宣传；推出多种形式的线下项目和社会活动，加强传播力度。对外协会联合各大核心媒体和大众综合类媒体，持续推出深度新闻报道；与此同时协会还与时俱进，尝试与知名新媒体平台及社会大众关注度高的新兴平台合作推出专题及栏目，引起了大众的广泛关注和热议。

（一）自媒体平台

除官方网站“选择与尊严”外，协会目前已创建微信、微博、今日头条、搜狐等平台的官方账号，基本覆盖普通大众的信息接收界面，持续发布与生前预嘱和缓和医疗相关的信息，成为协会对外开展理念推广的第一阵地。

- 微信公众号：阅读量约167万人次，发布文章1709篇，粉丝37801人。
- 新浪微博：阅读量约85万人次，发布微博492篇，粉丝2060人。
- 今日头条：阅读量约99万人次，发布篇数132篇，粉丝1193人。
- 搜狐客户端：阅读量约331万人次，发布篇数1688篇。

（二）线下推广

1.安静种树　“安静种树”是由协会策划并实施的生前预嘱推广公益活动。

我们将生前预嘱宣传资料架称为“小绿树”，宣传资料就是小树上长出的树叶，展示架被放置在各大医院、社区卫生院、老年公寓、学校、图书馆、书店、咖啡馆、写字楼、酒店大堂等公共场所，可以让人自由免费取阅，供人们在安静等待时细读。

截至2020年10月底，“安静种树”活动已经覆盖53个省市的135个医院或机构，共计179棵“小树”，总计发放了约90000套宣传资料，其中最远的一棵“小树”种到了新疆。2020年年初，协会优化和规范了“安静种树”项目的申请流程和执行标准，以期引入更多的社会力量推广“尊严死”，为大众普及生前预嘱与缓和医疗理念。

2.毛毛雨 “毛毛雨”推广活动，是指推广生前预嘱、“尊严死”概念和讲解如何使用《我的五个愿望》的志愿活动。主要方式是在合适场所，如社区活动站、养老机构、俱乐部、文化图书阅览室、茶室、咖啡厅和其他私人沙龙，由事先经过培训的志愿者作为组织者和主讲人，通过演讲、读书、观看幻灯片或视频等，使更多人在熟悉轻松的茶话环境里，了解什么是生前预嘱、“尊严死”和如何拥有和使用属于自己的《我的五个愿望》。

3.社会活动 2014年11月15日，享誉世界的钢琴大师朱晓玫在北京音乐厅为北京生前预嘱推广协会做专场演出，并将全部演出所得捐赠给协会助力生前预嘱和缓和医疗的推广。

2014—2016年，协会连续开展手绘七彩人生的儿童公益活动。这是以儿童为主体，以家庭为单位的一次生命教育活动，通过与自然的接触，了解植物、动物的生长环节产生对生命的些许认识和思考，也使更多的人能够了解、关注和参与推广生前预嘱的行动。

2016年10月，北京生前预嘱推广协会在北京尤伦斯当代艺术中心（UCCA）成功举办“世界临终关怀与缓和医疗/安宁疗护日（中国2016）艺术行动”，共计500余人参加此次活动。这是中国境内机构向世界临终关怀与缓和医疗/安宁疗护联盟（WHPCA）首次注册纪念活动，也是中国（除台湾地区外）第一次通过艺术展、论坛、招待酒会等方式推广缓和医疗理念的活动。截至2018年，协会已连续三年开展世界临终关怀与缓和医疗/安宁疗护日的纪念活动。

（三）媒体传播

协会多次与主流媒体合作推出生前预嘱及缓和医疗的新闻专题报道，包括中央电视台（CCTV）、人民日报、凤凰卫视等平台。与此同时，也加强与新媒体的沟通与联系，共同推出了多个热点专题报道，被大量转发和评论（图3、图4与表1）。

生前
预嘱
关注选择与尊严
朝闻天下 调查显示:大部分人赞同"尊严死"
叫做"选择与尊严"
看见
INSIGHT

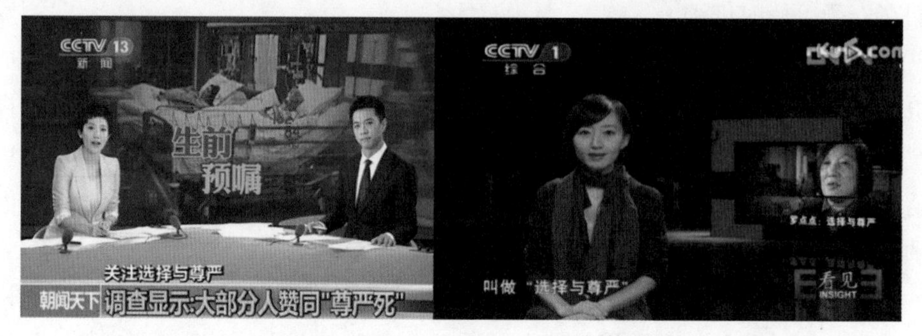

图3 CCTV－13《朝闻天下》　　图4 CCTV－1《看见》

表1 2013—2019年与媒体合作一览表

序号	媒体	标题	日期
1	CCTV-12《心理访谈》	在生前，决定我的后事	2019.7.28
2	CCTV-12《夕阳红》	安宁的生命	2019.4.4
3	《法制日报》	“尊严死”须有安宁疗护制度作保障	2018.10.29
4	《CHINA DAILY》	Key Summit Shows Increased Focus on Palliative Care	2018.10.27
5	《中青在线》	缓和医疗 让每个生命有尊严地离开	2018.10.23
6	《南方周末》	在中国，“尊严死”有多远？	2018.10.17
7	CCTV-NEWS《欣视点》	缓和医疗在中国及世界的发展现状	2018.10.15
8	《人民网》	2018缓和医疗（安宁疗护）国际高峰论坛落幕	2018.10.15
9	《光明日报》客户端	推广生前预嘱，还有多远的路要走？	2018.10.15
10	《中国发展网》	面对死亡，我们应如何更有尊严？	2018.10.15
11	《光明网》	缓和医疗国际高峰论坛暨艺术行动落幕	2018.10.14
12	《界面》	临终之际，我们有没有权利选择自己的离开方式？	2018.10.14
13	《故事FM》	你想象过自己的临终吗？	2018.10.12
14	《一条视频》	中国90后，已经开始立遗嘱了	2018.10.11
15	《格调》杂志	我的生命我做主	2018.9
16	《真实故事计划》	立下遗嘱的年轻人	2018.8.9
17	《财新网》	陈小鲁谈生死观：为什么要推广缓和医疗	2017.10.21
18	《医师报》	业内呼吁：姑息治疗更名为缓和医疗	2017.10.19
19	《凤凰网》	临终“缓和治疗”就是选择妥协吗？	2017.10.19

续表

序号	媒体	标题	日期
20	《今日头条》	2017 缓和医疗（安宁疗护）高峰论坛暨艺术行动圆满落幕	2017.10.18
21	《中国医学论坛报》	当“癌症治疗”遇见“艺术行动”，他们在说什么？	2017.10.15
22	《财新网》	专家关注缓和医疗：让死亡更有尊严	2016.10.11
23	《南方周末》	以艺术行动推广缓和医疗理念	2016.10.10
24	《南方都市报》	推介缓和医疗，让生命更富尊严	2016.10.10
25	《财新视频》	生前预嘱：能否靠立法维护死亡的尊严？	2016.10.9
26	《人民日报》	生前预嘱，你理解吗？	2015.8.28
27	CCTV-13《朝闻天下》	关注选择与尊严	2013.9.3
28	凤凰卫视《冷暖人生》	我的死亡谁做主	2013.3.26
29	CCTV-1《看见》	选择与尊严	2013.3.25

与权威内容平台合作产出与生命教育相关的栏目，提供优质深度的精品内容。协会与财新传媒合作录制三期网络视频课程，详细讲解生前预嘱与缓和医疗；与喜马拉雅FM合作推出全网第一档公开探讨生死的音频节目《生死圆桌》，此节目由协会罗点点（罗峪平）会长与洪晃理事共同发起，邀请文化学者、明星大咖及专业医者等，分享他们对生死的感悟，一起深度思考生命和死亡的意义（图5与图6）。

没听说过生前预嘱，那可不
我的五个愿望
00:00 / 63:12
没听说过生前预嘱，那可不算过上了现代生活
直播间主页
点击进入课程：什么是生前预嘱与缓和医疗?

图5　财新传媒 网络课程

05 罗点点：沉下心来去体会生活的酸甜苦辣
生死圆桌
00:02/20:40

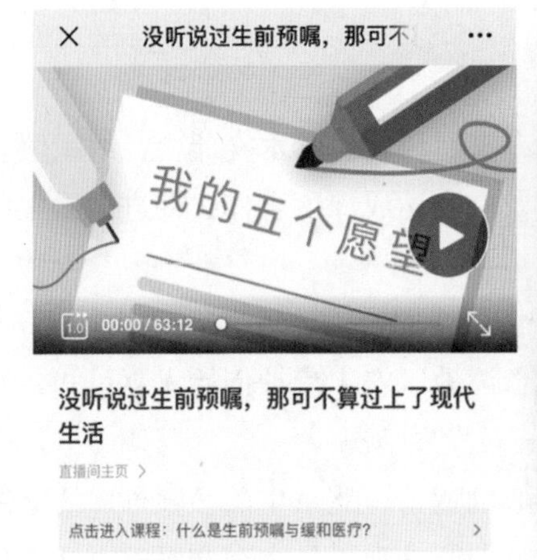

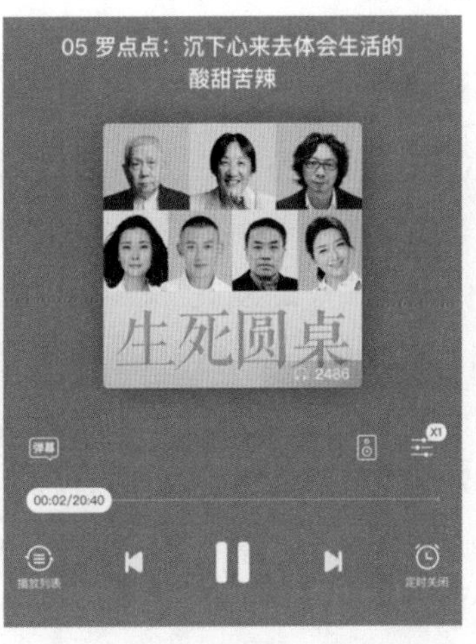

图6　喜马拉雅FM《生死圆桌》

（四）书籍出版

2011年至今，协会共出版三本书籍《我的死亡谁做主》《死亡如此多情》及《死亡如此多情Ⅱ》。《我的死亡谁做主》共20万字，由“选择与尊严”公益网站志愿者集体创作，多位中国著名医疗专家或撰稿或审读，并由罗点点执笔。《死亡如此多情》系列的作者是《中国医学论坛报》的编辑团队，这是一部由百位医护人员共同完成的感人至深的文学作品，包括120余篇口述实录，用叙事医学的手法描述了医者亲身经历的临终故事（图7）。

此外，罗点点会长与续亦红理事还共同创作了三部面向儿童的生命教育系列绘本《小象布布》《嗨，你这个小男孩》和《死亡是什么》，通过生动活泼的卡通形象，有趣温暖的故事情节为人们讲述关于生命的意义。

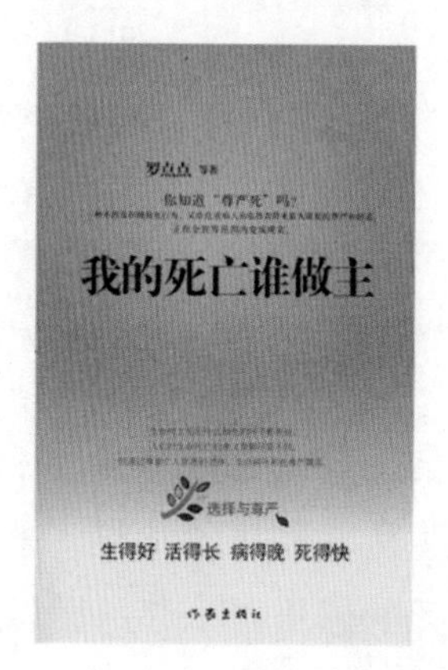

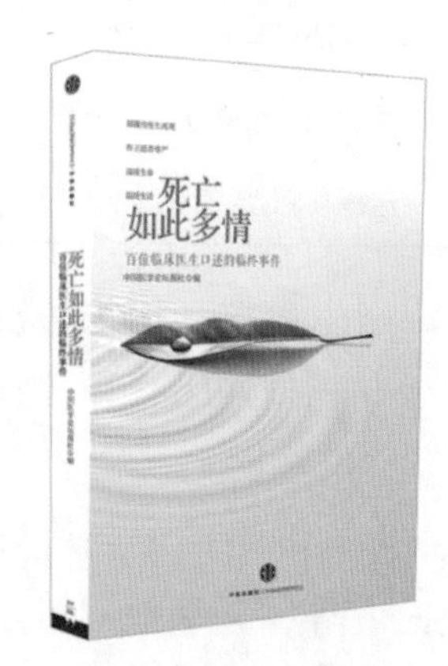

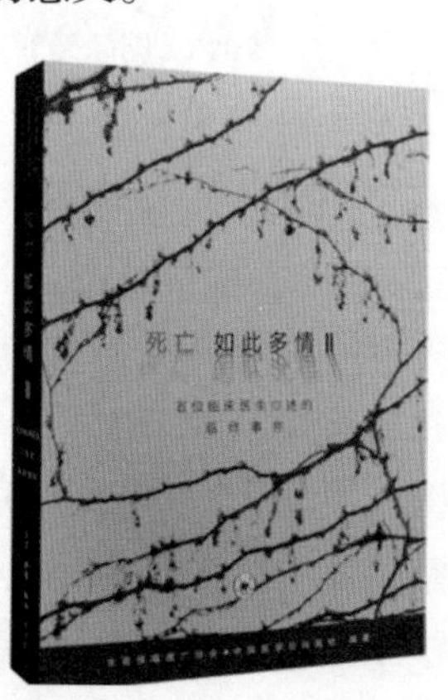

图7　北京生前预嘱推广协会出版图书

四、国际交流

建立国际交流平台，如举办国际专家研讨会和学术交流会，组织缓和医疗考察团等，与国际知名缓和医疗机构及专家达成深度合作，促进中国生前预嘱的普及和缓和医疗的发展。

2011年11月，协会会长陈小鲁带队到中国台湾地区进行考察。一行人拜会台湾地区慈济医院创办人释证严以及台湾地区安宁疗护创始人赵可式，并参观了慈济医院，了解当地的缓和医疗模式及发展情况。

2014年年末，应日中医学交流中心的邀请，北京生前预嘱推广协会考察团赴日本进行有关缓和医疗的考察。考察期间参观了日本东和医院、圣路加医院和平和缓和医疗病院，并与缓和医疗建筑设计师和国民健康保险专家进行了座谈。考察使协会对日本缓和医疗的发展、现状以及其在日本社会医疗保险体系中的地位有了初步了解，对老龄化社会中缓和医疗的重要作用有所体会，对中国引进和推广缓和医疗的必要性和紧迫性深化了认识。

2016年4月7日，北京生前预嘱推广协会罗点点、专家委员会委员秦苑和副秘书长史涛涛一行抵达英国圣克里斯托弗护理院，与该院教育培训总监Liz女士探讨双方开展合作的具体事宜并签署了长期合作意向书，相约未来共同为中国培训缓和医疗学术带头人和业务骨干。

2016年，协会在“世界临终关怀与缓和医疗联盟”成功注册，正式成为在WHPCA授权注册的会员机构，开始在中国举办“世界临终关怀与缓和医疗/安宁疗护日”的纪念活动。

2017年和2018年，北京生前预嘱推广协会、解放军总医院和中国老年医学学会连续两年联合举办了“缓和医疗（安宁疗护）国际高峰论坛暨艺术行动”。来自我国相关部门的政府官员，还有来自美国、英国、澳大利亚以及中国的医疗专家和各界人士出席了此次大会，每次的与会嘉宾总数都超过2000，其活动规模及影响力均达到了前所未有的高度，被国外专家称为“世界上最多人参加的缓和医疗论坛”。

五、学科建设

将缓和医疗纳入工作重点，在创立缓和医疗学科（学会）、寻求国家保障制度方面开展工作，举办针对缓和医疗专业人员和志愿者的培训课程，创立符合中国本土需要的“尊严死”、生前预嘱与缓和医疗。

（一）中英联合培训

为培养推动中国缓和医疗事业的学科带头人和意见领袖，北京生前预嘱推广协会与英国伦敦圣克里斯托弗护理院达成开展中英联合缓和医疗专业培训的合作意向，包括共同培育缓和医疗培训师，推动中国缓和医疗的学科建设和临床实践的发展。英国圣克里斯托弗护理院被誉为全世界的缓和医疗发源地，双方自2015年起已建立培训合作关系，于2016年4月7日在圣克里斯托弗护理院正式签约。中英联合培训项目正式开展后，会面向全国招募学员，邀请圣克里斯托弗护理院的专业培训师来到中国为缓和医疗专业人员开展培训，考核合格后可获得伦敦国王学院和圣克里斯托弗护理院共同颁发的证书。

协会为此培训项目特别设立"励志"缓和医疗赴英培训专项奖学金，对参与双方拟定缓和医疗课程的中方受培人员提供资助。奖学金的设立为国内缓和医疗的学科建设和专业人才储备提供了坚实基础。

2015—2017年，北京协和医院老年医学科副主任医师宁晓红三次赴英参与缓和医疗专业培训。

2016年12月，首期全民生命末期品质照护培训师培训（QELCA TtT）课程在京举办。这一课程是生命末期照护教育的创新项目，由英国圣克里斯托弗护理院设计开展，以期让处在生命末期的患者及其家属得到高质量的照护。学员在完成3天的集中培训后，即回到原单位组建团队，按要求开展理论与实践相结合的五天课程，并带领团队在所处机构组织开展为期六个月的"行动学习"，最后按规定完成结业论文。合格者将获取由英国伦敦国王学员与圣克里斯托弗护理院联合颁发的QELCA TtT培训师证书。

截至2020年，中英联合培训项目已成功举办三期，共培养64名缓和医疗培训师，分布在全国27个城市、43个医院或机构。北京生前预嘱推广协会已成为英国圣克里斯托弗全球首个QLECA TtT课程培训卫星中心。

（二）缓和医疗培训基地

北京生前预嘱推广协会倡导高质量的缓和医疗，一直在积极开展缓和医疗推广及实践工作，融合国际领先的缓和医疗护理院的服务标准与发展模式，与专业医疗机构展开合作，尝试在中国推动缓和医疗实践基地的落实。2014年10月，全国首家缓和医疗培训基地在北京二十一世纪医院正式揭牌。之后，协会陆续与北京和睦家康复医院、北京市西城区德胜社区卫生服务中心以及北京老年医院合作建立缓和医疗实训基地，陆续开展各项缓和医疗专业培训，为国内缓和医疗事业的发展作出了努力。

六、志愿者团队

北京生前预嘱推广协会的志愿者团队叫作"七彩叶"志愿者，主要分为主旨推广和病房服务两大类。所有志愿者均为向社会普通大众公开招募，报名成功后经过基本理念培训和专业技能培训，才可以开展志愿服务。截至2018年年底，共有注册志愿者1640人，服务总时长累计达28596小时（图8、图9）。

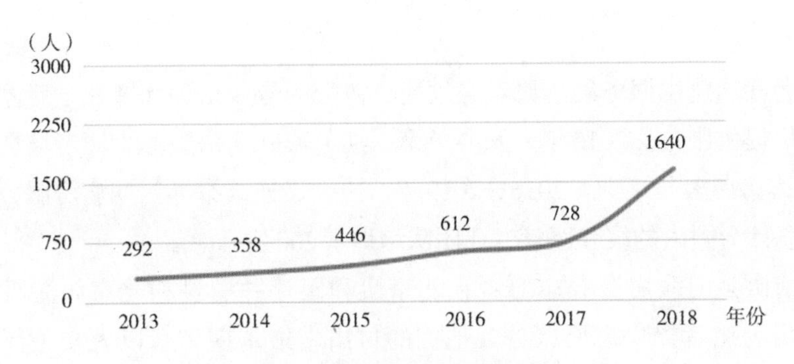

图8　历年志愿者发展数量

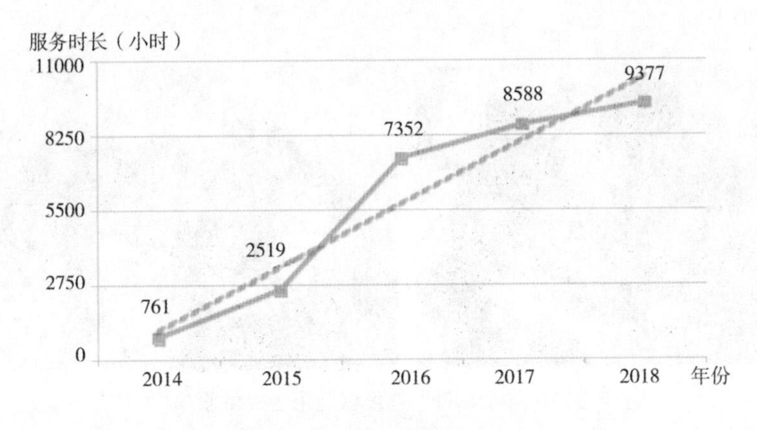

图9　历年志愿者服务时长

（一）主旨推广志愿者

包括翻译小组、网络推广小组、会务小组等各个不同的职能组，主要协助协会完成生前预嘱和缓和医疗理念的推广工作、国际学术交流、日常事务性工作及大型活动的会务工作等。

（二）病房服务志愿者

为给处于发展中的缓和医疗团队培训有专业临床服务能力的志愿者，协会组织病房服务志愿者团队，协助医护人员为末期疾病的患者提供多种服务和帮助。服务内容主要包括事务辅助（协助患者与家属生活中简易事务的处理，如购物、资料整理、接听电话、接待来访、环境维护和布置等）、临床陪伴（陪伴、聆听、朗读和沟通、手工制作、棋牌等）以及医护协助（在专业医护人员指导下，协助完成各种使病患更加舒适的护理和照护，如洗头、剪发、辅助护理等）。

报名参加病房服务的志愿者必须通过协会的专业培训和考核之后才能正式进入病房提供服务。2015年，开办了第一期七彩叶病房服务志愿者培训，共计有50位志愿者参与培训。2016—2019年，协会又连续举办三期病房服务志愿者培训，总计为国内的缓和医疗专业团队培训了200位志愿者。

目前协会的病房服务志愿者在北京协和医疗肿瘤科和北京海淀医院安宁疗护病房为患者提供志愿服务。他们的付出带给末期患者以人文关怀，陪伴和支持他们有尊严地走完生命里程，平静离去，最终实现逝者灵安，生者心安（图10）。

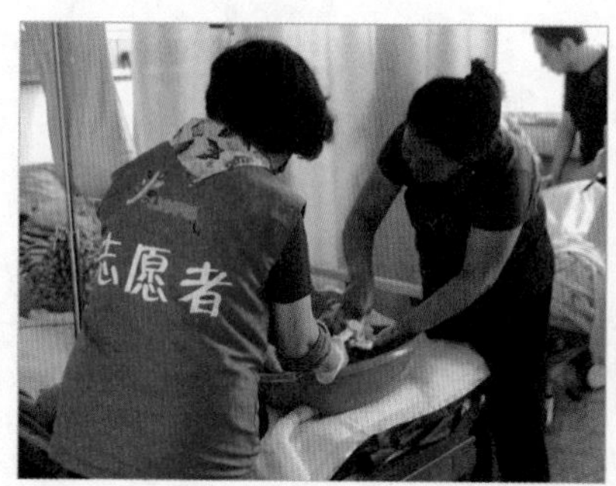

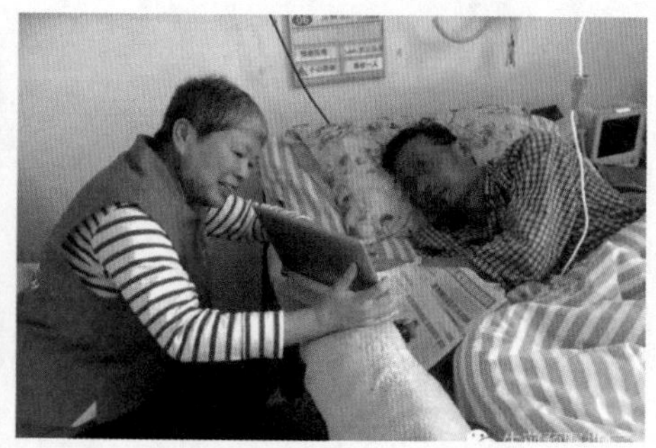

图10 “七彩叶”志愿者为患者提供服务

七、协会未来发展规划

在多方面持续推动的基础上，协会将继续围绕生前预嘱（Living Will）、缓和医疗、生命教育三个关键词开展工作，发挥协会在生前预嘱推广及缓和医疗学科建设促进上的组织和协调作用，重视因理念认同而聚集起来的政府、专家、志愿者、公众、媒体等多方资源，在实际推动和实际解决问题中的系统化整合，促进政府、公益及商业力量形成合力，加速社会对生前预嘱的了解、接受及实践，助力缓和医疗事业的发展和相关政策空间的开拓。

（一）生前预嘱注册中心的升级和持续优化

协会将以生前预嘱注册中心的持续运营为基础，在理念方法、用户界面及数据库结构、后台服务能力等多方面持续迭代，优化升级，为可能认同生前预嘱理念的人们提供更便捷友好的生前预嘱填写、保存、修改的支持，为有意愿了解生前预嘱及相关理念的人群提供信息全面、响应及时的网络服务；同时，协会将加大技术及资源投入，扩展注册中心数据容纳能力，并确保数据信息的安全性，为更多公众注册完成生前预嘱的填写，有效保存其生前预嘱，进而推进其效力切实得到保证，构建可信赖的基础平台。

（二）助力缓和医疗在中国的发展

协会根据多年积累起来的资源优势，明确了“种子网络建设”的工作思路：建立“种子医生”（缓和医疗学科带头人）和“种子医院”（率先探索缓和医疗落地方式医院）网络并持续推动其发展，将其作为协会助力缓和医疗发展的工作基础。未来5年内，协会将持续推进种子网络的建设及发展，计划在目前已培养64名缓和医疗培训师、覆盖了全国27个城市43所医院或医疗机构的基础上，以每年不低于20人的规模持续开展缓和医疗培训师的培养，并帮助培训医师得到其所在医院的全面支持，争取5年内覆盖全国各省150个城市，保证每个城市至少1~2个医疗机构进入缓和医疗“种子网络”。协会将以缓和医疗“种子网络”为载体，发挥自身良好国际合作关系的优势，深化国际国内合作，持续为网络挖掘、引入并维护优质资源，为网络发展持续注入动力，推进“种子网络”形成学科建设与交流、缓和医疗临床实践、临床培训基地建设、政策倡导与推动四个方向上的功能，在助力中国缓和医疗事业的发展中努力发挥作用。

（三）发展缓和医疗专业人才联合培训

围绕网络建设及推动要求，协会确立了将缓和医疗专业联合培训作为抓手的工作思路。作为首家与英国伦敦圣克里斯托弗护理院合作开展中英联合缓和医疗专业培训，并成为圣克里斯托弗护理院全球首个QLECA课程培训卫星中心的机构，协会将进一步夯实中英联合培训的工作基础，争取持续扩大规模，发展适于中国实际情况的培训内容，积极推进中英联合培训的本土化。与此同时，协会已开始探索与日本、美国等开展联合培训，参照中英联合培训模式，将各个国家及地区的实践特色与中国实际需求相结合，落地有针对性的联合培训。

从2019年开始，协会与国内临床医疗机构，如北京协和医院、301医院，与专业学会如中华护理学会等机构的专业联合培训也在积极探索及落地当中。与更多临床机构、专业学会合作，开展支持临床实操与国内缓和医疗专业建设的联合培训，也成为协会下一阶段的工作方向。另外，与公司企业共同探讨市场牵头、与大专院校合作开展的规模化缓和医疗职业培训也已进入协会的工作规划。协会将积极探讨具有实操性的合作模式，并期待在商业机构与院校合作方面形成突破，发展各种方式的联合培训，在中国缓和医疗发展突破专业人才缺乏的瓶颈上发挥作用。

（四）与多方合作广泛开展生命教育

协会多年来将生命教育、理念推广作为重要工作方向，通过多类型、多渠道的媒体传播、线下推广及社会活动，引发了一定范围内大众对于以往难以公开讨论的生死话题的关注。但在长期缺乏关于生命理念的公开讨论、各年龄段生命教育缺失的背景下，要形成可以正视死亡、尊重并鼓励个人表达生命末期真实意愿、实施生前预嘱的社会氛围，还需要更为广泛的宣传、讨论、共同思考及沉淀。

本土化生命教育的优质内容供给有限，教育模式稀缺，均已成为大范围唤起公众的关注度和接受度上，需要解决的问题。而一家甚至几家组织在生命教育上能投入的资源和发挥的作用有限。在未来工作中，协会将致力于发展与各类型机构的合作，包括公益基金会、媒体、商业机构、志愿者组织等，积极发起并推进生命教育联合行动及联盟，推动探讨大规模主题赛事、综艺等类型节目、公众互动活动的共同规划及组织落地，以联合实现有限资源的有效投入，为更多人群提供获得丰富多彩生命教育的可能性。

附 录

世界缓和医疗发展大事记

欧美事件	年份	亚洲事件
世界卫生组织成立	1948	
联合国通过《世界人权宣言》		
世界医学第 2 次大会《日内瓦宣言》		
世界医学第 18 次大会《赫尔辛基宣言》	1964	
西西里桑德斯博士创建全世界第一家临终关怀医院（圣克里斯托弗护理院）	1967	
世界医学第 22 次大会《悉尼宣言》	1968	
联合国《智力障碍者权利宣言》	1971	
美国《患者权利法案》	1972	
	1974	日本大阪淀川教会医院（Yodogawa Christian Hospital in Osaka）开展第一个缓和医疗计划
美国加州通过《自然死亡法案》	1976	
美国全国临终关怀组织（NHO）建立	1978	
	1981	日本首家缓和医疗机构松滨圣铃养护院（Seirei Hospice in Hamamatsu）建成
美国国会颁布法令规定 医疗保险计划需支付缓和医疗费用	1982	中国香港成立第一个临终关怀医疗小组
世界卫生组织发布癌痛三阶梯止痛指导		
	1983	中国香港开始开展缓和医疗居家照顾
	1984	在知名肿瘤专家金显宅、吴桓兴、金家瑞、张天泽等教授的倡导下，中国抗癌协会在天津正式成立。会议提出“必须关心对晚期癌症患者的治疗”
	1986	中国香港成立善终促进会
英国政府确立缓和医疗为独立学科	1987	

续表

欧美事件	年份	亚洲事件
	1988	天津医学院吴咸中院长、崔以泰副院长与美籍华人黄天中博士合作，共同创建了中国第一个临终关怀研究机构——天津医学院临终关怀研究中心
		中国上海成立第一家临终关怀机构“上海市退休职工南汇护理院”
	1989	李伟创办民营北京松堂关怀医院
	1990	台湾马偕纪念医院在中国台湾首次设立18张缓和医疗病床
		日本国民健康保险支付在有资质的医疗机构中发生的缓和医疗费用
		中国卫生部在广州举办首届“世界卫生组织癌痛三阶梯止痛指导原则学习班”，李同度、孙燕、管中震、陈妙兰教授等肿瘤专家参加此次学习班
	1991	3月，天津医学院临终关怀研究中心举办“首次全国临终关怀学术研讨会暨讲习班”
	1992	5月，经国家科委批准，天津医学院与美国东西方死亡教育研究学会联合在天津举办“首届东方临终关怀国际研讨会”，卫生部部长陈敏章等领导出席会议并讲话，对临终关怀事业给予充分支持，卫生部决定将其纳入全国医疗卫生工作发展规划，认为这次会议应载入中国卫生事业发展的史册
		中国国家老龄委与中国红十字会在北京人民大会堂召开全国“舒缓医疗在中国”大会
	1993	中国首个全国性临终关怀专业委员会“中国心理卫生协会临终关怀专业委员会”在山东烟台召开“临终关怀与中国”大会
	1994	中国抗癌协会癌症康复与姑息治疗专业委员会成立，李同度教授为首任主任委员，刘淑俊、谢广茹、于世英等为副主任委员
	1996	日本缓和医疗学会第一次大会召开
	1999	临终关怀列入中国卫生部全科医生培训大纲
美国全国临终关怀组织更名为美国全国临终关怀与缓和医疗组织	2000	日本介护医疗保险实施
		临终关怀列入中国卫生部社区护士岗位培训大纲
		中国台湾地区通过《安宁缓和医疗有关规定》

续表

欧美事件	年份	亚洲事件
	2001	李嘉诚基金会中国全国宁养项目建立，至2015年年底累计服务人数15万
世界卫生组织发布缓和医疗定义和原则	2002	日本国民健康保险支付在所有医院发生的缓和医疗费用
	2004	香港法律改革委员会代做决定及预前指示小组委员向香港特区政府提出在现有法律环境下推广生前预嘱的十项建议
		中国卫生部发文要求有条件的医疗机构建立“临终关怀科”
美国医学专业委员会（ABMS）承认临终关怀和姑息治疗是医学专业	2006	选择与尊严网站建立
	2007	日本护理学会确认缓和医疗看护师职称
		中国卫生部医政司在《医疗机构诊疗科目名录》中增加一级“疼痛科”
《经济学人》首次发布全球死亡质量排名	2010	日本缓和医疗学会确认缓和医疗医生职称
		选择与尊严公益网站考察团考察中国台湾地区
开放社会基金会发表《缓和医疗是一项人权》的方案，介绍讨论了国际人权法对姑息治疗的承认	2011	中国《护理院基本标准（2011版）》要求住院床位总数50张以上护理院设临终关怀科
	2013	北京生前预嘱推广协会建立
世界卫生组织发布首份《生命尽头姑息治疗全球地图册》，呼吁所有国家将姑息治疗作为每个现代保健系统的重要组成部分，以实现全民医保	2014	会长陈小鲁率北京生前预嘱推广协会考察团赴日本考察
《经济学人》再次发布全球死亡质量排名	2015	中国全国政协副主席韩启德主导的缓和医疗全国调研计划启动
	2016	中国全国政协主席俞正声主持第49次双周协商座谈会“推进安宁疗护工作”在北京举行
		全国政协教科文卫体专委会、国家卫计委、北京市卫计委指导的，生前预嘱推广协会与著名微信公众号“知识分子”联合举办的“世界临终关怀与缓和医疗日暨艺术行动2016”在北京尤伦斯艺术中心举办，世界卫生组织和世界缓和医疗联盟官员发来视频，祝贺首次有中国机构正式注册加入国际缓和医疗联合行动

续表

欧美事件	年份	亚洲事件
	2017	中国国家卫生计生委发布《安宁疗护基本标准（试行）》《安宁疗护中心管理规范（试行）》和《安宁疗护实践指南》等文件
		中国国家卫生计生委安宁疗护试点工作启动会在上海召开。全国五个省区（北京市海淀区、吉林省长春市、上海市普陀区、河南省洛阳市以及四川省德阳市）的试点工作正式开始
		北京生前预嘱推广协会、中国人民解放军总医院和中国老年医学学会共同举办的“世界缓和医疗高峰论坛暨艺术行动”在北京召开。50多位国内外缓和医疗专家和医疗机构的代表与600多位与会者沟通交流。全国政协副主席韩启德到会讲话，国家卫计委、北京市卫计委派员参加
	2018	中国国家卫生健康委发布《深化医药卫生体制改革2018年下半年重点工作任务》，制定医养结合机构服务和管理指南，开展安宁疗护试点
		北京生前预嘱推广协会、中国人民解放军总医院、中国老年医学学会联合主办“2018缓和医疗（安宁疗护）国际高峰论坛暨艺术行动”。来自美国、英国、澳大利亚和中国的700多位缓和医疗专家和各界人士出席此次大会。中国科协名誉主席韩启德、中国政协教科文卫体委员会副主任张秋俭到场讲话，世界卫生组织与世界缓和医疗联盟继续给予关注
	2019	中国国家卫生健康委老龄健康司发布《关于遴选第二批国家安宁疗护试点的通知》，各省（自治区、直辖市）根据工作实际，选报1~3个具有一定工作基础、愿意先行先试的地级市（区）作为第二批全国安宁疗护试点候选单位
		安宁疗护写入《中华人民共和国基本医疗卫生与健康促进法》

安乐死合法化和允许自然死亡的国家或地区

安乐死（又称主动安乐死）合法化的国家或地区

国家 / 地区	法律或相关文件	时间
荷兰	《应要求终结生命与协助自杀法》	2002 年 4 月
比利时	《安乐死法案》	2002 年 9 月
卢森堡	《关于安乐死和协助自杀的法案》	2009 年
哥伦比亚	《有尊严死亡的权利》	2015 年
加拿大	《医疗救助法案》	2016 年
澳大利亚		
维多利亚州	《自愿协助死亡法案》	2017 年
美国加利福尼亚州	《第 15 号议会法案：生命末期的选择》	2016 年
美国夏威夷州	《我们的关心与选择》	2019 年
美国俄勒冈州	《死亡与尊严法案》	1997 年
美国佛蒙特州	《生命终止决定》	2013 年
美国华盛顿州	《死亡与尊严法案》	2009 年
美国科罗拉多州	106 号提案《临终医疗援助》	2017 年

通过专项法律允许自然死亡（又称被动安乐死、尊严死）的国家或地区

国家 / 地区	法律或相关文件	时间
美国联邦政府	《病人的自我决定法》	1990 年
挪威	《病人的权利》	1999 年
法国	《关于患者权利和生命终止的法律规定》	2005 年 4 月
西班牙	《关于在死亡和死亡过程中人类尊严的权利和保障（第 4/2017 号法律）》	2017 年
韩国	《维持生命医疗决定法》	2017 年
新加坡	《预立医疗指示法令》	1997 年
中国台湾地区	《安宁缓和医疗有关规定》	2000 年
芬兰	《患者身份和权利法案》	1992 年

续表

国家 / 地区	法律或相关文件	时间
奥地利	《医疗保健指令法》	2006 年
丹麦	《患者法律地位法》	1997 年
希腊、芬兰	《允许被动安乐死》	不详